FARMACOVIGILANZA E FARMACOEPIDEMIOLOGIA

Materiale riassuntivo strategico
Studia Meglio e in Meno Tempo!

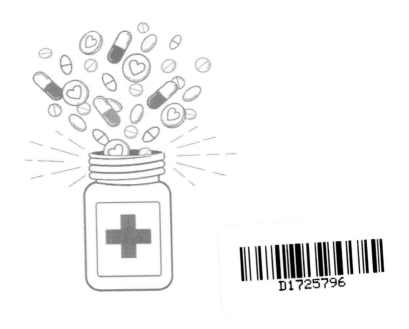

Divertiti a colorare!

Farmacia Facile

Sommario

CAPITOLO 1
INTRODUZIONE

FARMACOVIGILANZA: è l'insieme delle attività che contribuiscono alla tutela della salute pubblica. Esse sono finalizzate all'identificazione, valutazione, comprensione e prevenzione degli effetti avversi o di qualsiasi altro problema correlato all'uso dei medicinali, per assicurare un **rapporto beneficio/rischio** favorevole per la popolazione per tutti i medicinali in commercio. i dati sulla sicurezza dei farmaci possono essere ricavati da differenti fonti chiare, riconoscibili che possono essere segnalazioni di sospette reazioni avverse (spontanee da parte del cittadino che possono essere raccolte dal personale sanitario e non) durante l'uso di farmaci, studi clinici o studi osservazionali, letteratura scientifica, rapporti inviati dalle industrie farmaceutiche, oppure possono essere segnalazioni di reazioni avverse in attività di farmacovigilanza mirate cosiddette attive.

FARMACOEPIDEMIOLOGIA: Settore dell'epidemiologia che si occupa della valutazione dell'efficacia e della sicurezza dell'uso dei farmaci nella pratica clinica, cioè successivamente all'immissione in commercio. Usa metodi di studio specifici che servono a mettere in relazione un potenziale evento avverso con un reale meccanismo d'azione, con le condizioni in cui gli eventi avversi si possono verificare e non deve essere considerato un sinonimo di "farmacovigilanza" o "farmacosorveglianza": che vanno a connotare soprattutto le attività e i metodi per la valutazione delle segnalazioni di reazione avversa ai farmaci, la farmacoepidemiologia ne studia l'incidenza e l'importanza per la salute pubblica e mette in atto degli strumenti di prevenzione.

Obiettivi della **farmacovigilanza**:

- Scoprire
- Valutare
- Comprendere
- Prevenire

le sospette **reazioni avverse** ai farmaci: che è una risposta nociva e non voluta ad un farmaco che si manifesta a dosaggi normalmente impiegati nell'uomo per la profilassi, la diagnosi o la terapia delle malattie, o per modificare le normali funzioni fisiologiche. È una reazione indesiderata che si osserva nell'ambito dell'uso terapeutico, nella dose terapeutica e non delle dosi tossiche. Questa risposta nociva può dipende da molteplici fattori e non è escluso che possa essere legata ad errori umani.

Se questi 4 punti sono la base della farmacovigilanza, gli obiettivi generali delle attività di farmacovigilanza e di farmacoepidemiologia sono molto più ampi perché impattano con l'uso reale del farmaco nella comunità, con aspetti che riguardano il rapporto rischio-beneficio nella maniera più ampia e sono attività mirate a migliorare la salute del paziente e nello stesso tempo tenendo conto la sostenibilità del sistema sanitario. Essi sono:

- Aumentare efficacia di un trattamento farmacologico. Riducendone gli effetti indesiderati
- Ridurre le malattie iatrogene, malattie indotte da farmaci
- Controllare gli errori umani da parte sia del medico quando prescrive sia del farmacista quando dispensa ma anche del paziente quando assume un farmaco
- Migliorare l'appropriatezza prescrittiva
- Migliorare l'appropriatezza d'uso
- Migliorare l'aderenza dei pazienti alla terapia e gestire anche gli errori umani che possono contribuire alla comparsa di reazioni avverse

- Identificare popolazioni a rischio, portandoci da un ambiente molto controllato come quello degli studi clinici randomizzati a una situazione di mondo reale, l'attività di farmacovigilanza ci consente di identificare suscettibilità a effetti collaterali e tossici da farmaci in particolare in sottopopolazione di pazienti che non sono stati considerati durante lo studio clinico,
- Identificare nuove attività terapeutiche dei farmaci e contribuire all'ottimizzazione della medicina di precisione
- Migliorare l'uso delle risorse
- Ottimizzare l'accesso ai farmaci, perché se le risorse vengono utilizzate meglio è chiaro che ci sarà più spazio per sostenere e concedere l'accesso anche a terapie che possono essere più costose e complesse.

La farmacovigilanza e la farmacoepidemiologia rappresentano un sistema che costantemente va a monitorare il profilo di rischio-beneficio di ciascun farmaco e lo fa su ciascun farmaco indipendentemente dal fatto che un farmaco sia più o meno moderno. Per i farmaci di nuova introduzione esiste un monitoraggio particolare, mirato a produrre delle attività correttive e tengono conto dei **dati di real world**. Essi sono tutti gli insieme di dati complessi che provengono da diverse fonti e che prescindono dall'uso di quello che proviene dai trials clinici e che poi vengono inseriti nel sistema sanitario soprattutto quando parliamo di studi clinici finalizzati all'approvazione del farmaco in clinica, nello stesso tempo abbiamo una serie di dati che possono provenire da processi diagnostici, dal fenotipo digitale, da meccanismi di sorveglianza e farmacovigilanza, dai registri dei pazienti, dalle condizioni di comorbilità, una serie di dati che rappresentano la base dei dati che permettono di offrire delle soluzioni pragmatiche per impattare sul sistema sanitario. La farmacovigilanza rappresenta un aspetto fondamentale dell'interpretazione di dati di real world al fine del miglioramento del sistema sanitario e dell'uso dei farmaci.

La farmacovigilanza parte da lontano, non è una scoperta recentissima. Parte dall'osservazione della capacità del cloroformio di indurre morte in una giovane paziente. all'inizio del 900 si comprese la tossicità del solvente glicole etilenico usato per molti farmaci e da queste osservazioni si è cominciato a ragionare sulla necessità di avere un regolamento che potesse tenere da conto l'importanza della sorveglianza sui prodotti utilizzati a scopi salutistici. Le osservazioni della potenziale tossicità dei farmaci sono aumentate, il caso della tossicità da acido acetilsalicilico per effetti a livello gastrico, nel 1961 la vera e propria vera segnalazione di farmacovigilanza dal medico che ha descritto l'effetto collaterale della talidomide. Subito dopo è stata istituita un sistema di segnalazione di eventi avversi da farmaci. nel 1965 comincia ad implementarsi la legislazione europea che è andata formandosi su quelli che erano i programmi internazionali di monitoraggio su farmaci dell'OMS. A metà degli anni 90 è stata messa appunto l'EMA e agli inizi del 2000 è stata fondata **eudravigilance** che rappresenta il sistema europeo di raccolta di dati di farmacovigilanza con tutte le attività di controllo che provengono dall'analisi dei dati di farmacovigilanza. Nel 2012 è stata varata la nuova legislazione di farmacovigilanza che ha introdotto delle importanti modifiche sul concetto stesso di reazione avversa e ha posto la necessità di implementare il monitoraggio su determinate categorie di farmaci.

ALCUNI ESEMPI STORICI DI DANNO DA FARMACO

Il **cloroformio** fu utilizzato per la prima volta come narcotico nella metà dell'800, sebbene fosse stato sintetizzato da un po di tempo prima. Subito dopo l'uso di esso si osservò la morte di una ragazza di 15 anni che è stata messa in relazione come sospetto all'uso del cloroformio. Ha aperto alla possibilità di verificare il potenziale evento avverso legato all'uso del cloroformio e all'inizio del 900 alcuni studi preclinici hanno messo in evidenza che esso poteva indurre fibrillazione ventricolare negli animali. Questa evidenza rappresentava un aspetto importante perché tra la metà dell'800 fino al primo ventennio del 900 il cloroformio era ampiamente utilizzato per l'anestesia generale, in germania e in inghilterra veniva utilizzato per le varie procedure di anestesia generale, e la prevalenza di casi fatali valutata successivamente si rivelava non del tutto trascurabile. Queste situazioni hanno spinto all'identificazione di anestetici generali più sicuri all'inizio degli anni 30, furono introdotti il protossido di azoto, esobarbitale e poi il cloroformio è stato dismesso nel 1976.

La stessa situazione si osservava per la **SULFANILAMIDE** farmaco utilizzato in diversi stadi infettivi, che nel 1937 provocò negli stati uniti un avvelenamento di massa , tossicità sia epatica che renale particolarmente importante. Ci furono molti casi fatali, tra cui molti bambini piccoli e si cominciò a pensare che questo tipo di tossicità fosse dovuta non tanto in maniera specifica al farmaco in quanto tale quanto al solvente organico cioè il glicole dietilenico. Questo solvente non era di fatto mai valutato per la sua sicurezza ne negli animali ne nell'uomo e l'autorità regolatorie non richiedevano prove di tossicità per le sostanze medicinali. Si capì che l'elevata tossicità era dovuta al veicolo utilizzato perché il glicole dietilenico era una sostanza tossica e responsabile degli eventi avversi.

L'altro caso storico è **l'aspirina**. Risale al 1938 l'ipotesi di melena indotta da aspirina, quindi presenza di sangue nelle feci. Questo è stato anche successivamente confermato da una serie di evidenze utilizzando anche gastroscopie in cui si mettevano in evidenza sia i danni della mucosa gastrica sia la severa emorragia da assunzione di aspirina a stomaco vuoto. Non sempre le evidenze sono state concordanti, all'epoca non si conosceva nemmeno il meccanismo d'azione ne tutte le vie cellulari in cui la cox svolgevano un ruolo particolare, alla fine si comprese che la vera e propria causa di perdita di sangue era dovuta al danno gastrico e all'effetto antiaggregante in molti casi, per cui venne posto a metà degli anni 90 un'allerta di non usare aspirina nei soggetti con ulcera peptica a causa della gastrolesività e del potenziale effetto emorragico dell'aspirina stessa.

La pietra miliare è stata la tragedia della **TALIDOMIDE** perché fino agli anni 60 i processi di approvazione dei farmaci per la clinica avveniva con un livello di evidenze molto più scarsi. Quindi la talidomide rappresenta la tragedia che ha aperto all'importanza degli studi tossicologici prima sugli animali per poter determinare la tossicità in genere e la teratogenesi. Ha posto una grande attenzione sul ruolo che l'industria farmaceutica deve svolgere nell'assicurare non solo un prodotto innovativo con un meccanismo terapeutico importante ma anche la sicurezza dei farmaci che vengono immessi sul commercio. La tragedia della talidomide ha messo l'accento sull'importanza di sorvegliare i farmaci anche dopo la commercializzazione. Veniva utilizzato come ipnotico sedativo perché aveva un buon indice terapeutico e consentiva l'uso in gravidanza, si era visto che causava nei nascituri una patologia nota come focomelia che fino ad allora era sconosciuta, mostravano delle anomalie nello sviluppo delle ossa lunghe degli arti. Il medico australiano mandò una lettera su una rivista che era rivolta all'intera comunità scientifica e in questa lettera venivano chiesti dei chiarimenti su ciò che stava succedendo, cioè perché c'era questa associazione tra talidomide e malformazioni alla nascita.

LA FARMACOVIGILANZA: OBIETTIVI

- **Identificare**: rapidamente, nuove reazioni avverse ai farmaci (ADR), reazioni che non sono emerse durante gli studi di premarketing, o che la cui intensità o frequenza non è emersa in maniera chiara durante gli studi premarketing
- **Valutare**: i vantaggi, i rischi, l'efficacia di un farmaco rispetto ad altri o ad altri tipi di terapia (compreso il costo-efficacia)
- **Promuovere**: la comprensione, l'educazione e la formazione clinica alla farmacovigilanza per migliorare la prescrizione dei farmaci e la loro regolamentazione. Fondamentale perché i farmacisti rappresentano quei professionisti che intervengono direttamente nel controllo della sicurezza dei farmaci e nell'attività di farmacovigilanza. Un rapporto di farmacovigilanza prevede un'azione congiunta di moltissimi attori che partono dai pazienti che sono i primi che possono e devono segnalare una reazione avversa, i professionisti della salute (medici, farmacisti, infermieri) che raccolgono queste osservazioni, le industrie che devono essere sempre attente sull'attività di farmacovigilanza, gli ospedali e l'accademia ma anche altri tipi di attori, i centri antiveleni di

tossicologia clinica, OMS, associazioni mediche e farmaceutiche, i media. Nell'ambito dell'OMS vengono stilati dei principi di salute, messi in atto delle linee guida e delle procedure a cui bisogna far riferimento negli obiettivi di salute totale.

Nel momento in cui il farmaco è stato registrato e immesso sul mercato, inizia la fase 4 che comprende gli studi post approvazione che sono specificatamente mirati ad identificare gli aspetti di salute e quindi comprendono sia gli aspetti propri di farmacovigilanza sia studi osservazionali o studi ad oc indipendenti per valutarne l'efficacia nella popolazione (studi di farmacoepidemiologia). Esistono delle differenze tra **studi clinici pre marketing** e **studi post marketing.** Nei trials clinici premarketing lo studio viene disegnato in maniera tale da avere delle risposte chiare anche dal punto di vista statistico, la popolazione in esame viene selezionata, si limitano gli aspetti che possono confondere l'interpretazione del dato, il numero dei pazienti che vengono reclutati per questi trials è limitato, sono pochi nelle prime fasi, possono essere migliaia nella fase 3. La durata della sperimentazione è limitata nel tempo perché è una sperimentazione finalizzata ad andare sul mercato. la sperimentazione post marketing ha delle situazioni diverse, si rivolge a un numero illimitato di pazienti, i pazienti non sono più selezionati, possono essere pazienti che vanno incontro a politerapie perché hanno più patologie, sono pazienti che possono avere differenze importanti dal punto di vista fisiologico, di genere, di età.

Studi clinici	Normale pratica clinica	
10^2 -10^3	dimensioni del campione	fino a 10^6
breve termine	durata	lunga durata
gruppi a rischio esclusi	popolazione	popolazione generale
ben definito	problema clinico	spesso poco definito
1 o pochi	numero di farmaci	a volte molti
costante	dose	spesso variabile
continuo	profilo d'uso	intermittente
eventi ben raccolti	follow-up	meno accurato

- Gli **studi clinici pre-marketing** forniscono informazioni abbastanza esaurienti sull'efficacia dei farmaci, ma per svariate ragioni non possono garantire dati adeguati relativamente alla sicurezza del loro impiego e alle possibili reazioni avverse. - La fase **pre-marketing**, quindi, non è sufficiente a garantire la protezione della salute pubblica. I limiti delle sperimentazioni cliniche pre-marketing impongono la necessità della **FARMACOVIGILANZA** o **Fase IV** che comprende l'insieme delle attività che sorvegliano l'impiego del farmaco dopo la sua introduzione sul mercato con l'obiettivo di colmare le inevitabili lacune sia in termini di attività terapeutica che di tollerabilità.

La farmacovigilanza è necessaria perché numerosi sono i limiti dei trials clinici preregistrativi. Le **dimensioni del campione** utilizzato su cui è studiato il farmaco prima dell'immissione in commercio non supera mai le 5000-6000 unità. Per avere il 95% di probabilità di individuare uno o più reazioni avverse in base anche all'incidenza della reazione stessa, sono necessari dei numeri molto più elevati, per questo negli studi di premarketing possono essere individuate solo quelle reazioni avverse che hanno un'incidenza abbastanza approssimativa di 1 su 1000. La **durata della sperimentazione** è breve negli studi, mentre nella normale pratica clinica sono studi di lunga durata, per esempio farmaci che devono essere utilizzati per uso cronico come antiipertensivi, antiepilettici, antiinfiammatori, la sperimentazione del premarketing non potrà mai essere condotta per un periodo di tempo lungo in cui possiamo prevedere che il farmaco poi sarà effettivamente utilizzato. Importante è **selezionare la popolazione**, questi studi devono essere condotti su pazienti, spesso sono esclusi dei pazienti con storie cliniche complesse perché è più facile dimostrare l'efficacia andando ad escludere dei pazienti che sono complicati da un punto di vista terapeutico per esempio sono escluse intere fasce di popolazioni, neonati, donne in gravidanza, pazienti molto anziani. È importante la dose e l'indicazione di un farmaco, il farmaco viene studiato nell'uomo in base all'indicazione per cui è stato previsto o per cui è stato testato precedentemente sugli animali, dopo essere immesso sul mercato il farmaco può essere usato per utilizzo off label per trattare altre forme patologiche con soggetti che hanno una differente storia clinica. È importante anche **l'ambiente della sperimenta-zione** perché gli studi clinici sono condotti in strutture adeguate ospedaliere dove i pazienti sono sottoposti a dei regimi dietetici, comportamentali perché sono controllati.

CICLO DI VITA DI UN FARMACO

La farmacovigilanza è introdotta nel ciclo della vita di un farmaco. quando parliamo della sperimentazione clinica dei farmaci parliamo di qualsiasi studio che è finalizzato a scoprire gli effetti di un nuovo farmaco o di un farmaco già esistente con l'obiettivo di accertare la sicurezza, l'efficacia del farmaco. questa sperimentazione si articola in fase diverse e si effettua prima in laboratorio, quindi su modelli animali (sperimentazione preclinica) poi sull'uomo (sperimentazione clinica). La sperimentazione preclinica è la fase di sperimentazione che ci serve per osservare qual è il livello di tossicità della molecola, come si comporta la molecola su un organismo vivente, quindi qual è la via di somministrazione, come deve essere assorbita e successivamente eliminata. sono eseguiti gli studi in vitro che hanno lo scopo di comprendere tutte le caratteristiche della sostanza, verrà testata in vitro su culture cellulari, su microrganismi, sottoposta a una batteria di test. Solo quando si è appurato sul banco di laboratorio che la molecola possiede degli effetti terapeutici si passa alla sperimentazione degli animali quindi gli studi in vivo che hanno lo scopo di verificare se l'efficacia della sostanza attiva che abbiamo dimostrato in vitro la possiamo confermare con modelli animali per malattie umane, fornire i dati preliminari sul comportamento di questa molecola, una volta presente all'interno dell'organismo in termini di assorbimento, distribuzione all'interno dei tessuti, metabolismo, escrezione (farmacocinetica) e quindi dimostrare l'effettiva sicurezza prima di iniziare la sperimentazione sull'uomo. La sperimentazione clinica comporterà diverse fasi. Con lo studio di fase 1 ha inizio la sperimentazione del p.a. sull'uomo che ha lo scopo di fornire una prima valutazione della sicurezza, della tollerabilità del medicinale, sono studi che sono condotti su centri selezionati, sono condotti su un numero limitato di volontari sani e quindi dobbiamo escludere in maniera documentata l'assenza di malattie perché l'obiettivo principale è la valutazione degli effetti collaterali potenziali e in base anche a quelli che sono i risultati delle precedenti sperimentazioni sugli animali, quindi viene fatta una valutazione sulla modalità di azione, della distribuzione del farmaco. i volontari sani vengono divisi in più gruppi, ciascuno dei quali riceve una diversa dose di farmaco per valutare eventuali effetti indesiderati della sostanza che emergono in relazione alla quantità somministrata, se l'oggetto di questa sperimentazione sono delle patologie gravi questi studi possono essere condotti direttamente su pazienti che sono affetti da quelle patologie e per le quali il farmaco è stato pensato. Se il farmaco dimostra a questa fase di avere un livello di tossicità accettabile rispetto al beneficio previsto (profilo rischio-beneficio) si può passare alla fase 2. In questa fase si inizia ad indagare attività terapeutica del potenziale farmaco, sulla capacità di produrre degli effetti curativi desiderati; quindi, questa fase serve a comprendere meglio quale sarà la dose migliore da cui poter sperimentare nelle fasi successive e quindi determinare l'effetto del farmaco in relazione ad alcuni parametri che possono essere considerati come indicatori della salute del paziente stesso. in questa fase parliamo sempre di soggetti volontari affetti da una patologia per cui il farmaco è stato pensato, questi soggetti che sono arruolati vengono divisi in più gruppi, a ciascuno dei quali viene somministrata una dose differente del farmaco, se è eticamente possibile un placebo (sostanza priva di una efficacia terapeutica per evitare che la somministrazione del placebo influenzi anche gli stessi partecipanti al protocollo). La valutazione di tutti questi parametri di sicurezza e di attività deve essere condotta senza che il paziente sappia, non deve conoscere che trattamento sta ricevendo, si parla di studio in cieco singolo ma deve essere anche il medico e il paziente a non sapere, quindi studio in doppio cieco. Questa fase dura un paio di anni, per arrivare alla fase 3, che è quella importante perché serve a capire quanto è efficace il farmaco, se ha qualche beneficio in più rispetto ai farmaci già presenti in commercio e bisogna capire qual è il rapporto rischio-beneficio. L'efficacia dei sintomi viene poi confrontata con il placebo o con altri farmaci già in uso o con nessun trattamento. Questo studio si chiama **STUDIO CLINICO CONTROLLATO RANDOMIZZATO** cioè si tratta di uno studio in cui ai pazienti a caso viene assegnato il p.a. o un farmaco di controllo. Durante questa fase vengono controllate la possibilità di insorgenza, frequenza, gravità di effetti collaterali e quindi questa fase dura molto e si può arrivare anche 3-5 anni. Si arriva alla fase 4,è la fase della sperimentazione clinica che include tutti gli studi che sono condotti dopo l'approvazione del farmaco nell'ambito di quelle che sono le indicazioni approvate, tenendo conto del contenuto delle **RCP** cioè il riassunto delle caratteristiche del prodotto. È una fase della sorveglianza del post marketing e può durare qualche anno perché in questo periodo si devono acquisire informazioni nuove perché qua possono essere individuate, valutate le reazioni avverse più rare che negli studi non potevano emergere e che emergono con un uso di massa del farmaco. in tutta la sperimentazione clinica ci sono degli attori per esempio in italia la ricerca clinica vede coinvolti in primo luogo **AIFA** (ente importante per l'autorizzazione degli studi di ogni fase), altra entità importante è **ISS** perché da dei pareri consultivi sugli studi, i **comitati etici** soprattutto nelle strutture sanitarie dove si viene a svolgere lo studio clinico, **eudravigilance** importante per segnalazioni.

PROBLEMATICHE DEL PREMARKETING

Popolazioni non sufficientemente considerate in questa fase di approvazione sono i bambini, anziani, donne in gravidanza e donne che allattano, pazienti con rilevanti patologie concomitanti come malattie epatiche e renali, pazienti con gravità della patologia differente da quella studiata nei trials, sottopopolazioni con polimorfismo genetico noti e rilevanti per il metabolismo, pazienti di differente origine etnica. La numerosità della popolazione in studio non rappresenterà mai la realtà. La durata delle sperimentazioni cliniche sono brevi e quindi una scarsa conoscenza degli eventi avversi a lungo termine che potrebbero derivare dal trattamento farmacologico cronico. è importante monitorare i farmaci dopo l'immissione in commercio perché serve a valutare l'efficacia presunta, un'efficacia che poi non è prevista, la tossicità.

Prima la scoperta di un p.a si fondava sulle sostanze naturali, estratte da erbe medicinali ottenute da microrganismi come antibiotici, per poi valutare gli effetti di questi correlandoli alla malattia su tessuti biologici o su animali. Già negli anni 60 del ventesimo secolo, contemporaneamente ad un approccio di tipo biochimico si diede inizio alla fase di valutazione del meccanismo d'azione del farmaco, quindi la ricerca farmaceutica dell'industria farmaceutica si è focalizzata sulla modifica per ottimare farmaci già noti come antiace, cefalosporine, ottimizzare per generare dei prodotti di successo per arrivare alla rivoluzione biotecnologica degli anni 80 dove la ricerca del farmaco è cambiata perché si è iniziato a parlare di biotecnologie, hanno reso possibile lo studio di obiettivi biologici correlandoli a dei processi patologici grazie all'espressione di proteine ricombinanti che sono ottenute mediante la tecnica del DNA ricombinante. Fino ad arrivare al sequenziamento del genoma umano che ha aperto una frontiera andando a rendere possibile l'identificazione di numerosi obiettivi biologici al fine di identificare farmaci più efficaci, selettivi meno tossici, nasce la disciplina chiamata genomica. Contemporaneamente alla nascita del genoma ha avuto un impulso veloce lo sviluppo di discipline correlate alla genomica come proteomica, **farmacogenomica** che mette in relazione il contributo dei geni con le risposte ai farmaci ma anche con la tossicità. Si arriva ai nostri giorni dove si parla di **editing genomico** che è una tecnologia innovativa che funziona come correttore di bozze, correttore del DNA, cioè interviene in maniera precisa per trovare errori genetici e per correggerli all'interno dell'intero genoma. Molti ricercatori lo considerano come la terapia genica del futuro. È nata la medicina personalizzata, guarda il malato nella sua unicità perché vi è una forte **variabilità** tra le persone, non tutti gli individui hanno la stessa capacità di risposta a un farmaco. questa variabilità può comportare diversa suscettibilità alle malattie ma anche favorire una diversa risposta ai farmaci che si traduce in una efficacia o meno di una terapia. Aumentano i farmaci in commercio e aumenta anche il loro uso. Differenza di esposizione ai farmaci tra i due generi, con una prevalenza che raggiunge il 57,4% negli uomini e il 65,5% nelle donne di età superiore ai 64 anni. Per ogni individuo con età maggiore ai 64 anni la spesa farmaceutica è 6 volte superiore alla spesa sostenuta per individuo che appartiene a fasce di età inferiori. L'andamento della spesa e del consumo risulta crescente con l'età. Differenze di genere sono riscontrabili specialmente nella fascia di età tra i 20 e i 64 anni, in cui le donne mostrano una prevalenza d'uso superiore a quella degli uomini.

Reazioni Avverse da Farmaci (ADR)

Se i medicinali apportano benefici alla società, le reazioni avverse costituiscono un serio problema connesso alla gestione del farmaco. **ADR** in progressivo aumento soprattutto nei paesi ad economia industriale avanzata a causa di:

- Aumento del consumo di farmaci prescritti e over-the-counter (OTC);
- Continua introduzione sul mercato di molecole farmacologicamente attive, di nuova sintesi (o biosintesi) e chimicamente diverse;
- Confusione tra concetto di **farmaco** e il concetto di **benessere**: bene di consumo e di prevenzione piuttosto che rimedio;
- Concomitante maggiore uso di terapie alternative considerate innocue;
- Inadeguati protocolli di sperimentazione clinica verso categorie a rischio.

Nei paesi industrializzati aumentano le **MALATTIE IATROGENE**, è stato stimato nel 2008 che le reazioni avverse abbiano indotto Il 5% di tutti i ricoveri ospedalieri in Europa è dovuto a danni da farmaci. il 5% dei pazienti ricoverati incorre in una ADR le quali rappresentano la quinta causa di morte ospedaliera, sono responsabili di circa 197 mila decessi l'anno nel territorio UE, il loro costo sanitario e sociale in UE è stato valutato in 79 miliardi di euro l'anno. La reazioni avverse che insorgono, insorgono per cause che sono molte diverse tra loro, possono essere dovute a effetti farmacologici non riconosciuti in precedenza, possono essere classificate come reazioni idiosincrasiche, dovute a interazione tra farmaci, interazione tra farmaco e cibo, interazione farmaco-patologie, fattori specifici per una popolazione di pazienti, fattori relativi al singolo paziente ma anche ad errori medici, uso improprio, abuso, uso off label, azione dovute a esposizione professionali. Una reazione grave viene definita tale quando è fatale, quando ha provocato una prolungata ospedalizzazione, quando ha causata invalidità grave e permanente, quando ha causato un pericolo di vita del paziente, ha portato un'anomalia congenita, difetto alla nascita. Una reazione può essere ritenuta grave quando si riferisce a una mancanza di efficacia dei vaccini, di farmaci che possono essere farmaci salvavita o i contraccettivi, oppure possono causare neoplasie, infezioni.

FARMACOVIGILANZA E FARMACOEPIDEMIOLOGIA

Attività finalizzate alla valutazione post marketing continuativa e su larga scala delle informazioni relative alla sicurezza dei farmaci con particolare attenzione al rapporto rischio-beneficio. I dati relativi alla sicurezza dei farmaci vengono ricavati da differenti fonti: segnalazioni spontanee di sospette reazioni avverse, studi ad-hoc, letteratura scientifica, rapporti inviati dalle industrie farmaceutiche e servono per porre in atto strumenti pratici di **GESTIONE DEL RISCHIO (risk management)** a favore della salute e della spesa sanitaria

RISK MANAGEMENT

È un piano di gestione del rischio che le aziende farmaceutiche sono tenute a presentare su richiesta dalle autorità regolatorie, al momento dell'atto dell'autorizzazione all'immissione in commercio. Con questo piano ci si impegnano ad effettuare le attività di farmacovigilanza post marketing, per esempio identificare i rischi e utilizzare degli strumenti per ridurre al minimo la comparsa di questi rischi. Ogni sistema complesso come quello farmaceutico-sanitario porta in sé una rischiosità intrinseca ed un margine di errore.

Esempi di farmaci ritirati dal commercio per motivi di sicurezza				
Principio attivo	Anno AIC	Anno del ritiro	Motivo del ritiro	Anni sul mercato
Talidomide	1957	1961	Teratogenicità	5
Benoxaprofene	1980	1961	Epatotossicità	2
Suprofene	1980	1986	Nefrotossicità	6
Nomifensina	1976	1986	Anemia emolitica	10
Practololo	1970	1976	Sindrome oculomucocutanea	6
Triazolam	1979	1991	Depressione, amnesia	12
Temafloxacina	1992	1992	Tossicità epatica, anemia emolitica	4 mesi
Flosequinan	1992	1993	Aumento mortalità	1
Fenfluramina	1973	1997	Valvulopatia cardiaca	25
Terfenadina	1985	1997	Aritmie ventricolari, interazioni	12
Mibefradil	1997	1998	Interazioni farmacologiche	1
Grepafloxacina	1997	1999	Prolungamento dell'intervallo QT	2
Astemizolo	1988	1999	Tossicità cardiovascolare	11
Cisapride	1993	2000	Aritmie	7
Fenilpropanolamina	1959	2000	Ictus emorragico	41
Troglitazone	1996	2000	Tossicità epatica	4
Rapacuronio Bromuro	1999	2001	Broncospasmo	2
Cerivastatina	1999	2001	Rabdomiolisi	2
Benzbromarone	1976	2003	Tossicità epatica	27
Rofecoxib	1999	2004	Tossicità cardiovascolare	5
Valdecoxib	2001	2005	Tossicità cardiovascolare, gravi reazioni cutanee	4
Parecoxib	2002	2005	Tossicità cardiovascolare, gravi reazioni cutanee	3
Veralipride	1979	2007	Disturbi extrapiramidali, disturbi psichiatrici	28

Identificazione, valutazione e gestione degli eventi che incidono sulla capacità del sistema a raggiungere al meglio i propri obiettivi e quindi Riduzione dell'incidenza degli eventi indesiderati preventivabili sulla base dei dati di farmacovigilanza e farmacoepidemiologia, per proteggere i pazienti e contenere le spese sanitarie. C'è un coinvolgimento molto ampio degli operatori sanitari, per rilevare e monitorare le ADR come avviene per esempio nell'ambito di progetti di farmacovigilanza attiva che è una delle strategie più efficaci del sistema di farmacovigilanza.

I trials clinici randomizzati hanno evidenziato ADR lievi e hanno riportato un profilo di sicurezza simile a quello del gruppo placebo.

CERIVASTATINA: nome commerciale Lipobay, appartiene alla classe delle statine utilizzata per ridurre i livelli di colesterolemia per prevenire alcune malattie cardiovascolari. L'azienda farmaceutica della bayer lo ritirò nel 2001 con una decisione assunta autonomamente dalla bayer, la quale non informò le autorità regolatorie e causò disorientamento sia nei medici che nei pazienti. Questo ritiro fu legato alla messa in evidenza di morti sospette che erano associate all'uso della cerivastatina in associazione con il gemfibrozil.

Mibefradil: approvato nel 1997 (ipertensione e angina lieve). Entro dicembre 1997 furono segnalati 20 casi di grave bradicardia e 7 casi di rabdomiolisi (in associazione con lovastatina o simvastatina o ciclosporina o tacrolimus e per riduzione del metabolismo di questi farmaci). L'8 giugno 1998, a meno di un anno dall'introduzione in commercio, la casa produttrice ha ritirato il farmaco dal mercato mondiale per le ripetute gravi interazioni

Troglitazone: approvato nel 1997 per diabete di tipo II, diversi casi di morte per insufficienza epatica in pazienti che l'assumevano (oltre 100). La FDA ha continuato a dare parere positivo per il rapporto rischio beneficio fino al 2000 dopo approvazione di farmaci simili nuovi e più sicuri. Ha aumentato allert sulla classe. Vedi caso di rosiglitazone

Alosetron: antagonista 5-HT3, approvato per la sindrome del colon irritabile, immediatamente ritirato dal commercio a causa di grave costipazione e di insorgenza di colite ischemica.

Cerivastatina: rabdomiolisi fatale in circa 50 pazienti (soprattutto in associazione con altri farmaci). Meccanismi di interazione farmacodinamica e farmacocinetica

Rofecoxib: ritirato dal mercato per aumento rischio di morte per eventi cardiovascolari. Meccanismo: farmacodinamico per ruolo COX2 nella funzione endoteliale e renale

Già durante la fase di sorveglianza nel post marketing si erano rilevati alcuni casi mortali dovuti a **rabdomiolisi** (lesione del tessuto muscolare scheletrico) ma anche ad insufficienza renale acuta. Sempre su richiesta della bayer a due anni di distanza, la FDA aggiunse a queste indicazioni una sezione di controindicazioni legato all'uso associato della cerivastatina e gemfibrozil. Sempre su richiesta della bayer alcune agenzie europe iniziarono una serie di variazioni per l'inserimento di una controindicazione, la stessa bayer nel 2001 decise di ritirare il farmaco dal commercio in tutti i paesi. Il ritiro si basava sui dati di sicurezza provenienti da un uso corrente.

Il **ROFECOXIB** prima di essere ritirato dal commercio trovava indicazione nel trattamento sintomatico del dolore, associato all'artrite reumatoide, osteoartrosi, mostrava un profilo di effetti avversi simili a quello degli altri FANS con una migliore tollerabilità gastrointestinale, una ridotta incidenza delle ulcere epatiche ma era controindicato nei soggetti con note ipersensibilità ai p.a. o altri eccipienti presenti nella formulazione farmaceutica. Le altre controindicazioni molto importanti erano date dal trattamento di pazienti affetti da ulcera peptica, con gravi insufficienze epatica e renale. Era un farmaco molto venduto in tutto il mondo. Il 30 settembre del 2004 la merk ritira dal mercato questa molecola a causa di un aumento del rischio di infarto del miocardio e ictus associato ad un suo uso a lungo termine e ad alto dosaggio. Questa decisione di ritiro fu presa sulla base dello studio che prende il nome di **APPROVE** (Adenomatous Polyp PRevention On Vioxx study). he avvalorava gli studi sulle complicazioni del farmaco. Arruolati 2.586 soggetti dei quali il 3,5% dei trattati con rofecoxib fu colpito da infarto miocardico o ictus. In questo studio. Si era visto un incremento del rischio di eventi cardiovascolari e che questo rischio iniziava già a partire dai 18/20 mesi di trattamento dei pazienti che assumevano questa specialità medicinale perché si erano confrontati questi pazienti con un gruppo di pazienti che assumevano placebo. Veniva testato per poliposi in soggetti che avevano una storia di adenoma del colon-retto, era una indicazione terapeutica diversa dalle indicazioni per le quali era stato approvato a livello internazionale. Era necessario rivedere gli aspetti dei requisiti richiesti nei dossier di registrazione che vengono presentati dalle stesse aziende; quindi, i dati provenienti dagli studi pre-registrativi da soli non sono sufficienti a dare un quadro completo sulla sicurezza. La sorveglianza della sicurezza dei medicinali si basa sulla raccolta delle segnalazioni delle reazioni avverse oltre che poi agli studi di farmacovigilanza attiva e di farmacoepidemiologia che diventano determinanti per prevenire tempestivamente questo tipo di fenomeno. La vicenda del rofecoxib ricalca quanto è avvenuto nel 2001 per la cerivastatina.

Nel 2006 l'**APROTININA** che è un antifibrinolitico, è stato ritirato dal commercio per aumento di rischio di complicanze postoperative cardiovascolari, renali fino alla morte. Da questi casi vi è la necessità di ottenere un'informazione sul farmaco indipendente soprattutto per ciò che riguarda l'aspetto legato al profilo di sicurezza.

ROSIGLITAZONE

È stato ritirato dal commercio in europa nel 2010. Nel 2007 una metanalisi pubblicata su un giornale aveva dato origine alle controversie sul farmaco spingendo FDA ad introdurre alcune restrizioni sulla prescrizione di rosiglitazone. In risposta a questa metanalisi nel 2009, la glaxosmith kline aveva effettuato uno studio record, l'unico trial randomizzato su rosiglitazone ad aver esaminato nello specifico gli outcome cardiovascolari. In base ai risultati dello studio l'azienda aveva concluso che il suo ipoglicemizzante era sicuro per il cuore. Conclusione poi confermata dall'analisi del DCRI. Questa analisi confermava sostanzialmente le conclusioni del trial, secondo le quali l'uso del rosiglitazone non provocava alcun aumento del rischio di infarti, ictus e decessi per cause cardiovascolari. Nel **2013**, l'FDA aveva votato a maggioranza a favore di un allentamento delle severe limitazioni imposte a suo tempo per ragioni di sicurezza. la ragione alla base della decisione era dovuta al fatto che i dati disponibili non dimostravano un aumento del rischio cardiovascolare con rosiglitazone rispetto alle terapie standard per il diabete di tipo due, metformina e solfanilurea, l'FDA aveva chiesto alle aziende produttrici di farmaci contenenti rosiglitazone di fornire delle informazioni ai medici sui possibili rischi cardiovascolari associati al farmaco e tale richiesta era stata soddisfatta.

Una revisione sistematica della letteratura ha dimostrato che tra il 1953 e il 2013 sono stati ritirati dal commercio 462 farmaci per motivi di sicurezza.

DACLIZUMAB (zinbryta), dal 7 marzo del 2018 l'EMA raccomandò una sospensione immediata e il ritiro dal mercato di tale farmaco. era utilizzato nel trattamento della sclerosi multipla recidivante. Questa decisione è stata presa in seguito a più di 12 casi da tutto il mondo di gravi disturbi infiammatori a livello cerebrale, tra cui encefalite e meningoencefalite, di cui 3 casi hanno avuto un esito fatale. L'approvazione di questa molecola era stata supportata da studi clinici randomizzati in doppio cieco, questi studi avevano evidenziato una riduzione del tasso di recidiva nei pazienti affetti da sclerosi multipla che erano stati trattati con questa molecola e nella fase 3 era emersa la superiorità della molecola verso l'utilizzo dell'interferone beta1 con un miglioramento significativo delle lesioni osservate in questi soggetti. Il profilo di sicurezza del farmaco era stato già oggetto di attenzione da parte del PRAC (comitato di valutazione dei rischi di farmacovigilanza nell'EMA) e aveva raccomandato le restrizioni d'uso perché si erano verificati 4 casi di danni a livello epatico e un decesso di un paziente che era stato coinvolto nello studio osservazionale. EMA aveva valutato queste reazioni di tipo infiammatorio a livello cerebrale, ha raccomandato la sospensione immediata dell'AIC di questo medicinale nell'UE.

Sospensione dell'AIC di **antibiotici chinolonici e fluorochinolonici**, questa è una famiglia di farmaci molto utilizzata, sono antimicrobici sintetici ad ampio spettro, efficaci nel trattamento di una vasta gamma di infezioni, ma il loro impiego è stato limitato nel tempo a causa di una possibile resistenza antibatterica, del rischio di effetti indesiderati rilevati clinicamente, ma rimanevano questi farmaci, in particolare i fluorochinolonici, tra le categorie di antibiotici più prescritti e utilizzati nella pratica clinica. Nel 2017 questi antibatterici rappresentavano nel consumo in italia la terza categoria di antibiotici, erano preceduti dalle penicilline e macrolidi. Questa classe di molecola è stata oggetto di controllo da parte di agenzie regolatorie per problemi legati alla loro sicurezza. Fu emanato un comunicato dall'AIFA che poneva fine a un lungo processo di revisione di questi dati di sicurezza a livello dell'UE annunciando il ritiro di alcuni di questi dal mercato e l'attuazione di restrizioni sull'uso di fluorochinolonici. Questo procedimento era stato avviato dall'EMA nel 2017 a seguito della richiesta dell'autorità tedesca che aveva osservato la presenza di segnalazioni di effetti indesiderati a lungo termine. C'è stata una revisione europea che ha focalizzato l'attenzione su questi effetti gravi a carico del muscolo scheletrico, del SNC e periferico e ha riguardato i medicinali usati per via sistemica come ciprofloxacina levofloxacina e sulla base di tutte le prove disponibili l'ema ha concluso che i farmaci in studio erano associati a degli effetti indesiderati gravi già noti a lungo termine e potenzialmente irreversibili anche a carico di uno o più organi come neuropatie, depressione, affaticamento e quindi di qui la decisione prima del comitato dei medicinali per uso umano nell'ema e del PRAC che avevano chiesto di sospendere i chinoloni esaminati e di adottare delle restrizioni sull'uso dei fluorochinolonici, questa decisione è stata accolta e recepita con un provvedimento che ha portato l'ema a sospendere dall'AIC questi medicinali in particolare la cinoxacina, flumachina, acido nalidissico e acido pipemidico e la restrizione sull'utilizzo dei fluorochinolonici. Chi prescrive i fluorochinolonici non potevano più utilizzare queste molecole per trattare infezioni non gravi o per la prevenzione della diarrea del viaggiatore o altre infezioni delle vie urinarie inferiori oltre che è controindicato l'uso di questi fluorchinolonici per il trattamento di infezioni lievi, moderatamente gravi, a meno che altri farmaci antibatterici comunemente raccomandati per queste infezioni non possano essere usati, oppure nei pazienti che in passato avevano già manifestato reazioni avverse gravi ad un altro qualsiasi antibiotico appartenente alla stessa classe farmacologica.

SICUREZZA DI UN FARMACO

Non esistono farmaci che siano a priori privi di effetti indesiderati. Esiste un livello di accettabilità del rischio di comparsa di effetti indesiderati, il **RAPPORTO BENEFICIO-RISCHIO**. equilibrio dinamico tra i livelli di rischio che siamo disposti ad accettare e i benefici che ci attendiamo. Tuttavia, non esistono farmaci innocui, tutti i farmaci attivi hanno una contropartita di effetti indesiderabili. Il termine sicurezza lo dobbiamo confrontare con il termine beneficio. L'impiego di un farmaco non viene sempre valutato per i parametri importanti per la salute, quali la morbilità, la mortalità, la qualità di vita, mentre l'efficacia si cerca, la tossicità si attende. Gli effetti tossici vengono raccolti dalle segnalazioni spontanee di medici, farmacisti, infermieri, pazienti e quindi sono dati sottostimati. La mancanza di sorveglianza sugli effetti tossici rende necessario anche dopo molti anni dalla commercializzazione, il ritiro dei farmaci.

COME SI STUDIA IL PROFILO DI RISCHIO DI UN FARMACO?

È necessario continuare a monitorare l'uso del farmaco in tutto il suo percorso di vita, per identificare eventuali reazioni che non sono riconosciute nella fase di pre-autorizzazione. Il ruolo della farmacovigilanza è quello di raccogliere, gestire tutti i dati relativi alla sicurezza dei farmaci. l'analisi dettagliata dei dati raccolti permette di generare e identificare i segnali che a seguito di una valutazione possono portare alla scoperta di reazioni avverse che precedentemente non sono state identificate o riconosciute durante la vita pre autorizzativa del farmaco. La farmacovigilanza si è così integrata nel ciclo di vita di un prodotto medicinale, con la pianificazione delle relative attività che si svolgono prima che il prodotto sia autorizzato a essere immesso nel mercato dell'UE. **L'attuale sistema di farmacovigilanza dell'UE offre, dunque, una continuità tra la pianificazione delle attività di gestione dei rischi durante il pre-marketing e le ispezioni finali.**

CAPITOLO 2
SISTEMI DI FARMACOVIGILANZA IN ITALIA

L'AIFA ha pubblicato sul sito web, un documento dal titolo PROCEDURA OPERATIVA AIFA PER I RESPONSABILI LOCALI DELLA FARMACOVIGILANZA. Questa procedura permette la gestione delle segnalazioni nella rete di farmacovigilanza dove si sottolinea come questa figura importante svolge un ruolo centrale nel sistema di farmacovigilanza.

La sorveglianza post marketing dei farmaci in Italia viene svolta in collaborazione con gli altri stati europei. È regolata da norme e procedure che coinvolgono diversi enti e figure professionali. Rete nazionale della farmacovigilanza è un database che è attivo dal novembre del 2001 e garantisce la raccolta, la gestione, l'analisi delle segnalazioni delle reazioni avverse ai farmaci. la rete nazionale della farmacovigilanza è gestita direttamente **dall'AIFA**. Crea una rete informatizzata che collega in un unico network che è l'aifa, le regioni, le ASL, le aziende ospedaliere, istituti di ricerca, di cura, di ricovero, le industrie farmaceutiche, i medici, le autorità competenti (AIFA, EMA). Le ASL, le aziende ospedaliere, possono inserite e aggiornare, annullare le segnalazioni, rispondere ai segnalatori, alle aziende farmaceutiche e provvedere alla diffusione delle informazioni raccolte dagli operatori sanitarie. Le aziende farmaceutiche possono visualizzare tutte le segnalazioni relative ai farmaci propri, ai p.a. dei medicinali che sono di loro proprietà e quindi inserire ulteriormente osservazioni su segnalazioni specifiche.

AIFA AGENZIA ITALIANA DEL FARMACO

È un ente pubblico che opera in autonomia, trasparenza e economicità, sotto la direzione del Ministero della salute e la vigilanza del ministero della salute e del ministero dell'economia. Collabora con le regioni, ISS, Istituto di ricovero e cura a carattere scientifico (IRSS), le associazioni dei pazienti (associazioni per malattie rare), i medici e le società scientifiche, con tutto il mondo produttivo, distributivo del farmaco.

Garantisce l'accesso al farmaco e il suo impiego sicuro ed appropriato come strumento di difesa della salute. Assicura la unitarietà nazionale del sistema farmaceutico con le regioni, perché il sistema nazionale si costituisce di una serie di soggetti, tra cui le regioni, che devono comunicare tra loro. Provvede al governo della spesa farmaceutica in un concetto di compatibilità economico-finanziaria e competitività dell'industria farmaceutica. Assicura innovazione, efficacia e semplificazione delle procedure registrative, in particolare per determinare un accesso rapido ai farmaci innovativi ed ai farmaci utili per le malattie rare. Rafforza i rapporti con le agenzie degli altri paesi, con l'agenzia europea dei medicinali e con gli altri organismi internazionali. Favorisce e premia gli investimenti in ricerca e sviluppo in Italia, promuovendo e premiando l'innovatività con gli studi di ricerca. dialoga ed interagisce con la comunità delle associazioni dei malati e con il mondo medico-scientifico e delle imprese produttive e distributive; promuove la conoscenza e la cultura sul farmaco e la raccolta e valutazione delle best practices internazionali.

PRIORITA' STRATEGICHE DI AIFA

LAIFA è un ente pubblico e nazionale e deve regolare l'utilizzo dei farmaci per uso umano in Italia. Governa anche la spesa farmaceutica ma deve seguire tutto il ciclo di vita del medicinale per garantirne l'efficacia, la sicurezza, l'appropriatezza e l'accesso al medicinale su tutto il territorio nazionale. Tutela la salute attraverso la regolamentazione, la vigilanza in materia di prodotti farmaceutici ma anche di altri prodotti sanitari che vengono utilizzati dall'uomo, garantendo una sicurezza delle cure contribuendo alla tutela della salute attraverso i farmaci, promuovendo strumenti per favorire l'equilibrio economico attraverso il rispetto dei tetti di spesa farmaceutica programmati. Promuovere la ricerca indipendentemente sui farmaci e gli investimenti nel settore farmaceutico di ricerca e salute con progetti di ricerca finanziati in accademia, nelle industrie. Rafforzare l'autorevolezza dell'aifa in ambito nazionale e internazionale in modo da implementare un'autonomia organizzativa gestionale. Gestisce anche tutti i processi autorizzativi per le sperimentazioni cliniche, per la produzione di medicinali, di sostanze attive, le attività di ispezione della farmacovigilanza.

L'agenzia opera attenendosi strettamente ai seguenti principi e modalità operative:

- **efficacia ed efficienza**, deve perseguire i propri obiettivi ma deve sempre tener conto di un miglioramento sia della modalità in cui opera sia dei servizi che esso stesso offre, il suo operato deve essere sottoposto a valutazioni sia di tipo qualitativo che quantitativo
- **trasparenza e comunicazione**, tutti i documenti devono essere accessibili
- **responsabilità**, tutte le strutture dell'AIFA sono consapevoli di essere parte di un ente governativo internazionale che si muove perché viene finanziato da risorse pubbliche e deve essere al servizio del pubblico perché l'unico obiettivo di queste strutture deve essere quello di riuscire a perseguire la tutela della salute pubblica attraverso un impiego efficiente del farmaco
- **riservatezza**, l'AIFA nel momento in cui espleta delle funzioni, tutte le funzioni devono essere tutelate dalla riservatezza.

ORGANIZZAZIONE

L'aifa è strutturata in **6 aree gestionali, di cui 5 sono considerate tecnico-scientifiche**

- Area pre-autorizzazione
- Area autorizzazione medicinali
- Area vigilanza post-marketing
- Area strategia e economia del farmaco
- Area ispezioni e certificazioni
- Area amministrativa

Strutture trasversali di supporto

- Ufficio di presidenza
- Area relazioni esterne
- Area legale
- Settore affari internazionali
- Settore information communication technology
- Ufficio controllo di gestione
- Ufficio di qualità procedure

AREA PRE-AUTORIZZAZIONE

Si occupa di supervisione delle attività che si riferiscono ai medicinali sperimentali, alla ricerca clinica, si relaziona con agenzie, istituzioni che partecipano al sistema di ricerca clinica, con le associazioni di pazienti dove è ritenuto opportuno. Si occupa di mettere a punto le linee guide che possono supportare la sperimentazione e ricerca clinica. Promuove il supporto, investimenti alla ricerca in Italia, ha il compito di relazionare, effettuare dei rapporti annuali sulla sperimentazione clinica, gestire farmaci sperimentali e off label, gestione e monitoraggio per l'autorizzazione all'impiego di terapie avanzate cellulari, coordina, gestisce tutti i gruppi che si occupano di sperimentazione clinica. Effettua delle relazioni annuali di queste sperimentazioni.

AREA AUTORIZZAZIONE MEDICINALI

Si occupa di tutti i processi di valutazione, amministrativi propri di questa area, si occupa del supporto regolatorio, in collaborazione con gli uffici interessanti, con il ministero della salute partecipa a quei processi di recepimento della normativa, quindi coordina, gestisce

AREA DI VIGILANZA POST MARKETING

Oltre a coordinare il gruppo di supporto per la farmacovigilanza. Partecipa ai gruppi di lavoro, della commissione europea, del consiglio dell'unione europea che sono inerenti alla farmacovigilanza, partecipa ai processi di normazione nazionale in collaborazione con il ministero della salute

AREA STRATEGIA E ECONOMIA DEL FARMACO

Azione di coordinamento all'attività di accesso al mercato, ai pazienti. Coordinamento della partecipazione dell'AIFA ai gruppi europei sulle materie di competenze e Partecipa ai processi di recepimento della normativa comunitaria in collaborazione con ministero della salute.

AREA ISPEZIONE

Partecipa a questi processi, Applica delle sanzioni amministrative a seguito delle attività di controllo che effettua

AREA AMMINISTRATIVA

Si parla di risorse strumentali, finanziare, umane. Programmazione del fabbisogno finanziario, monitoraggio economico di tutti i programmi di attività di spesa.

L'autonomia dell'AIFA è supportata da altre 2 commissioni tecnico-scientifiche che sono nominati sempre dal ministero della salute. Una è la CTS (**COMMISSIONE TECNICO-SCIENTIFICA**)e si occupa di tutte le attività relative alle domande di autorizzazione in commercio di nuovi medicinali. Poi abbiamo il **COMITATO PREZZI E RIMBORSO** che svolge delle funzioni di supporto tecniche consultive all'AIFA (pensiamo ai farmaci rimborsati dal servizio sanitario nazionale).

COLLABORAZIONI INTERNAZIONALI DELL'AIFA

AIFA riveste un ruolo autorevole nel settore regolatorio dei medicinali ad uso umano sia in ambito europeo sia extraeuropeo. In Europa contribuisce dinamicamente alle attività di valutazione scientifica svolte presso EMA da parte dei comitati scientifici che vi operano e dei gruppi di lavoro ad essi correlati. Si avvale di esperti rigorosamente selezionati per poter partecipare con il proprio personale ai progetti di formazione promossi dalla commissione europea e da altre agenzie regolatorie dell'unione europea. Collabora con lo european network training ceriter per le attività di formazione e aggiornamento su aspetti scientifici e regolatori di particolare rilievo, interesse, attualità a beneficio di tutte le agenzie regolatorie europee. Partecipa ai lavori di importanti organizzazioni internazionali, tra cui l'Organizzazione Mondiale della Sanità (OMS), la Conferenza Internazionale per l'Armonizzazione (ICH), - Partecipa, in collaborazione con il Ministero della Salute, alle iniziative promosse dal Ministero Affari Esteri per l'attivazione di accordi con Paesi terzi.

RETE NAZIONALE DI FARMACOVIGILANZA

Sistema per acquisizione, gestione, analisi, condivisione delle schede di segnalazione spontanea e comunicazione delle informazioni all'interno della comunità degli operatori italiani di farmacovigilanza. L'AIFA ha un accesso alla rete nazionale di farmacovigilanza, controlla la qualità dei dati inseriti, l'analisi dei dati. Le regioni analizzano e visualizzano i dati di competenza. Le ASL, le aziende ospedaliere gestiscono le schede di reazioni avverse. Le aziende farmaceutiche controllano le segnalazioni relative ai farmaci di competenza.

Il **sistema di farmacovigilanza** si basa sulla rete nazionale di farmacovigilanza che garantisce la raccolta, la gestione e l'analisi delle segnalazioni di sospette reazioni avverse a farmaci. Collega tra loro AIFA ed i responsabili di FV delle regioni, delle strutture sanitarie ASL, AO, IRCCS, i referenti dei CRFV e delle aziende farmaceutiche. Nel corso degli anni la rete nazionale di farmacovigilanza ha avuto numerose modifiche evolutive con: • introduzione di nuove funzionalità o potenziamento di alcune già esistenti • eliminazione di diverse opzioni per adeguamento normativo e regolatorio.

Secondo il comma 1 dell'articolo 22 del Decreto Ministeriale 30 aprile 2015, "Le aziende sanitarie locali, le aziende ospedaliere, gli istituti di ricovero e cura a carattere scientifico pubblici e privati, i policlinici universitari pubblici e privati le altre analoghe strutture sanitarie – nominano una persona con adeguata esperienza negli aspetti di farmacovigilanza, responsabile di farmacovigilanza. La persona qualificata responsabile della farmacovigilanza della struttura provvede a registrarsi alla rete nazionale di farmacovigilanza al fine dell'abilitazione necessaria per la gestione delle segnalazioni

OBBLIGHI DEI RESPONSABILI FARMACOVIGILANZA (RLFV)

- Il RLFV deve aver acquisito le conoscenze teoriche e pratiche per lo svolgimento delle attività di FV ed assicurare la propria partecipazione alle iniziative di aggiornamento organizzate dall'AIFA e dal Centro Regionale di Farmacovigilanza (CRFV) di riferimento. l RLFV è parte integrante di un sistema nazionale di FV che fa capo all'Agenzia Italiana del Farmaco (AIFA) e pertanto è tenuto a rispettare le stesse regole ed a collaborare con l'Agenzia. Il RLFV deve: . sensibilizzare gli operatori sanitari alla segnalazione spontanea . rappresentare il punto di contatto per la farmacovigilanza a livello locale.

Sul portale AIFA sono disponibili i riferimenti dei RLFV che, nell'ambito della RNF, operano nelle diverse Regioni italiane per assicurare il continuo monitoraggio delle segnalazioni delle reazioni avverse ai farmaci garantendo la sicurezza dei medicinali in commercio.

I suoi **compiti** si riassumono nelle seguenti attività principali:

- Inserimento e gestione delle schede di sospetta reazione avversa a medicinali
- Aggiornamento schede in RNF (follow-up)
- Feedback segnalatori
- Risposte alle richieste da parte delle aziende farmaceutiche
- Diffusione delle informazioni agli operatori sanitari
- contattare AIFA su questioni di farmacovigilanza

STRUTTURA ED ORGANIZZAZIONE DI RNF

La **RNF** è un sistema per il monitoraggio della sicurezza dei medicinali in Italia attivo dal novembre 2001, raggiungibile dal sito web dell'AIFA tramite la sezione ''Farmacovigilanza''

PRINCIPALI RUOLI E COMPITI

- **SEGNALATORI**: inviano segnalazioni di sospette reazioni avverse ai responsabili locali di FV
- **RESPONSABILI LOCALI**: gestione schede nel database, feedback al segnalatore, risposte alle richieste delle aziende, diffusione delle informazioni agli operatori sanitari, analisi dati locali
- **CENTRI REGIONALI (CRFV)**: coordinamento regionale delle attività di FV, gestione schede (in supporto ai RLFV), controllo di qualità e della codifica dei dati, valutazione del nesso di causalità, analisi dei dati, partecipazione alla identificazione dei segnali, attività di formazione.

- **REGIONI**: realizzazione progetti di FV attiva, forniscono dati sui consumi, diffusione delle informazioni e formazione degli operatori sanitari.
- **AZIENDE FARMACEUTICHE**: trasmettono le segnalazioni ricevute direttamente al database di Eudravigilance dal quale confluiscono in rete tramite re-routing.

CAPITOLO 3
ASPETTI NORMATIVI

PRINCIPALI CAMBIAMENTI DELLA LEGISLAZIONE DI FV

Tra i principali cambiamenti della legislazione c'è anche la nuova definizione di reazione avversa, anche il concetto di monitoraggio e quindi l'introduzione di quelli che sono i medicinali che devono essere soggetti a monitoraggio addizionale. Le linee guida della farmacovigilanza (GVP sono delle misure elaborate per facilitare l'azione della farmacovigilanza nell'unione europea), tutto è regolamentato, è importante la tipologia delle reazioni avverse da segnalare, come devono essere segnalate, come è cambiato il flusso di segnalazione con la nuova normativa, al fine di gestire, migliorare la gestione del rischio.

1. NORME E REGOLE DI RIFERIMENTO

Ci sono nuove disposizioni di legge in tema di sicurezza dei medicinali e che hanno il fine di cambiare in maniera significativa la farmacovigilanza. Queste nuove disposizioni normative sono mirate a garantire una maggiore trasparenza, maggiore rapidità, efficacia nelle informazioni che devono circolare. Queste informazioni sono le informazioni sulle reazioni avverse da farmaco e sono importanti perché viene messo in rilievo il ruolo degli stati membri, dei titolari dell'autorizzazione all'immissione in commercio, del personale sanitario. Viene messo in rilievo la figura di chi è tenuto a segnalare. Tutto il lavoro che viene fatto viene condiviso e tutto deve essere messo a disposizione di tutti. L'attività della farmacovigilanza nasce intorno agli anni 60 da segnalazioni spontanee, ma la prima vera e propria normativa che regolamenta le modalità di attuazione della FV attraverso le strutture pubbliche si concretizza solo il **30 ottobre 1987 con il Decreto-legge n.443**, convertito poi nella **Legge del 29 Dicembre 1987, n.531 (attualmente abrogata)**. Qualche anno dopo viene approvato il Modello di scheda di segnalazione e regolamentata l'attività delle sperimentazioni cliniche. - Il **Decreto Legislativo 18 Febbraio 1997, n. 44** attua una riforma radicale che costituisce ancora la base della Normativa attualmente vigente contenuta nel **Decreto Legislativo 8 Aprile 2003, n. 95**, in cui la Farmacovigilanza viene riorganizzata e coordinata a livello della Comunità europea. - **D.M.12 Dicembre 2003**: istituisce l'elenco di farmaci da sottoporre a monitoraggio intensivo. Il **decreto 21 del novembre 2003** introduce un nuovo modello di scheda unica di segnalazione per eventi avversi a Farmaci e Vaccini. La **legge 24 novembre 2003 numero 326** istituisce l'agenzia italiana del farmaco (AIFA). Nel **2005 il decreto legislativo numero 15** introduce criteri per l'approvazione delle schede per la segnalazione di eventi avversi relativi a dispositivi medici. **Decreto Legislativo 24 Aprile 2006, n. 219** è un'Attuazione della direttiva 2001/83/CE (e successive direttive di modifica) relativa ad un codice comunitario concernente i medicinali per uso umano, nonché della direttiva 2003/94/CE.

- I **successivi Regolamento (UE) N. 1235/2010 del Parlamento europeo e del Consiglio del 15 dicembre 2010,** Direttiva 2010/84/UE e Regolamento di esecuzione (UE) N. 520/2012 della Commissione del 19 giugno 2012 rivedono ulteriormente alcuni parti del vecchio ordinamento al fine di aggiornare la legislazione europea alle nuove esigenze di farmacovigilanza. A luglio del 2012 sono andate in vigore altre 2 nuove disposizioni in tema di sicurezza dei medicinali. Il 2 luglio è entrato in vigore il decreto 1235 del 2010 che modifica un regolamento del 2004 e che viene applicato ai medicinali autorizzati tramite una procedura centralizzata. Con l'entrata in vigore di queste nuove disposizioni viene rafforzato in modo sostanziale il quadro giuridico per la sorveglianza dei medicinali con delle regole che sono volte a rafforzare gli iter delle procedure europee, per far fronte a problemi di sicurezza.

- In Italia, il **Decreto del Ministero della Salute 30 aprile 2015** – recepisce le nuove **direttive europee 2010/84/UE e 2012/26/UE** sulla farmacovigilanza (Legge di stabilità 2013). Tale decreto ha ribadito l'obbligo di segnalare tempestivamente le sospette reazioni avverse da farmaci e da vaccini e ha definito dei limiti di tempo entro cui gli operatori sanitari sono tenuti a effettuare la registrazione della segnalazione nella Rete Nazionale di Farmacovigilanza dell'AIFA .

GLI OBIETTIVI DELLA NUOVA LEGISLAZIONE DI FARMACOVIGILANZA EUROPEA

La normativa disciplina la farmacovigilanza sia in Italia che in Europa. Promuovere e proteggere la salute pubblica riducendo il numero e la gravità delle ADRs e migliorando l'uso dei medicinali tramite: - Ruoli e Responsabilità chiari per tutte le parti coinvolte quindi Assicurazione di un sistema europeo robusto e rapido nel prendere le decisioni necessarie in materia di FARMACOVIGILANZA - Incremento della partecipazione dei pazienti e degli operatori sanitari - Miglioramento dei sistemi di comunicazione sulle decisioni prese e loro giustificazione. si traduce aumentando la trasparenza, migliorando l'informazione sui medicinali, aumentando l'efficienza dei sistemi di FV. rafforzamento della Rete Europea di FV . rafforzamento dei Sistemi di FV aziendali. aumentata proattività / programmazione delle attività da condurre. riduzione di duplicazione delle attività. Per realizzare tutto ciò che è previsto dalla nuova normativa tutti le entità coinvolte contribuiscono in maniera sinergica all'attuazione di queste normative andando a fornire, a rendere trasparenti tutte le informazioni per l'utilizzo del farmaco. è importante quindi il processo di gestione del segnale, ci deve essere un'identificazione di una reazione avversa che deve seguire tutta una tempistica ben definita. Quindi da un lato la maggiore trasparenza dell'informazione, dall'altro la tempestività delle informazioni nella farmacovigilanza. Inoltre, questa trasparenza e tempestività sono garantite dall'AIFA mediante la pubblicazione sul portale AIFA perché essa mette a disposizione tutte le informazioni. Tutto ciò garantisce un migliore sistema di comunicazione. Sono state apportate queste modifiche per adeguarsi a quelle che sono le innovazioni, soprattutto per la possibilità di poter ulteriormente ridurre i tempi di identificazione di tutte le eventuali problematiche relative alla sicurezza dei farmaci perché gran parte delle ospedalizzazioni sono causate da reazioni avverse da farmaci, per cui questo problema oltre a rappresentare un rischio per la salute dei pazienti poiché gli espone a una condizione di comorbidità, manifestazione di patologie e tutto ciò si traduce con un aggravio sui costi, sulla spesa farmaceutica a carico del sistema sanitario. È importante il processo di farmacovigilanza rappresentato dal cittadino, dei pazienti perché devono essere in grado di segnalare direttamente le reazioni avverse ai farmaci. in italia è importante la segnalazione spontanea da parte di questa categoria, già attiva attraverso la compilazione del modulo cartacea di segnalazione che oggi è anche compilabile via web in accordo a ciò che è disciplinato nella normativa.

2. ASPETTI NORMATIVI: LA RIORGANIZZAZIONE DEL SISTEMA DI FARMACOVIGILANZA

Sono molti i cambiamenti da mettere in atto, tra quelli più significativi abbiamo la modifica della definizione di reazione avversa da farmaco, quindi linee guida del D.L.8 Aprile 2003 n.95 e la successiva integrazione della Direttiva 1235/2010 mirano a: riorganizzare il sistema di farmacovigilanza in accordo con la normativa europea e definire le modalità di segnalazione delle reazioni avverse.

SISTEMA DI FARMACOVIGILANZA SECONDO LA NORMATIVA EUROPEA

-SOGGETTI COINVOLTI A LIVELLO NAZIONALE E LORO FUNZIONI

AIFA (Agenzia Italiana del Farmaco); organo del Ministero della Salute, è stato istituito con la Legge 24 Novembre 2003 n. 326 e tra le sue funzioni in materia di farmaci alcune riguardano la Farmacovigilanza.

Infatti, L'AIFA:

1. Raccoglie e valuta le segnalazioni di ADRs;
2. Coordina la Rete Nazionale di FV (RNF);
3. Promuove Studi di FV attiva con l'Istituto Superiore di Sanità ISS;
4. Organizza iniziative atte a promuovere le segnalazioni;
5. Convoca Riunioni periodiche con le Regioni per gestione FV;
6. Pubblica gli elenchi dei farmaci sottoposti a monitoraggio intensivo;
7. Rappresenta l'interlocutore a livello Europeo;
8. Promuove l'informatizzazione dei flussi, gestendo e coordinando la Rete Nazionale di FV (RNF).

ISS si occupa di:

- Consulenza tecnico-scientifica per problematiche specifiche;
- Attività di formazione;
- Attività di promozione e coordinamento di studi di drug utilization, di farmacovigilanza attiva e farmacoepidemiologia.

Le **Regioni** hanno il compito di:

1. Collaborare con l'AIFA per fornire elementi di conoscenza e valutazione ad integrazione dei dati che pervengono all'AIFA tramite la Rete Nazionale di Farmacovigilanza;
2. Organizzare l'attività di Farmacovigilanza a livello decentrato;
3. Organizzare la Formazione degli operatori sanitari perché bisogna Dare una rapida, efficiente e capillare diffusione delle informazioni;
4. Fornire il monitoraggio dei consumi dei medicinali mediante programmi di monitoraggio sulle prescrizioni a livello regionale;
5. Partecipare a riunioni periodiche con AIFA ed ISS, finalizzate a concordare le modalità operative relative alla gestione della Farmacovigilanza.

Oggi, sotto la spinta di AIFA, nella maggior parte delle Regioni Italiane, i compiti delle Regioni in ambito di Farmacovigilanza sono stati affidati ai **Centri Regionali di Farmacovigilanza**, costituiti a livello regionale proprio per coordinare tutte le attività di farmacovigilanza incluso il coordinamento delle attività dei **Responsabili Aziendali di Farmacovigilanza**.

CENTRO REGIONALE DI FARMACOVIGILANZA

È una struttura di farmacovigilanza, riconosciuta dalla regione di appartenenza che partecipa quale parte integrante in modo stabile e continuativo alle attività del sistema nazionale di farmacovigilanza facente capo all'AIFA. È possibile per una regione affidare le attività previste per la propria regione ad un CRFV di un'altra regione, che abbia una contiguità territoriale. Le funzioni sono:

- analisi dei segnali nazionali e europei in collaborazione con AIFA
- controllo codifiche e qualità del dato delle ADR inserite nella rete nazionale di farmacovigilanza
- supporto ai responsabili di FV per codifica ed informazione di ritorno al segnalatore
- inserimento su richiesta in caso di difficoltà della struttura
- causality assessment (nesso di causa)
- possibilità di intervento su richiesta per conto anche di altre regioni
- attività di formazione/informazione
- progetti di farmacovigilanza attiva

CENTRO REGIONALE DI FARMACOVIGILANZA REGIONE PUGLIA (CRFV)

RESPONSABILE REGIONALE DI FARMACOVIGILANZA:
Dott. Paolo Stella, Dirigente Servizio Politiche del Farmaco

REFERENTE DEL CRFV:
Dott.ssa Domenica Ancona, Direttore Dipartimento Farmaceutico ASL BAT

SEDE CENTRALE:
Dott.ssa Lupoli Roberta tel. 080 5406741
Dott.ssa Saponaro Stella tel. 080 5406742

SEDE OPERATIVA:
Dott.ssa Lonigro Anna Stella tel. 0883 483515

L'assetto della gestione della Farmacovigilanza in Puglia è stato definito dalla **Delibera di Giunta Regionale n° 317/2018** con la quale è stata rivista l'organizzazione del Centro Regionale di Farmacovigilanza (CRFV), che rappresenta l'autorità competente a livello regionale, adottando un nuovo modello che prevede: - l'espletamento delle attività di indirizzo e controllo del CRFV a livello centrale presso la Regione Puglia – Sezione Risorse Strumentali e Tecnologiche che rientrano nel Servizio Politiche del Farmaco; - l'espletamento delle attività di coordinamento e gestione operativa del CRFV a livello periferico presso l'ASL BT.

ATTIVITÀ DEL CRFV

Le attività complementari del CRFV sono:

Predisposizione, partecipazione e coordinamento di progetti di farmacovigilanza attiva

Promuovere e coordinare studi e ricerche attraverso l'interpretazione dei dati di sicurezza raccolti e realizzare studi conoscitivi sui vari fenomeni che investono il profilo di sicurezza dei farmaci utilizzando i dati messi a disposizione della Regione Puglia, anche in collaborazione con altri CRFV

Fornire ad AIFA, su richiesta specifica, tutte le informazioni necessarie alla valutazione della sicurezza dei prodotti medicinali ad integrazione dei dati normalmente trasmessi attraverso la RNF.

Fitovigilanza

Il CRFV collabora con l'Istituto Superiore di Sanità (ISS) alle attività di sorveglianza sui prodotti di origine naturale promuovendo la trasmissione delle segnalazioni di reazione avversa attraverso l'apposita scheda di segnalazione.

Altra funzione del CRFV della Regione Puglia è di provvedere agli adempimenti previsti dall'Allegato Tecnico per la produzione nazionale di sostanze e preparazioni di origine vegetale a base di cannabis del Decreto del Ministero della Salute del 9 novembre 2015, punto 5 "Sistema di Fitovigilanza".

Aziende USL/Strutture Ospedaliere/IRCCS (Istituti di Ricovero e Cura a Carattere Scientifico) hanno l'obbligo di individuare un Responsabile Interno di Farmacovigilanza (RFV). Obblighi dei Responsabili di FV:

- Assicurare la qualità dei dati delle schede di segnalazione;

- Gestisce il flusso dei dati nella Rete Nazionale di Farmacovigilanza (RNF) e provvedere al loro aggiornamento e controllo (follow-up e richieste di relazioni cliniche da parte di AIFA o altro ente);
- Esplicare attività di feed-back con i medici segnalatori;
- Provvedere alla diffusione delle informazioni e all'espletamento di tutte le attività inerenti alla farmacovigilanza all'interno della propria struttura.
- Il responsabile di Farmacovigilanza, inoltre, può rappresentare l'unico interlocutore tra segnalatore ed azienda farmaceutica

Le Aziende Farmaceutiche hanno l'obbligo di:

1. Designare a titolo stabile e continuativo il Responsabile del servizio di Farmacovigilanza all'interno dell'azienda;
2. Registrare tutte le ADR osservate in Italia, nell'UE e/o in Paesi terzi;
3. Segnalare tutte le ADR gravi presso la struttura sanitaria di appartenenza del segnalatore o, dove questa non è identificabile, ad AIFA;
4. Comunicare ad AIFA tutte le altre ADR di cui l'Azienda viene a conoscenza;
5. Trasmettere ad AIFA, secondo le modalità previste dal Council for International Organization of Medical Science (CIOMS), i Rapporti Periodici di Aggiornamento sulla Sicurezza (PSUR);
6. Fornire eventuali richieste di aggiornamenti relative alla segnalazione soltanto ad AIFA o al Responsabile Interno di Farmacovigilanza della struttura sanitaria;
7. Informare AIFA in via prioritaria rispetto ai mass-media circa iniziative adottate per motivi di sicurezza riguardanti i propri prodotti;
8. Provvedere alla diffusione di note informative sul profilo di tollerabilità dei propri prodotti nei tempi e nei modi stabiliti da AIFA.

I **Segnalatori (Medici e altri operatori sanitari)** hanno l'obbligo di:

1. segnalare le sospette reazioni avverse di cui vengono a conoscenza nell'ambito della propria attività entro 2 giorni, ridotti a 36 ore nel caso di farmaci di origine biologica (vaccini inclusi).
2. segnalare tutte le ADR inerenti vaccini e farmaci sottoposti a monitoraggio addizionale o farmaci di cui è stata modificata in tempi recenti la scheda tecnica o il foglietto illustrativo compilando e trasmettendo l'apposita scheda al Responsabile di FV della struttura di appartenenza entro 2 giorni, ridotti a 36 ore nel caso di farmaci di origine biologica (vaccini inclusi).

Legge 219/2006: "I medici e gli altri operatori sanitari sono tenuti a segnalare..." La nuova legislazione europea non modifica l'obbligo degli operatori sanitari di segnalare ADR osservate. Anzi invita gli Stati membri a favorire la segnalazione anche da parte dei cittadini in particolare attraverso il web

Cittadini/Pazienti: Sono coinvolti nelle attività di farmacovigilanza attraverso la possibilità di effettuare direttamente la segnalazione di un ADR sospetta ad AIFA. A questo scopo l'AIFA facilita le segnalazioni dei pazienti offrendo loro formati alternativi di moduli di segnalazione, cartaceo o elettronico, oltre alla possibilità di segnalare direttamente nel web.

La **COMMISSIONE EUROPEA** costituisce l'autorità competente per i medicinali autorizzati con Procedura Centralizzata; essa ha il compito di applicare la legislazione, formulare decisioni ed imporre l'attuazione di tali decisioni da parte degli Stati membri e dei titolari di AIC (Autorizzazione Immissione in Commercio);

Le **AGENZIE REGOLATORIE DEGLI STATI MEMBRI** (REFERENCE MEMBER STATE) stabilisce degli standard per la raccolta e successivamente per la valutazione delle reazioni avverse, utilizzando le banche dati nel modo migliore e concordando con competenza ed efficienza la gestione del rischio;

EMA (EUROPEAN MEDICINE AGENCY) è stata istituita con il Regolamento 2309/93 (art.49/63) modificato dal Reg. Decr. n. 726/200; l'EMA è responsabile del coordinamento delle risorse scientifiche messe a sua disposizione dalle Autorità competenti degli Stati Membri per la valutazione e la vigilanza dei medicinali.

Gli organi attraverso cui l'EMA agisce sono:

CHMP (Committee for Proprietary Medicinal Products, comitato per le specialità medicinali): È Organo Tecnico Scientifico, composto dai rappresentanti di ciascuno Stato membro. Il CHMP è responsabile della formulazione di pareri scientifici per conto dell'EMA sulla qualità, la sicurezza e l'efficacia dei prodotti medicinali lungo il loro intero ciclo di vita dai primi stadi di sviluppo; gioca un ruolo fondamentale nelle procedure di commercializzazione di farmaci nella UE.

PRAC (Pharmacovigilance Risk Assessment Committee): copre tutti gli aspetti della gestione dei rischi dell'uso di medicinali per uso umano, anche per quanto riguarda l'individuazione, la valutazione, la riduzione e la comunicazione relative al rischio di reazione avverse in riferimento all'uso terapeutico del medicinale per uso umano. Il PRAC fornisce raccomandazioni al CHMP Tutti gli Stati sono rappresentati (un membro titolare ed un alternate per ogni Stato membro) all'interno di tale Comitato.

SECONDA LA NUOVA DIRETTIVA 1235/2010 abbiamo una nuova definizione di REAZIONE AVVERSA. Prima veniva definita come una reazione nociva e non intenzionale ad un medicinale impiegato alle dosi normalmente somministrate all'uomo a scopi profilattici, diagnostici o terapeutici o per ripristinarne, correggerne o modificarne le funzioni fisiologiche. Oggi secondo questa direttiva viene definita come un effetto nocivo e non voluto conseguente all'uso di un medicinale conformemente alle indicazioni contenute nell'AIC, agli errori terapeutici, agli usi non conformi alle indicazioni contenute nell'AIC incluso il sovradosaggio, l'uso improprio, l'abuso del medicinale, nonché associato all'esposizione per motivi professionali.

In primo luogo, la definizione di reazione avversa viene modificata: il titolare di AIC dovrà registrare non più solo gli effetti nocivi e non voluti conseguenti all'uso di un medicinale utilizzato conformemente alle condizioni contenute nell'autorizzazione all'AIC, ma anche quelli derivanti dall'uso al di fuori di tali condizioni (per esempio, uso *off-label*, sovradosaggio, errori terapeutici, abuso), nonché le reazioni avverse associate all'esposizione al medicinale per motivi professionali.

In tutti i Paesi dell'UE i pazienti sono incoraggiati a segnalare direttamente le sospette reazioni avverse. In Italia, questa modalità è già applicabile dal 2003 mediante modulo cartaceo (Decreto Ministeriale 12 dicembre 2003)[19] e, dal 24 febbraio 2017, anche via web sul sito < https://vigifarmaco.it/ >.

La banca dati Eudravigilance, in cui vengono raccolte le segnalazioni di sospette reazioni avverse provenienti da tutti gli Stati membri europei, viene ulteriormente rafforzata diventando la principale fonte di informazioni di farmacovigilanza. I titolari di AIC, le Autorità degli Stati membri e l'Agenzia devono monitorare i dati contenuti nella banca dati Eudravigilance per valutare sia nuovi rischi che aggiornamenti di reazioni note e, quindi, effettuare l'analisi del segnale e del rapporto beneficio/rischio dei medicinali per cui possiedono la titolarità.

La metodologia per l'identificazione, la convalida e la conferma del segnale è stata definita nel Regolamento di Esecuzione n. 520 del 19 giugno 2012[20], relativo allo svolgimento delle attività di farmacovigilanza previste dal Regolamento n. 726 del Parlamento europeo e del Consiglio del 31 marzo 2004[21] e dalla Direttiva n. 83 del Parlamento europeo e del Consiglio, del 6 novembre 2001[22].

La normativa europea e nazionale, improntata a una maggiore trasparenza e al miglioramento della comunicazione tra le parti, segnalatori compresi, prevede che siano resi pubblicamente disponibili, attraverso il portale web dell'Agenzia:

1) i rapporti di valutazione pubblici, unitamente a una loro sintesi;

2) i Riassunti delle Caratteristiche del Prodotto e Fogli Illustrativi (FI);

3) i riassunti dei piani di gestione del rischio;

4) l'elenco dei medicinali sottoposti a monitoraggio addizionale[23].

I medicinali sottoposti a monitoraggio addizionale includono prodotti che contengono sostanze attive non presenti nei medicinali autorizzati in Europa a partire dal primo gennaio 2011, i biologici e biosimilari,

CHE COSA DEVE ESSERE SEGNALATO

(D.L. 95/2003 ART. 4, COMMA 2 E SUCCESSIVI DECRETI ATTUATIVI)

In base al recepimento del regolamento Europeo 2012 devono essere segnalate tutte le reazioni avverse inerenti all'uso di un farmaco incluse quelle correlate ad Interazioni (almeno due farmaci sospetti), ad Abuso, ad Esposizione professionale, a Sovradosaggio o ad Errore terapeutico. Devono dunque essere segnalate tutte le sospette ADR Gravi, Non Gravi, Note e/o Non Note da:

- farmaci già in commercio;
- medicinali soggetti a monitoraggio addizionale;
- Vaccini

MEDICINALI SOGGETTI A MONITORAGGIO ADDIZIONALE

In collaborazione con gli Stati membri l'EMA redige, conserva e pubblica un elenco dei medicinali che sono

soggetti a monitoraggio addizionale presente sul sito dell'agenzia del farmaco

Detto elenco contiene il nome e le sostanze attive di:

- medicinali contenenti nuove sostanze attive autorizzate in Europa dopo il 1 Gennaio 2011;
- medicinali biologici (quali i vaccini e i derivati del plasma) e biosimilari per i quali i dati di esperienza post commercializzazione sono limitati;
- prodotti la cui autorizzazione è subordinata a particolari condizioni (è il caso in cui l'Azienda è tenuta a fornire ulteriori dati) o autorizzati in circostanze eccezionali (quando sussiste una specifica motivazione per cui l'Azienda non può fornire un set esaustivo di dati);
- medicinali soggetti a studi sulla sicurezza dopo la concessione dell'Autorizzazione all'Immissione in Commercio (risultati sull'uso a lungo termine o su reazioni avverse rare riscontrate nel corso della sperimentazione clinica).

I medicinali restano soggetti a monitoraggio addizionale per un periodo di cinque anni o fino a quando non sono state osservate le condizioni che hanno portato a richiedere il monitoraggio addizionale. Tuttavia, la Commissione o la competente autorità nazionale, se del caso, previa raccomandazione del comitato di valutazione dei rischi per la farmacovigilanza (PRAC), può prorogare detta scadenza.

Per i medicinali compresi in tale elenco, il riassunto delle caratteristiche del prodotto e il foglietto illustrativo contengono la dicitura **"Medicinale sottoposto a monitoraggio addizionale"**. Tale dicitura è preceduta da un simbolo nero, un triangolo equilatero rovesciato, insieme ad una dicitura standard per informare pazienti e operatori sanitari che il farmaco in questione è soggetto a monitoraggio addizionale.

CHE COSA NON DEVE ESSERE SEGNALATO?

Le modalità di segnalazione indicate dai decreti 95/2003 e 219/2006 non si applicano alle segnalazioni di reazioni avverse verificatesi in corso di sperimentazione clinica (la farmacovigilanza per la sperimentazione clinica segue una procedura a sé).

COME DEVE ESSERE SEGNALATA UNA ADR

Una ADR deve essere segnalata utilizzando l'apposita scheda unica di segnalazione di sospetta reazione avversa (ADR) per farmaci e vaccini da compilarsi nel modo più esauriente possibile, tale che: siano seguite le linee guida riportate nella guida per la compilazione; siano apportate tutte le informazioni necessarie per la valutazione del nesso di causalità tra farmaco e reazione.

I dati relativi alla segnalazione di una ADR inseriti nella rete della RNF contengono:

- Informazioni riguardo al paziente;
- Codifica ADR (**MedDra**);
- Indicazione delle/dei Specialità Medicinali/Principi Attivi sospetti*
- Indicazione delle/dei Specialità Medicinali/Principi Attivi (omeopatici, integratori alimentari, erbe medicinali) concomitanti;
- Condizioni concomitanti e predisponenti cioè se il soggetto soffre di un'altra patologia, se assume un altro farmaco

- Dati sul Segnalatore**;
- Follow-up.

Ci sono dei termini medici che vengono ad essere utilizzati. **MedDra** è un acronimo, è un dizionario medico per attività di regolamentazione. I termini medici utilizzati per la descrizione di una reazione e quindi la diagnosi vengono codificati attraverso il MedDra. Riporta la terminologia medica internazionale clinicamente validata usata dalle autorità regolatorie e delle industrie biofarmaceutiche. La terminologia è utilizzata durante tutto il processo regolatorio, dal premarketing al post marketing per l'inserimento e trasferimento dei dati, per la loro analisi e per le presentazioni. Include i segni della reazione, i sintomi, la patologia, le indicazioni terapeutiche, i dati di farmacocinetica, le procedure mediche, l'anamnesi che viene fatta. È stata sviluppata per l'utilizzo da autorità regolatorie e dall'industria farmaceutica nelle seguenti aree di studio: studi clinici, segnalazione spontanea di eventi/reazioni, procedure di immissione in commercio e regolatorie dei farmaci.

COME DEVE ESSERE SEGNALATA UNA ADR

Ad oggi quindi sul portale web dell'AIFA è possibile trovare 2 diverse tipologie di schede:

- il vecchio modello di scheda cartacea istituito dal DM 12/12/2003
- il modello di scheda elettronica predisposto a seguito delle nuove disposizioni normative
- alternativamente, è possibile inserire la segnalazione direttamente online accedendo al sito www.vigifarmaco.it e seguendo la procedura guidata

La **scheda di segnalazione** può essere reperita:

- sul Sito web dell'AIFA (http://www.aifa.gov.it/content/segnalazioni-reazioni-avverse);
- dal Responsabile di Farmacovigilanza della propria struttura di appartenenza;
- dall'Informatore Scientifico del farmaco di qualsiasi azienda farmaceutica.
- la segnalazione può essere direttamente inserita dall'indirizzo www.vigifarmaco.it

CAPITOLO 4
COSMETOVIGILANZA

Per **prodotto cosmetico** si intende "qualsiasi sostanza o miscela destinata ad essere applicata sulle superfici esterne del corpo umano (epidermide, sistema pilifero e capelli, unghie, labbra ed organi genitali esterni) oppure sui denti o sulle mucose della bocca allo scopo, esclusivamente o prevalentemente, di pulirli, profumarli, modificarne l'aspetto, proteggerli o mantenerli in buono stato o correggere gli odori corporei" secondo il Regolamento (CE) n. 1223/2009, articolo 2 nel comma 1a). oggi questa categoria di prodotti viene molto utilizzata, vengono classificati in diverse tipologie di prodotti. Il loro utilizzo maggiore deriva da una maggiore cura di noi stessi.

Questo regolamento mette in evidenza che "una sostanza o miscela destinata ad essere ingerita, inalata, iniettata o impiantata nel corpo umano non è considerata prodotto cosmetico."

'I prodotti cosmetici non hanno finalità terapeutica e non possono vantare attività terapeutica', qualsiasi beneficio di tipo cosmetico che deriva non deve giustificare il rischio per la salute. Devono essere sicuri e prevedibile di uso.

Nonostante i cosmetici devono essere valutati per la loro sicurezza d'uso prima dell'immissione in commercio, tuttavia possono provocare insorgenza di eventi dannosi al nostro organismo e da qui l'esigenza di controllare la sicurezza d'uso anche dopo la loro immissione in commercio e questo lo si fa attraverso due tipi di attività:

- **Cosmetosorveglianza**: è volta a controllare la vendita, la distribuzione dei prodotti cosmetici che possono essere regolari, che non sono conformi alle normative vigenti
- **Cosmetovigilanza**: è la raccolta, il monitoraggio delle segnalazioni di effetti indesiderabili che sono osservati durante e dopo l'utilizzo del prodotto cosmetico.

entrambi hanno un ruolo importante nel salvaguardare la salute pubblica. Il ministero della salute definisce la cosmetovigilanza come l'insieme delle attività per la raccolta, la gestione delle segnalazioni di effetti indesiderabili attribuibili all'uso di un cosmetico con lo scopo di facilitare la sorveglianza post marketing e garantire la tutela della salute dei cittadini.

Per stabilire se un prodotto possa essere considerato un prodotto cosmetico dobbiamo effettuare una valutazione caso per caso, dobbiamo tenere conto di una serie di caratteristiche del prodotto di cui stiamo parlando. I prodotti cosmetici possono comprendere **una serie di categorie** che è riportato nella

ELENCO INDICATIVO DELLE CATEGORIE DI PRODOTTI COSMETICI

Creme, emulsioni, lozioni, gel e oli per la pelle

Maschere di bellezza, fondotinta (liquidi, paste, ciprie), cipria

Talco per il dopo bagno e per l'igiene corporale

Saponi di bellezza, saponi deodoranti, profumi, acque da toeletta ed acqua di Colonia

Preparazioni per bagni e docce (sali, schiume, oli, gel)

Prodotti per la depilazione

Deodoranti e antitraspiranti

Prodotti per la rasatura (creme, schiume, lozioni)

Tinture per capelli, prodotti per l'ondulazione, la stiratura e il fissaggio, prodotti per la messa in piega, prodotti per pulire i capelli (lozioni, polveri, shampoo), prodotti per mantenere i capelli in forma (lozioni, creme, oli), prodotti per l'acconciatura dei capelli (lozioni, lacche, brillantine)

Prodotti per il trucco e lo strucco, prodotti destinati ad essere applicati sulle labbra

Prodotti solari, prodotti autoabbronzanti

Prodotti per l'igiene intima esterna

Prodotti per la cura delle unghie e lacche per le stesse

Prodotti per l'igiene dei denti e della bocca

Prodotti per schiarire la pelle e prodotti antirughe

consideranda 7 del regolamento , disponibile anche sul sito del ministero della salute.

Il prodotto cosmetico deve svolgere le seguenti **funzioni**:

- **funzione igienica**: devono servire a pulire correggere
- **funzione protettiva**: proteggere, mantenere
- **funzione decorativa**: modificare l'aspetto estetico

possono essere costituiti da un singolo principio, quindi da una singola sostanza attiva o da più sostanze attive, oppure sostanze attive con eccipienti. Le **sostanze attive** sono quelle utili per raggiungere uno scopo (emolliente, idratare la pelle). **Eccipienti** cioè sostanze che trasportano le sostanze attive nella pelle per donare morbidezza, modificare le caratteristiche del prodotto e quindi renderlo più fluido. **Additivi** che danno caratteristiche particolari al prodotto, quindi la forma se è uno stick, un gel una pasta, la consistenza che può essere liquida o gassosa, il colore, il profumo e conservare.

La **legge di questi prodotti** dice che devono essere accompagnati dal nome cioè la ragione sociale, l'indirizzo della persona responsabile del prodotto, l'origine di questi prodotti, il contenuto, la data limite di utilizzo, le modalità di conservazione, dopo l'apertura quanto tempo può essere utilizzato, le precauzioni per l'impiego, il numero di lotto o il codice che permette di rintracciare il prodotto, l'elenco degli ingredienti, cioè qualsiasi sostanza che è usata nel prodotto durante il processo di fabbricazione e la funzione del prodotto, se si tratta di uno shampoo, di una crema.

Importante è l'**ETICHETTA** che deve riportare una serie di informazioni relative a questo prodotto, informazioni essenziali affinchè si scelga quel prodotto, per la conservazione, per l'uso corretto e questa etichetta è apposta sull'imballaggio primario. L'etichetta deve essere anche esposta sull'imballaggio secondario. I produttori devono riportare in etichetta, in maniera leggibile e indelebile: il nome e l'indirizzo del responsabile dell'immissione sul mercato del prodotto cosmetico, il contenuto nominale al momento del confezionamento ovvero la quantità del prodotto presente, il numero di lotto di fabbricazione, il paese di origine e la funzione del prodotto nella lingua ufficiale dello stato in cui il prodotto è stato commercializzato per garantire un acquisto consapevole. Sono indicate anche le precauzioni pe l'impiego e la data entro cui il prodotto può essere utilizzato. PAO indica il periodo dopo l'apertura, una volta aperto quanto tempo può essere utilizzato senza avere effetti nocivi per il consumatore.

ELENCO DEGLI INGREDIENTI GUIDA INCI

Per l'indicazione degli ingredienti viene utilizzata una nomenclatura valida per tutti i paesi europei, le sostanze naturali come estratti vegetali possono essere indicate con il nome latino della pianta da cui provengono, mentre le sostanze ottenute attraverso dei processi chimici come emulsionanti, siliconi sono indicati con una terminologia in inglese. Nel caso in cui sono presenti dei coloranti si usa la sigla CI (color index) seguita da un codice numerico di 5 cifre. Contiene anche delle indicazioni di quelle sostanze che potrebbero indurre allergie, il produttore del cosmetico può, per motivi di riservatezza commerciale, chiedere alle autorità competenti di non riportare uno o più ingredienti in questo elenco che invece deve comparire sul contenitore o sull'imballaggio esterno; quindi, la denominazione dell'ingrediente viene sostituita da un numero di registrazione che indica la riservatezza del prodotto. Questi codici sono importanti, perché un aspetto importante è il concetto di contraffazione, esiste un mercato illegale dei cosmetici, i prodotti contraffatti non sono conformi alla normativa cioè sono presenti degli ingredienti vietati o in concentrazioni differenti, maggiori di quelle che sono le concentrazioni normalmente ammesse, e quindi c'è un maggiore rischio di effetti collaterali così come ci possono essere contaminazioni batteriche o da funghi se gli ambienti dove si effettuano questi processi produttivi non sono idonei dal punto di vista igienico sanitari, eventuale presenza in maniera illegale di metalli pesanti per esempio nichel, piombo, cromo, metalli vietati dalla legislazione europea e molto spesso nei prodotti contraffatti, soprattutto nei rossetti che provengono dalla cina o turchia, ci sono tracce di metalli, quindi possono provocare dei danni, si possono manifestare dermatiti, allergie, danni ancora più gravi.

 ★ Vieta la sperimentazione sugli animali (DAL D.Lg.2013).

 Indica il numero del lotto di fabbricazione.

 Indica il contenuto della massa o volume presente, stampato sulla confezione dei cosmetici in vendita nell'Unione Europea.

 Indica la data di durata minima o il termine massimo di utilizzo.

 Vieta di gettare il prodotto nell'ambiente dopo l'uso e indica di smaltirlo (eliminarlo) correttamente.

 PAO (period after opening): indica il periodo di mantenimento del prodotto dopo l'apertura.

 Simbolo universale del riutilizzo/recupero; indica che i materiali da cui è formato il prodotto sono riciclabili.
Le 3 frecce indicano fasi di riciclo:
> la raccolta differenziata in base al tipo di materiale;
> il riutilizzo come nuova materia prima;
> l'uso del nuovo oggetto riciclato.

 Indica di vedere il foglio aggiuntivo per le informazioni sul prodotto.

 "Green Dot", o Punto Verde, indica il recupero e/o riciclaggio degli imballaggi.

POTENZIALI RISCHI ASSOCIATI ALL'UTILIZZO DEI COSMETICI

L'esigenza di una vigilanza di questi prodotti cresce perché cresce l'utilizzo dei prodotti cosmetici da parte di una popolazione sempre più ampia, quindi comprende tutte le fasce di età, nonché il personale professionalmente esposto. Reazioni locali si manifestano sulla cute, nella sede di applicazione del cosmetico o zona adiacente al sito di applicazione del cosmetico: dermatite da contatto (irritativa o allergica), dermatite occupazionale, fotodermatite da contatto, orticaria da contatto, alterazione della pigmentazione, acne cosmetica, danni al cuoio capelluto ed alla struttura del capello, dell'alterazione delle unghie;

- reazioni a livello della mucosa orale o oculare;

- reazioni generalizzate intesi come effetti sistemici dovuti all'assorbimento percutaneo del cosmetico, alla sua inalazione o assunzione orale accidentali (ad esempio da formulazioni spray o prodotti per l'igiene orale, rossetti, etc.) che si possono manifestare come cefalea, vomito e diarrea, rinite, difficoltà nella deglutizione, asma bronchiale e shock anafilattico

Le cause di possibili effetti associati all'utilizzo di prodotti cosmetici riguardano la presenza di impurezze, alterazione del prodotto stesso perché non si sono rispettate le buone norme di conservazione, oppure interazioni, uso contemporaneo di altri prodotti che possono interagire con il cosmetico stesso, un abuso, un uso improprio, o applicato in una sede sbagliata, i fattori genetici predisponenti del soggetto, fattori costituzionali, un'intolleranza, senbilizzazione allergica.

ASPETTI NORMATIVI DEI COSMETICI: IL REGOLAMENTO (CE) n. 1223/2009

Il 22 dicembre 2009 è stato pubblicato sulla Gazzetta Ufficiale dell'Unione Europea (UE) (L342/59) il Regolamento (CE) n. 1223/2009 del Parlamento Europeo e del Consiglio del 30 novembre 2009 sui prodotti cosmetici, che si applica nella sua completezza dall'11 luglio 2013, sostituendo così la precedente legislazione, la Direttiva Europea sui Cosmetici 76/768/CE , recepita in Italia con la Legge 713/86. La scelta di emanare un Regolamento nasce dal fatto che un Regolamento, a differenza di una Direttiva, risulta obbligatorio in tutti i suoi elementi e direttamente applicabile in ciascuno degli Stati membri, armonizzando in tal modo le regole all'interno del mercato europeo e garantendo, contemporaneamente, un elevato livello di tutela della salute.

Regolamento: atto legislativo vincolante. Deve essere applicato in tutti i suoi elementi nell'intera Unione europea. Esso è obbligatorio in tutti i suoi elementi ed è direttamente applicabile in ciascuno degli Stati membri dell'Unione europea

Direttiva: atto legislativo vincolante ed obbligatorio in tutti i suoi elementi, che stabilisce un obiettivo che tutti i Paesi dell'UE devono realizzare. Ciascun Paese può però decidere come procedere, attraverso la trasposizione in una legge nazionale, che può differire da Stato a Stato nei mezzi applicati per raggiungere l'obiettivo fissato.

Un aspetto importante e innovativo del regolamento CE riguarda la particolare attenzione riservata ad alcuni temi, tra cui:

- obbligo di identificare una persona responsabile ben precisa per ogni prodotto cosmetico immesso sul mercato
- individuazione degli obblighi sia della persona responsabile sia del distributore
- stabilire il rispetto delle norme di buona fabbricazione, per garantire prodotti cosmetici sicuri sul mercato
- sottolinea la responsabilità della persona responsabile di tenere ad immediata disposizione dell'autorità competente di ogni stato membro dell'unione europea la documentazione informativa sul prodotto
- obbligo di notifica alla commissione europea di determinate informazioni riguardanti il prodotto cosmetico da immettere sul mercato, facendo ricorso ad un'interfaccia elettronica
- definizione delle norme adeguate per i nano materiali, il cui uso è in continuo aumento nei prodotti cosmetici
- definizione di nuove enorme in merito alle sostanze classificate come cancerogene, mutagene o tossiche per la riproduzione che rientrano nelle categorie 1A,1B e 2
- definire un sistema di comunicazione tra tutti gli stakeholder degli effetti indesiderabili gravi (cosmetovigilanza)

gli stati membri vigilano facendo riferimento a quelle che sono le buone pratiche di fabbricazione.

Questo regolamento è strutturato in 71 **consideranda iniziali** a cui seguono 10 capi comprendenti 40 articoli e 10 allegati. Il capo 1 si occupa degli obiettivi, delle definizioni, il capo 2 della sicurezza, obblighi delle persone responsabili, obblighi dei distributori. Il capo 3 si occupa della valutazione della sicurezza, documentazione informativa sul prodotto. Il capo 4 restrizioni applicabili a determinate sostanze, l'elenco di materiali, nano materiali, tracce di sostanze vietate, sostanze classificate come cancerogene, mutagene, il capo 5 la sperimentazione sugli animali, capo 6 informazione sul consumatore, capo 7 la sorveglia nel mercato, l'informazione sugli effetti indesiderabili, capo 8 la non conformità sia da parte delle persone responsabili sia del distributore, capo 9 cooperazione amministrativa tra le autorità competenti e capo 10 misure di attuazione, disposizioni finali, relazioni che vengono effettuate.

Il Regolamento, inoltre, è corredato di 10 Allegati, come di seguito riportato:
- **ALLEGATO I "Relazione sulla sicurezza del prodotto cosmetico"** (*Parte A*-Informazioni sulla sicurezza del prodotto cosmetico; *Parte B*-Valutazione della sicurezza dei prodotti cosmetici);
- **ALLEGATO II "Elenco delle sostanze vietate nei prodotti cosmetici"**;
- **ALLEGATO III "Elenco delle sostanze il cui uso è vietato nei prodotti cosmetici, salvo entro determinati limiti"**;
- **ALLEGATO IV "Elenco dei coloranti che possono essere contenuti nei prodotti cosmetici"**;
- **ALLEGATO V "Elenco dei conservanti autorizzati nei prodotti cosmetici"**;
- **ALLEGATO VI "Elenco dei filtri UV autorizzati nei prodotti cosmetici"**;
- **ALLEGATO VII "Simboli impiegati sull'imballaggio/sul recipiente"**;
- **ALLEGATO VIII "Elenco dei metodi convalidati alternativi alla sperimentazione animale"**;
- **ALLEGATO IX** *Parte A* (Direttiva abrogata e sue modifiche successive); *Parte B* (Elenco dei termini di recepimento nel diritto nazionale e di applicazione);
- **ALLEGATO X "Tavola di concordanza"**.

Con l'entrata in vigore di questo regolamento sono state definite le disposizioni sulla cosmetovigilanza che sono ben identificate nel capo 7. "La **sorveglianza** è l'insieme delle attività di controllo svolte dalle Autorità competenti nazionali, che vigilano sul rispetto del Regolamento, attraverso controlli all'interno del mercato al fine di individuare la presenza di cosmetici irregolari, cioè non conformi alla normativa vigente."

LA SICUREZZA DEI PRODOTTI COSMETICI

L'attività di sorveglianza, in Europa, è svolta dalle Autorità nazionali. Uno strumento messo a disposizione delle Autorità di sorveglianza degli Stati membri dalla Commissione europea per le attività di sorveglianza e analisi del mercato è il Portale CPNP (Cosmetics Product Notification Portal), che è il sistema di notifica online dei prodotti cosmetici immessi sul mercato. Uno strumento già in atto prima dell'uscita del Regolamento è, invece, la **Piattaforma RAPEX** (Rapid Alert System for non-food consumer products, cioè Sistema d'allerta rapido per prodotti di consumo non alimentari e non medicinali), istituita con la Direttiva 2001/95/CE, che consiste in uno specifico sistema di scambio d'informazioni, in situazioni d'emergenza, tra gli Stati Membri dell'UE e la Commissione Europea, riguardo a prodotti, tra cui anche i cosmetici, che rappresentano un rischio grave ed immediato per la salute e la sicurezza dei consumatori. - Nell'ambito della sorveglianza del mercato, inoltre, con la Direttiva sui cosmetici 76/768/ CE [24] e la Direttiva 2001/95/CE relativa alla sicurezza generale dei prodotti [28]), è stata istituita la Platform of European Market Surveillance Authorities for Cosmetics (PEMSAC) cioè Piattaforma delle Autorità addette alla sorveglianza sul mercato europeo dei prodotti cosmetici. Il regolamento di occupa del problema della **contraffazione**, il quale riporta che il settore europeo dei cosmetici è una delle attività industriali vittime della contraffazione con rischi sempre maggiori per la salute umana. Gli stati membri dovrebbero prestare attenzione alla applicazione della legislazione comunitaria orizzontale e delle misure riguardanti i prodotti contraffatti nel settore dei prodotti cosmetici. Controlli all'interno del mercato rappresentano uno strumento efficiente per l'identificazione dei prodotti che non sono conformi ai requisiti del presente regolamento. **L'articolo 23** del regolamento si occupa degli effetti indesiderabili gravi e quindi della cosmetovigilanza.

GESTIONE DEGLI EFFETTI INDESIDERABILI GRAVI

Nell'articolo 23 sono riportate una sorta di linee guida per la comunicazione di questi eventi indesiderabili, cioè descrivono le modalità di segnalazione degli eventi. Gli **effetti indesiderabili** sono delle reazioni avverse per la salute umana derivanti dall'uso normale o ragionevolmente prevedibile di un prodotto cosmetico. Gli **effetti indesiderabili gravi** sono quelli che inducono una incapacità funzionale temporanea o permanente, che impatta sulla qualità della vita, oppure rende difficile al consumatore di svolgere le sue normali attività occupazionali e lavorative. Inducono disabilità, ospedalizzazione, anomalie congenite, rischi mortali immediati o decessi.

COME DEVONO ESSERE COMPILATE LE SCHEDE PER LE SEGNALAZIONI

Le linee guida raccomandano di utilizzare, a seconda del caso, una delle 3 schede chiamate **FORM A, FORM B, FORM C**. in particolare il **FORM A** è la scheda di notifica che deve essere utilizzata dalla persona responsabile o dal distributore, per segnalare effetti collaterali gravi. Questa scheda compilata deve essere inviata entro 20gg all'autorità nazionale competente che in italia è rappresentato dal ministero della salute. Il **FORM B** è la scheda di trasmissione che fornisce una sintesi o una panoramica del caso e che l'autorità nazionale competente invia in allegato al FORM A per trasmettere le informazioni all'autorità nazionali competenti degli altri stati membri entro 20gg e alla persona responsabile se la notifica iniziale proviene anche dal distributore. Il **FORM C** è la scheda che deve essere utilizzata dalle autorità nazionale competente per trasmettere questi eventi indesiderati gravi comunicati dai professionisti del settore sanitario, dagli stessi utilizzatori che possono essere consumatori, operatori cosmetici, agli altri stati membri e alla persona responsabile.

In queste linee guida è anche riportata la procedura standardizzata per la valutazione del **nesso di casualità** che è definita come un'analisi della relazione causale, al fine di determinare la probabilità che un evento indesiderato grave sia imputabile a un prodotto usato da un utilizzatore finale. Questa valutazione del nesso di casualità descritto nell'allegato 1 delle linee guida, prevede la valutazione di criteri cronologici, cioè quella sequenza temporale tra l'uso del cosmetico e il manifestarsi del presunto effetto indesiderato grave. Questi criteri che possono essere criteri cronologici o criteri segnologici, cioè la sintomatologia, o esaminare l'esposizione al farmaco, possono essere rappresentati in una tabella decisionale oppure con un albero decisionale che producono **5 livelli di causalità**, che può essere la probabile, molto probabile, non chiaramente attribuibile, improbabile, escluso. Questo sottolinea l'importanza dello scambio di informazioni tra la persona responsabile, il distributore, l'autorità competente, l'utilizzatore finale.

Il **MINISTERO DELLA SALUTE** è stato designato come l'autorità competente in maniera di cosmetici dalla legge europea del 2013 che è una sorta di attuazione del regolamento 1223/2009 del parlamento europeo. Il ministero della salute deve provvedere a tutti gli adempimenti previsti da questo regolamento. In italia, il ministero della salute è l'autorità competente che si occupa della cosmetovigilanza. Il ministero della salute, in accordo con le disposizioni del regolamenti, ha messo a disposizione sul portare la scheda di segnalazione nazionale per la segnalazione da parte sia dei consumatori che operatori cosmetici degli eventi indesiderati gravi. Ci sono delle linee guida per la compilazione di queste schede di segnalazione. La scheda di segnalazione è composta in 7 sezioni. Il primo campo riguarda il segnalatore che deve compilare la scheda se è un consumatore, un professionista sanitario. Il campo 2 deve essere compilato dall'utilizzatore del prodotto, il campo 3 il prodotto cosmetico con il nome per esteso, l'azienda, il numero di lotto, l'utilizzo del prodotto, la frequenza di utilizzo, il campo 4 la descrizione dell'effetto indesiderabile grave e non grave, il campo 5 riguarda la gravità dell'effetto indesiderabile, la sezione 6 riguarda l'esito, la sezione 7 sono le informazioni aggiuntive, sezione riservata ad eventuali commenti, firma del segnalatore, se ci sono dei cercati medici essi devono essere inviati come allegati.

CAPITOLO 5
IL SISTEMA EUROPEO DI FARMACOVIGILANZA

A livello europeo è un'attività continua, si va dal **premarketing**, cioè alla pianificazione del rischio per minimizzare il rischio, al **postmarketing**, in cui si verificano le reazioni avverse e dobbiamo identificarle, segnalarle, fornire delle evidenze e qui il concetto di nesso causalità per intervenire con delle azioni regolatorie. È importante la comunicazione per effettuare delle efficaci misure di prevenzione e l'importanza delle informazioni. Oggi la farmacovigilanza è integrata nell'intero ciclo di vita di un farmaco e, nei paesi dell'UE, si identifica come un'attività continua, che va dalla pianificazione delle attività di gestione dei rischi durante la fase di premarketing fino alle ispezioni e al capacity building della fase postmarketing. Questo sistema europeo deve da una parte promuovere, dall'altro proteggere. Deve soddisfare le esigenze mediche che normalmente non sono soddisfatte, deve pianificare la generazione di prove attraverso il ciclo di vita del farmaco stesso, deve pianificare la gestione ottimale del rischio al momento dell'autorizzazione, deve promuovere solidi sistemi di farmacovigilanza che deve sopportare, supportare la decisione all'autorizzazione. Deve fornire un monitoraggio continuo per tutti i problemi di sicurezza, problemi decisionali, tutte le azioni devono essere efficaci per ridurre al minimo il rischio e tutto questo si deve concentrare sul paziente, bisogna utilizzare le evidenze scientifiche migliori e quindi torna il concetto di trasparenza, di sfruttamento della tecnologia. Bisogna studiare il profilo beneficio/rischio, cioè pianificare la gestione del rischio attraverso il ciclo della vita del prodotto.

AGENZIA EUROPEA DEI MEDICINALI

L'EMA è una agenzia decentrata dell'Unione europea (UE), la cui sede è stata per alcuni anni a Londra, ed è, a seguito della Brexit, in corso di trasferimento ad Amsterdam. Dal 1995, l'anno di fondazione, l'agenzia è stata denominata European Medicines Evaluation Agency (EMEA), poi modificata nel dicembre 2009 in European Medicines Agency (EMA), a cui è stata associata anche una nuova identità visiva con un logo che incorpora lo slogan "Scienza, Medicinali, Salute" (Science, Medicines, Health), ossia tre parole che rappresentano l'esperienza, la focalizzazione e gli scopi dell'Agenzia.

Il nuovo nome riflette le ampie responsabilità attribuite all'Agenzia secondo il Regolamento (CE) n. 726 del Parlamento Europeo e del Consiglio del 31 marzo 2004, che vanno oltre la valutazione dei farmaci. Questo Regolamento definisce la struttura e le responsabilità dell'EMA, che risiedono anche nel coordinamento delle risorse scientifiche e regolatorie messe a disposizione dagli Stati Membri per tutte le attività correlate al farmaco con i seguenti obiettivi fondamentali:

- proteggere e promuovere la salute pubblica, mobilitando le migliori risorse scientifiche nell'UE;
- promuovere la salute pubblica attraverso un'efficiente normativa dei farmaci e una migliore informazione per pazienti e operatori sanitari;
- facilitare un veloce accesso ai farmaci e la loro libera circolazione nella UE;
- sviluppare procedure efficienti, efficaci e trasparenti.

L'EMA è un organizzazione di network le cui attività coinvolgono migliaia di esperti in tutta l'europa. Questi esperi svolgono il lavoro dei comitati scientifici dell'EMA. La missione dell'EMA è promuovere l'eccellenza scientifica nella valutazione e nella supervisione dei medicinali a beneficio della salute pubblica e degli animali nell'unione europea.

RUOLO DELL' EMA

Nel quadro di questi obiettivi il ruolo dell'EMA si concretizza nei seguenti compiti:

- fornire agli Stati Membri e alle istituzioni comunitarie il miglior parere scientifico possibile sulla qualità, sicurezza ed efficacia dei farmaci per uso umano e veterinario;
- predisporre opinioni scientifiche riguardanti la valutazione dei farmaci e trasmettere alla Commissione una raccomandazione sulla loro approvabilità;
- monitorare e valutare la sicurezza dei farmaci in commercio e coordinare i sistemi nazionali di farmacovigilanza;
- valutare la designazione dei farmaci per le malattie rare come farmaci orfani;
- fornire assistenza speciale alle piccole imprese che intendono sviluppare farmaci;
- sviluppare linee guida scientifiche e regolatorie;
- fornire parere scientifico e assistenza sui protocolli per le domande centralizzate e per i farmaci orfani;
- fornire raccomandazioni scientifiche su qualunque problema riguardante i farmaci e la salute pubblica riferiti all'Agenzia dagli Stati Membri, dalla Commissione o da uno sponsor;
- pubblicare i rapporti di valutazione dei farmaci, positivi o negativi;
- coordinare le verifiche di conformità con le GXP (per esempio, GMP, GLP, GCP).

La struttura dell'EMA comprende:

- **un consiglio di amministrazione**, responsabile di budget e pianificazione;

- un **direttore esecutivo**, rappresentante legale dell'Agenzia, responsabile delle sue attività e funzionamento; da esso dipendono anche i settori di servizio legale, i settori dello sviluppo, la valutazione dei farmaci per uso umano, la protezione della salute dei pazienti, prodotti veterinari, l'informazione, la tecnologia, la comunicazione

- **uno staff** che fornisce supporto scientifico e amministrativo ai comitati scientifici e assicura il loro coordinamento.

L'EMA dispone di 7 comitati scientifici che si occupano di svolgere le sue valutazioni scientifiche:

- **comitato per i medicinali per uso umano (CHMP)** è un comitato composto da esperti nominati in ogni paese membro, alcuni di questi sono individuati dall'agenzia e del responsabile per la preparazione di tutte le opinioni scientifiche dell'EMA, su qualsiasi problema che riguardi solo i farmaci per uso umano

- **comitato per la valutazione dei rischi nell'ambito della farmacovigilanza (PRAC)** è un comitato istituito nel 2012 ed è responsabile della valutazione di tutti gli aspetti di gestione del rischio dei medicinali per uso umano. È costituito da 2 membri nominati dalla commissione che si consulta con il parlamento europeo. Devono essere di rappresentanza della commissione medica

- **comitato per i medicinali veterinari (CVMP)** composto da esperti nominati da ogni paese membro e da altri 5 membri individuati dalla commissione europea o dall'agenzia per i farmaci veterinari

- **comitato per i medicinali orfani (COMP),** responsabile per la revisione delle domande di designazione di farmaco orfano, per fornire anche una consulenza alla commissione sulla politica di questi farmaci. è composto da un membro nominato da ciascun stato membro, 3 membri nominati dalla commissione che devono rappresentare l'organizzazione dei pazienti e poi abbiamo altri 3 membri nominati dalla commissione in base alla raccomandazione dell'agenzia.

- **comitato per i medicinali vegetali (HMPC):** è responsabile per esprimersi scientificamente sui prodotti di origine vegetale, responsabile della valutazione di eventuali registrazioni di questi prodotti naturali, responsabile per la preparazione delle monografie della farmacopea europea- è composto da esperti nominati per ogni paese membro e da membri individuati nella commissione europea e agenzia.

- **comitato per le terapie avanzate (CAT):** responsabile per la preparazione di questi prodotti, si tratta di un comitato multidisciplinare che deve unire le migliori competenze europee nel campo
- **comitato pediatrico (PDCO):** responsabile della valutazione dei piani di ricerca in campo pediatrico, c'è un membro nominato da ciascun stato membro e 3 membri nominati dalla commissione che rappresentano l'organizzazione dei pazienti e 3 membri nominati dalla commissione per rappresentare gli operatori sanitari

I comitati scientifici si avvalgono della collaborazione di gruppi di lavoro (Working Parties) permanenti o temporanei e di circa quattromilacinquecento esperti designati attraverso le autorità nazionali. A queste strutture si aggiungono i **SAGs** (Scientific Advisory Groups) chiamati a fornire una consulenza clinica in oncologia, diagnostica, infettivologia, cardiologia, neurologia, neuropsichiatria, endocrinologia/diabete. Dei SAGs fanno parte esperti selezionati dalla lista europea. Al fine di promuovere la ricerca innovativa dello sviluppo dei farmaci, l'EMA ha creato una task force che è un gruppo multidisciplinare che include diverse competenze scientifiche sia regolatorie che legali in modo da assicurare il coordinamento in aree di tecnologie emergenti come farmacogenomica, nanotecnologie.

PHARMACOVIGILANCE RISK ASSESSMENT COMMITTEE (PRAC)

E' stato istituito all'interno dell'EMA il "Comitato di valutazione dei rischi per la farmacovigilanza" (**PRAC**), a cui partecipano:

- tutti gli Stati membri mediante un rappresentante;
- scientific experts;
- i rappresentanti dei pazienti e degli operatori sanitari.

Il PRAC è responsabile di monitorare costantemente la sicurezza dei medicinali e fornisce raccomandazioni al Comitato per i Medicinali per Uso Umano (Committee for Medicinal Products for Human Use - CHMP) e al Gruppo di Coordinamento (Coordination group for Mutual recognition and Decentralised procedures – human - CMDh) su qualsiasi situazione emergente in Farmacovigilanza e in relazione ai sistemi di gestione dei rischi monitorandone l'efficacia. Il CHMP è in collegamento con la commissione europea, il CMDh è in collegamento con gli stati membri dell'unione europeo.

COMPOSIZIONE DEL PRAC

È stato istituito dall'EMA in linea con la legislazione sulla farmacovigilanza che è entrata in vigore nel 2012. È responsabile della valutazione e del monitoraggio della sicurezza dei medicinali per uso umano in tutta l'europa. È composto da:

- un presidente e un vicepresidente, eletti dai membri del PRAC
- un membro effettivo e un membro supplente nominati da ciascuno Degli Stati membri dell'unione europea
- un membro effettivo e un membro supplente nominati da ciascuno degli Stati SEE-EFTA.
- sei membri nominati dalla commissione europea, tra persone a elevate competente, individuate sulla base di un invito pubblico a manifestare interesse
- un membro effettivo e un membro supplente nominati dalla commissione europea sulla base di un invito pubblico a manifestare interesse previa consultazione con il Parlamento europeo in qualità di rappresentanti degli operatori sanitari

- un membro effettivo e un membro supplente nominati dalla commissione europea sulla base di un invito pubblico manifestare interesse previa consultazione del Parlamento europeo in qualità di rappresentanti dei pazienti

tutti i membri del PRAC sono nominati in base alla loro competenza pertinente in materia di farmacovigilanza e valutazione del rischio dei medicinali per uso umano.

Il **PRAC** è responsabile della valutazione di tutti gli aspetti riguardanti la gestione del rischio dei farmaci per uso umano. Questi includono il riconoscimento, la valutazione, la riduzione e la comunicazione riguardo al rischio di reazioni avverse, tenendo presente l'effetto terapeutico dei farmaci.

- Il **Comitato** ha anche la responsabilità per il disegno e la valutazione degli studi di sicurezza post autorizzazione e un'attività di audit sulla farmacovigilanza. La principale responsabilità del PRAC è preparare le raccomandazioni su ogni problema legato alle attività di farmacovigilanza dei farmaci a uso umano e sui sistemi di gestione del rischio, incluso il monitoraggio dell'efficienza dei sistemi stessi.

- Secondo la procedura di registrazione, il PRAC di solito fornisce queste raccomandazioni alla Commissione per i farmaci a uso umano (CHMP), al Coordinamento per la procedura del mutuo riconoscimento e decentralizzata per i farmaci a uso umano (CMDh), alla segreteria dell'EMA, all'amministrazione e alla Commissione Europea a seconda dei casi.

Tutti questi aspetti della gestione del rischio delle reazioni avverse derivanti dall'uso del medicinale comprendenti: rilevamento, valutazione, minimizzazione, comunicazione.

CHE RACCOMANDAZIONI ADOTTA IL PRAC?

Segnali di sicurezza dei farmaci, valutazione dei segnali e raccomandazioni per azioni successive. Azioni regolatorie su problematiche riguardanti il rapporto beneficio/rischio-PSURs- referrals. Farmacovigilanza proattiva-raccomandazioni su piani di gestione del rischio-studi post autorizzativi. Attività riguardanti la trasparenza e la comunicazione.

Il **PRAC** può essere coinvolto in diverse procedure:

- valutazione delle segnalazioni riguardo a farmaci commercializzati nell'UE;
- procedura di invio (referral), che è una procedura usata per risolvere problemi come le preoccupazioni riguardo alla sicurezza o al rapporto benefici-rischi di un farmaco o di una classe di farmaci;
- valutazione dei piani di gestione del rischio (RMP) dei farmaci; il PRAC deve descrivere in maniera dettagliata le attività, gli interventi rivisti per identificare, caratterizzare, ridurre al minimo di rischi legati ai farmaci e a livello europeo le aziende devono sottoporre all'EMA questo piano RMP, al momento in cui c'è la richiesta di un'autorizzazione al commercio.
- valutazione dei protocolli degli studi osservazionali di sicurezza e report degli studi;
- valutazione dello PSUR (il report periodico di aggiornamento sulla sicurezza) nel quale almeno una delle autorizzazioni alla commercializzazione è stata data con la procedura centralizzata; gli PSUR sono documenti di farmacovigilanza che mirano a fornire una valutazione da parte dell'azienda farmaceutica che ha ottenuto l'autorizzazione alla commercializzazione, anche il rapporto rischio/beneficio di un farmaco nella fase di post commercializzazione.
- Ispezioni

RAPPORTO PERIODICO DI AGGIORNAMENTO SULLA SICUREZZA (PSUR)

Il rapporto periodico di aggiornamento sulla sicurezza (Periodic Safety Update Report – PSUR) è un documento che i titolari AIC sono tenuti a presentare alle Agenzie Regolatorie a determinati intervalli di tempo, in seguito all'autorizzazione in commercio di un medicinale.

Lo PSUR, come riportato dal Regolamento di esecuzione n. 520 della Commissione del 19 giugno 2012, è un importante strumento per monitorare l'evoluzione del profilo di sicurezza di un medicinale dopo la sua immissione in commercio nell'UE. Nello PSUR sono riassunti i dati sui rischi e benefici e i risultati di tutti gli studi effettuati con il medicinale, relativamente agli usi autorizzati e non autorizzati. Lo scopo di uno PSUR è presentare un'analisi completa, concisa e critica del rapporto rischio/beneficio del medicinale, tenendo conto delle informazioni nuove o emergenti nel contesto delle specifiche evidenze aggiuntive. Il format del documento deve comprendere tutti i dati disponibili sulle informazioni che sono emerse dall'ultimo rapporto presentato, cioè questo rapporto deve essere costantemente aggiornato perché le stesse agenzie regolatorie possono richiedere in qualsiasi momento la presentazione del documento.

Nello PSUR, oltre alle informazioni relative allo status mondiale di autorizzazione del medicinale, alle eventuali misure di sicurezza poste in atto, alla stima della popolazione che utilizza il prodotto, devono essere riportati anche:

- i dati di sintesi degli studi interventistici e non interventistici eseguiti,
- i dati tratti dalla letteratura,
- i dati non clinici,
- la valutazione dei segnali,
- la valutazione dei benefici,
- l'analisi integrata del beneficio/rischio.

Sulla base della valutazione dei dati cumulativi di sicurezza, il titolare AIC deve trarre conclusioni e proporre azioni come, per esempio, la necessità di modificare le informazioni sul prodotto.

Il titolare AIC, salvo una richiesta delle autorità competenti, prepara un singolo PSUR per tutti i medicinali contenenti lo stesso principio attivo con le annesse informazioni riguardo tutte le indicazioni autorizzate, la via di somministrazione, le forme e i regimi di dosaggio, indipendentemente dal fatto che siano autorizzati in base a nomi e attraverso procedure separate. Perché **L'EMA** utilizza le informazioni per determinare se vi sono nuovi rischi identificati per un medicinale o se il bilancio di benefici e rischi è cambiato. Può quindi decidere se effettuare ulteriori indagini o intraprendere azioni per proteggere il pubblico dai rischi identificati, come per esempio l'aggiornamento delle informazioni fornite agli operatori sanitari e ai pazienti o l'attuazione di altre misure diminimizzazione del rischio.

Gli **PSUR** devono essere presentati ogni sei mesi nei primi due anni dopo il rilascio AIC, ogni anno nei successivi due anni e poi ogni tre anni, o in base alla frequenza di presentazione prevista dall'elenco delle date di riferimento dell'Unione europea, l'EURD list.

L'EURD list, aggiornata su base mensile e preparata dal Commissione per i farmaci a uso umano (CHMP) e dal Gruppo di Coordinamento (CMDh) previa consultazione con il PRAC, è un elenco completo di sostanze attive e combinazioni di principi attivi contenuti in medicinali soggetti a diverse AIC che reca la frequenza di presentazione dello PSUR, le date di riferimento per la presentazione e le Date Lock Point (DLP) per i successivi report.

TEMPISTICHE E ATTIVITÀ DI VALUTAZIONE DELLO PSUR	
GIORNO	**AZIONE**
Giorno 0	Inizio della procedura.
Giorno 50	Preparazione di un report di valutazione preliminare da parte del *rapporteur* del PRAC o del *Lead Member State* e condivisione con i membri del PRAC e con il titolare AIC.
Giorno 90	Ricezione di commenti da parte del titolare AIC e degli altri membri del PRAC sul report preliminare.
Giorno 105	Aggiornamento del report di valutazione da parte del *rapporteur* del PRAC o del *Lead Member State* e presentazione al primo meeting del PRAC.
Giorno 120	Nel caso in cui il PRAC adotti una raccomandazione sul mantenimento dell'autorizzazione all'immissione in commercio, tale raccomandazione non viene trasmessa al CHMP o al CMDh e la procedura termina con l'adozione della raccomandazione del PRAC. Nel caso in cui il PRAC raccomandi qualsiasi azione regolatoria, ovvero variazione, sospensione o revoca dell'autorizzazione all'immissione in commercio, la raccomandazione del PRAC sarà trasmessa al CHMP se include almeno un prodotto con AIC centralizzata (CAP) o al CMDh se include solo i prodotti con AIC nazionale ovvero MRP/DP (NAP).
Giorno 134	In seguito all' opinione del CHMP, la Commissione Europea adotterà una decisione entro altri sessantasette giorni. Per prodotti con AIC nazionale (MRP/DP), la raccomandazione viene inviata al CMDh per una successiva posizione che sarà implementata direttamente dagli Stati membri dell'UE se c'è un consenso o inviata alla Commissione se presa a maggioranza. Gli Stati membri della UE devono implementare le decisioni entro trenta giorni dalla ricezione della decisione della Commissione.

L'EURD list facilita la gestione delle presentazioni degli PSUR dei medicinali contenenti lo stesso principio attivo o della stessa combinazione di principi attivi. Consente un'unica valutazione degli PSUR per i prodotti contenenti lo stesso principio attivo, anche soggetti a diverse autorizzazioni all'immissione in commercio in più di uno Stato membro dell'UE. La valutazione è effettuata dal PRAC o, in caso di prodotti autorizzati a livello nazionale, solo dallo Stato membro capofila designato (Lead Member State). Per la valutazione sono necessari più di 134 gg seguiti da altri gg in cui la commissione europea si unisce per decidere.

L'AIC può essere centralizzata oppure decentrata, se è centralizzata vuol dire che è avvenuta secondo le procedure che coinvolgono tutti i paesi membri dell'unione europea. Se invece questa autorizzazione coinvolge parte di essi viene detta procedura di mutuo riconoscimento oppure procedura decentrata.

LA GESTIONE DEL RISCHIO

Il Piano di Gestione del Rischio (Risk Management Plan, RMP) è un documento complesso e multidisciplinare, con un formato modulare che richiede una vasta quantità di dati che comprendono fasi di sviluppo farmacologico sia pre-cliniche che cliniche

Il concetto di gestione del rischio è basato su tre punti cardine:

• **Individuazione delle criticità** e dei possibili rischi per il soggetto esposto al farmaco (ricordiamo che il rischio non è solo relativo all'assunzione del prodotto medicinale, ma può anche essere correlato all'esposizione professionale);

• **Pianificazione della farmacovigilanza**: una volta individuate le criticità occorre costruire un insieme di azioni volte a controllare il farmaco in modo da poter approfondire la conoscenza dei rischi individuati;

• **Minimizzazione del rischio**: una volta apprese le informazioni relative ai rischi legati ad un determinato prodotto occorre pianificare, in modo molto dettagliato, tutte le azioni che verranno messe in atto per ridurre al minimo il rischio

La gestione del rischio attraversa 5 fasi: identificazione, grazie alla continua raccolta dei dati relativi al prodotto di interesse, il rischio viene identificato, raccolta di nuovi dati e monitoraggio. La fase successiva è l'analisi, cioè il rischio deve essere caratterizzato in modo tale da poter valutare il suo grado di incidenza sul rapporto rischio/beneficio, quindi analisi dei dati contenuti, ovvero caratterizzazione del rischio. Terza fase: valutazione, viene stabilito il rapporto rischio/beneficio e quindi si cercano i metodi per aumentare il beneficio e ridurre il rischio. 4 fase: pianificazione, i metodi individuati nella fase precedente devono essere inseriti in un piano di azioni definite dettagliate. Questo perché ci deve essere poi una realizzazione ovvero vengono attuate tutte le azioni che sono state precedentemente pianificate, questa ultima fase non è conclusiva, bisogna monitorare che effettivamente funziona il piano di minimizzazione del rischio, e ciò può avvenire con una raccolta di dati continuativa nel tempo e periodica.

Il Piano di gestione del rischio (RMP) è un documento strategico che i richiedenti dell'AIC sono tenuti a presentare come parte del dossier autorizzativo e deve includere informazioni sul profilo di sicurezza del medicinale e l'insieme di attività di farmacovigilanza finalizzate ad acquisire una maggiore conoscenza del profilo di sicurezza dello stesso. l'autorizzazione di un medicinale si basa sul fatto che i suoi benefici al momento del rilascio dell'AIC devono superare i rischi, quindi non tutte le reazioni avverse, potenziali, reali sono identificate. L'obiettivo della gestione del rischio è quello di affrontare le incertezze che caratterizzano il profilo di sicurezza del medicinale durante gli stadi del ciclo di vita del prodotto.

Il RMP è un documento dinamico che è aggiornato di continuo non appena nuove informazioni sul prodotto si rendono disponibili. Pertanto, su richiesta di EMA o di un'autorità competente nazionale, le aziende devono presentare un RMP aggiornato ogni qualvolta il sistema di gestione dei rischi viene modificato, soprattutto al ricevimento di nuove informazioni che possono portare a una modifica significativa *del profilo di rischio/beneficio.*

Il piano di gestione dei rischi è costituito dai seguenti moduli:

Parte I	Presentazione dei prodotti			
Parte II	Specifica di sicurezza			
		Modulo SI: Epidemiologia delle indicazioni e popolazioni bersaglio		
		Modulo SII: Parte non clinica della specifica di sicurezza		
		Modulo SIII: Esposizione nelle sperimentazioni cliniche		
		Modulo SIV: Popolazioni non studiate nelle sperimentazioni cliniche		
		Modulo SV: Esperienza post-autorizzazione		
		Modulo SVI: Altri requisiti UE per la specifica di sicurezza		
		Modulo SVII: Rischi noti e potenziali		
		Modulo SVIII: Sommario dei problemi di sicurezza		
Parte III	Piano di farmacovigilanza (compresi gli studi sulla sicurezza post-autorizzazione)			
Parte IV	Piani per gli studi di efficacia post-autorizzazione			
Parte V	Misure di minimizzazione dei rischi (inclusa la valutazione dell'efficacia nelle attività di minimizzazione dei rischi)			
Parte VI	Sommario del piano di gestione dei rischi			
Parte VII	Allegati			

La stesura del RMP deve rispettare un format descritto in dettaglio nelle Linee Guida dedicate dall'EMA. In particolare, **l'Allegato I del Regolamento di esecuzione n. 520 della Commissione del 19 giugno 2012** definisce il formato del piano di gestione del rischio, costituito da sette moduli, mentre le linee guida esplicano come preparare il documento, spiegando per ogni modulo quali informazioni aggiungere

Il Piano di Gestione del Rischio costituisce un documento integrato e modulare, che si rinnova durante tutto il ciclo vitale del farmaco. Il Piano di gestione del Rischio può essere richiesto dalle Autorità Competenti in ogni momento del ciclo vitale del farmaco, sia in fase pre- che post-autorizzativa. Ci sono tuttavia delle situazioni in cui è importante presentarlo:

• al momento della richiesta per una nuova Autorizzazione all'Immissione in Commercio (AIC), specialmente per prodotti che contengono nuovi principi attivi, che sono medicinali biosimilari, medicinali ibridi o generici per i quali sono stati identificati problemi di sicurezza nell'originatore;

• quando è necessario apportare importanti modifiche all'AIC (per esempio quando si cambia la via di somministrazione o il processo di produzione);

• su iniziativa del Titolare di AIC, nel caso in cui identifichi uno o più problemi di sicurezza nel suo prodotto

L'art. 30 del Regolamento di esecuzione n. 520 della Commissione del 19 giugno 2012 sancisce che il RMP debba contenere i seguenti elementi:

a) un'identificazione o una caratterizzazione del profilo di sicurezza del medicinale in questione;
b) un'indicazione di come caratterizzare ulteriormente il profilo di sicurezza del medicinale in questione;
c) eventuali misure di prevenzione o minimizzazione dei rischi associati al medicinale, con una valutazione dell'efficacia di tali interventi;
d) una documentazione degli obblighi post-autorizzazione imposti come condizione dell'autorizzazione all'immissione in commercio.

Il piano di gestione è valutato dalle Agenzie regolatorie e, se si tratta di un medicinale sottoposto a procedura centralizzata, è valutato dal PRAC e approvato dal CHMP prima del rilascio dell'AIC. Tutti questi documenti devono essere accompagnati da un riassunto che è reso pubblico dall'EMA insieme alla relazione di valutazione pubblica europea. Presso l'AIFA è presente un ufficio dedicato alle misure di Gestione del Rischio nell'ambito dell'Area di Farmacovigilanza che svolge queste funzioni:

- l'adozione di misure di minimizzazione del rischio;
- la predisposizione delle relazioni di valutazione del RMP dei medicinali registrati per via nazionale o mutuo riconoscimento o centralizzata

MISURE DI MINIMIZZAZIONE DEL RISCHIO

La minimizzazione del rischio prevede sia misure routinarie, sia misure addizionali che mirano a facilitare il processo decisionale informato per sostenere la minimizzazione del rischio quando si prescrivono, dispensano e/o usano medicinali. Mentre le misure di routine sono applicate a tutti i medicinali, le attività relative alla minimizzazione addizionali del rischio sono specifiche e quindi dovrebbero essere proposte solo quando sono stabilite come condizioni per l'uso sicuro ed efficace del medicinale.

L'EMA, in collaborazione con gli Stati membri dell'UE e tramite il PRAC, monitora l'esito delle misure di minimizzazione del rischio contenute negli RMP. Nello specifico, il PRAC formula raccomandazioni al CHMP o al CMDh per ogni azione normativa necessaria, mentre le autorità nazionali competenti sono responsabili della supervisione a livello nazionale dell'implementazione di ulteriori misure di minimizzazione del rischio imposte come condizione per la commercializzazione di un medicinale nell'UE

La minimizzazione del rischio di routine prevede l'uso dei seguenti strumenti:

- Il riassunto delle caratteristiche del prodotto (RCP), il foglio illustrativo e l'etichettatura, rappresentano dei documenti specifici e in quanto documenti informano non solo il paziente ma anche operatori sanitari. Questi foglietti veicolano gli effetti indesiderati del medicinale in modo tale che visti gli effetti indesiderati si possono prendere delle decisioni informate sul tipo di trattamento. Sono anche scritti gli avvertimenti, le precauzioni, le raccomandazioni, le controindicazioni
- La dimensione e il design della confezione cioè ci sono delle confezioni che contengono un numero preciso di unità posologiche che viene considerata una forma di gestione del rischio di routine, soprattutto nelle preparazioni che vengono prescritte negli anziani.
- Lo stato legale (prescrizione) del prodotto. Il controllo alle quali un medicinale deve essere reso disponibile e quindi ridurre i rischi associati all'utilizzo e eventuale uso improprio del medicinale. Fornisce anche delle altre informazioni sul fatto che quel medicinale è soggetto a prescrizione medica in un ambito specifico come in ospedale, o che riguardano delle specifiche del prescrittore, deve essere prescritto dallo specialista.

La misure di minimizzazione addizionale prevedono l'uso dei seguenti strumenti:

a) **I programmi educazionali** quindi le forme di comunicazione che possono integrare le informazioni presenti nel piano di gestione del rischio, integrare le informazioni del foglietto illustrativo. qualsiasi tipo di materiale educativo ha lo scopo di minimizzare il rischio

b) **Programmi di accesso controllato** per esempio esecuzione di test specifici, di esami di un paziente per controllare il quadro clinico del paziente, per esempio, un elettrocardiogramma prima di un trattamento, dopo un trattamento, esame della funzionalità epatica, del sangue

c) **Altre misure di minimizzazione del rischio**, strumenti educativi rivolti agli educatori sanitari o pazienti per informare sul rischio teratogeno di una sostanza, un seminario, un deplian di guida sulle necessità di utilizzare un metodo di contraccezione, una guida sui diversi tipi di contraccettivo.

d) **Comunicazione diretta agli operatori sanitari** (DHPC)

STUDIO SULLA SICUREZZA POST-AUTORIZZAZIONE (PASS)

Uno **studio sulla sicurezza post-autorizzazione (PASS)** è uno studio (**clinico o non interventistico** comporta la partecipazione di volontari a un esperimento, per esempio questo esperimento in cui si ritiene che un farmaco può essere migliore di quello in uso, quindi viene somministrato per valutare l'efficacia e la sicurezza, in uno studio interventistico ai soggetti che partecipano a questo studio si propone un nuovo trattamento che può essere un trattamento terapeutico o diagnostico. Sono studi sperimentali. Differenziato dallo **studio osservazionale** perché in esso non si cambia nulla rispetto a quello che è stato già visto in clinica ma si va a registrare e osservare quello che accade durante questo periodo di osservazione) condotto dopo che un medicinale è stato autorizzato, al fine di ottenere ulteriori informazioni sulla sicurezza del medicinale o per misurare l'efficacia delle misure di minimizzazione del rischio.

L'art. 1 della Direttiva n. 83 del Parlamento europeo e del Consiglio del 6 novembre 2001 definisce un **PASS** «qualsiasi studio relativo a un medicinale autorizzato condotto allo scopo di identificare, caratterizzare o quantificare un rischio per la sicurezza, a conferma della profilo di sicurezza del medicinale o di misurazione dell'efficacia delle misure di gestione dei rischi».

Le informazioni contenute nei PASS si pongono tre obiettivi:

- identificare, caratterizzare o quantificare un pericolo per la sicurezza;
- confermare il profilo di sicurezza di un medicinale;
- misurare l'efficacia delle misure di gestione dei rischi

Il PRAC è responsabile della valutazione dei protocolli dei PASS imposti al titolare di un AIC e della valutazione dei loro risultati

Specificare la sicurezza, quindi l'importanza dello studio del farmaco, la popolazione, chi si studia chi non si studia, i fattori di rischio, le patologie, la storia della patologia, l'epidemiologia e la sicurezza e la farmacovigilanza con attività di routine, attività addizionali e la minimizzazione del rischio.

TEMPISTICHE E ATTIVITÀ DI VALUTAZIONE DEI PASS	
Giorno	Azione
Giorno 0	Inizio della procedura
Giorno 30	Presentazione del report preliminare di valutazione (*Rapporteur* del PRAC)
Giorno 45	Commenti dei membri del PRAC
Giorno 53	Presentazione del report di valutazione aggiornato (*Rapporteur* del PRAC)
Giorno 60	Raccomandazioni del PRAC

La valutazione, indipendentemente dal fatto che si riferisca a uno o più medicinali autorizzati a livello centrale, a un insieme di medicinali autorizzati a livello centrale e prodotti autorizzati a livello nazionale oppure solo a prodotti autorizzati a livello nazionale, ha una tempistica di sessanta giorni

Il risultato del processo di valutazione è costituito da una comunicazione del PRAC al MAH che può essere composta dai seguenti documenti:

- una notifica al titolare dell'autorizzazione all'immissione in commercio da cui si evinca che lo studio è una sperimentazione clinica che rientra nell'ambito di applicazione della Direttiva n. 20 del Parlamento europeo e del Consiglio del 4 aprile 2001;
- una lettera di obiezione che specifichi i motivi dell'obiezione e le scadenze per la nuova presentazione e rivalutazione del protocollo;
- una lettera di approvazione del progetto di protocollo. Nel caso in cui il PRAC adotti una lettera di approvazione, sarà richiesta entro i 60gg, la presentazione di un protocollo revisionato che sarà sottoposto a successive procedure di valutazione fino a quando non è sempre lo stesso PRAC ad approvarlo in maniera definitiva.

TEMPISTICHE E ATTIVITÀ DI VALUTAZIONE DEL REPORT FINALE DEI PASS	
Giorno	Azione
Giorno 0	Inizio della procedura
Giorno 30	Presentazione del report preliminare di valutazione (*Rapporteur* del PRAC)
Giorno 45	Commenti dei membri del PRAC
Giorno 53	Presentazione del report di valutazione aggiornato (*Rapporteur* del PRAC)
Giorno 60	Raccomandazioni del PRAC
Giorno 74	Opinione del CHMP/posizione del CMDh (nel caso di proposte regolatorie del PRAC)

Se il **titolare dell'autorizzazione all'immissione in commercio** conclude che i risultati abbiano un impatto sull'AIC, deve presentare i dati sotto forma di richiesta di variazione all'autorità competente. Indipendentemente dalla valutazione del MAH sulla necessità di una variazione, il PRAC può emettere una raccomandazione al CHMP per qualsiasi azione normativa ritenuta appropriata. La valutazione del report finale seguirà un l'iter preciso

ISPEZIONI DI FARMACOVIGILANZA

Il **Regolamento n. 726 del Parlamento europeo e del Consiglio del 31 marzo 2004** e il **Regolamento n. 1235 del Parlamento europeo e del Consiglio del 15 dicembre 2010** rinnovano la necessità di effettuare ispezioni di farmacovigilanza, eventualmente anche prima di un'AIC, al fine di accertare la corretta attuazione del sistema di farmacovigilanza come descritto dal richiedente AIC a supporto della domanda.

- L'AIFA ha pertanto istituito **l'ufficio ispezioni GVP** per ottemperare a quanto previsto dall'art. 134 del Decreto Legislativo n. 219 del 24 aprile 2006, il quale dispone che la sicurezza d'uso dei medicinali in commercio sia garantita anche mediante attività di verifica dell'osservanza da parte delle aziende farmaceutiche delle disposizioni normative e delle linee guida relative alle attività di Farmacovigilanza.

- Con le ispezioni di farmacovigilanza è possibile verificare che le procedure, il personale e gli strumenti impiegati da un'azienda siano idonei a garantire un controllo costante del profilo di sicurezza dei medicinali. L'attività svolta dall'ufficio ispezioni GVP si coordina con quella degli altri Stati membri dell'UE mediante la partecipazione al Pharmacovigilance Inspectors Working Group e nel rispetto delle indicazioni previste dalla Guideline on good pharmacovigilance practices (GVP). **Module III tratta delle ISPEZIONI.**

GVP linee guida di buona pratica di farmacovigilanza

Questo documento contiene, infatti, le indicazioni sulla pianificazione, conduzione, report e follow-up delle ispezioni di farmacovigilanza, specificando che gli obiettivi di tali ispezioni debbano essere:

- determinare che il titolare dell'autorizzazione abbia il personale, i sistemi e le strutture   adeguati agli obblighi di farmacovigilanza;
- identificare, registrare e notificare le non conformità del sistema che possono mettere a rischio la salute pubblica;
- usare i risultati delle ispezioni come una base per il rafforzamento delle attività, dove   considerato necessario

Le ispezioni di farmacovigilanza ai titolari di autorizzazioni centralizzate vengono condotte dall'autorità competente dello Stato membro dell'UE attraverso una figura qualificata, assunta dal titolare dell'AIC, responsabile del mantenimento e della gestione del sistema di farmacovigilanza (Qualified Person for Pharmacovigilance, QPPV). Le **ispezioni di farmacovigilanza ai titolari di autorizzazioni non centralizzate** vengono, invece, condotte sotto la responsabilità dell'autorità competente dello Stato membro dell'UE interessato, in cooperazione con l'EMA. Le informazioni sulla conduzione e sull'esito delle ispezioni di farmacovigilanza e sui follow-up e la valutazione delle conseguenze, vengono resi disponibili pubblicamente come parte del processo di trasparenza sulle attività di farmacovigilanza. Queste ispezioni prevedono delle visite in loco, l'addetto responsabile deve interloquire, deve esaminare i documenti, deve verificare che tutte le modalità di gestione, di archiviazione siano giuste, tutte le informazioni riguardanti la sicurezza dei prodotti, dei medicinali e tutto deve essere controllato, per cui queste ispezioni devono essere:

- **Ispezioni di routine nazionali**, ovvero eseguite presso i titolari dell'AIC in Italia
- **Ispezioni straordinarie nazionali "for cause"** , cioè sono ispezioni che vengono eseguite perché c'è una segnalazione di un problema specifico, per esempio c'è una sospetta violazione di una normativa riguardante il monitoraggio della sicurezza dei medicinali, oppure è stata richiesta dagli uffici dell'AIFA.
- **Ispezioni richieste dal Committee for Medicinal Products for Human Use** (CHMP) dell'EMA, in relazione ai farmaci autorizzati con procedura centralizzata

Queste ispezioni prevedono una PROGRAMMAZIONE, quindi inserimento delle ispezioni in un programma annuale, richiesta dal titolare dell'AIC, che l'ispezione condotta presso la sede del titolare o la sede presso la quale si svolgono le principali attività di farmacovigilanza, a seguito di queste ispezioni si scrive un verbale, un report finale.

Alcune delle aree più frequentemente sottoposte a ispezione regolatoria sono le seguenti:

- formazione del personale;
- appropriatezza del sistema di farmacovigilanza;
- quality assurance e conduzione audit;
- QPPV, gestione dei casi di segnalazione spontanea; gestione dei casi di letteratura;
- gestione dei casi da sperimentazione e registri (SUSAR);

- database, sistemi informatici e notifica dei casi;
- rilevamento del segnale di rischio;
- gestione degli PSUR;
- gestione degli stampati e dei documenti di sicurezza;
- organizzazione degli archivi;
- rispetto delle normative sulla privacy

CAPITOLO 6
FARMACI BIOSIMILARI

Rientrano tra i farmaci per i quali si effettua il monitoraggio addizionale. I **farmaci biologici** sono prodotti utilizzando organismi viventi, o da essi derivati, mediante biotecnologie. La sorveglianza dei farmaci biosimilari che rientrano tra i farmaci biologici richiede particolari accorgimenti. Per **farmaci biosimilari** intendiamo farmaci che possono essere commercializzati quando scadono i brevetti relativi al **farmaco biologico originatore** (definizione dell'EMA), il quale viene usato come medicinale di riferimento per lo sviluppo di farmaci biosimilari. Il p.a. di un medicinale biosimilare è un p.a. biologico conosciuto simile a quello del medicinale di riferimento. Devono avere lo stesso profilo di sicurezza ed efficacia e sono generalmente utilizzati entrambi per il trattamento di stesse condizioni patologiche. I farmaci biosimilari non sono **farmaci generici**, i quali sono farmaci che sono stati sviluppati per essere uguali al farmaco di sintesi chimica di riferimento. Il farmaco biosimilare si ottiene attraverso un processo produttivo che presenta un certo grado di variabilità per cui tale farmaco non è proprio identico al prodotto biologico di riferimento.

La rivoluzione dei farmaci biologici in medicina inizia nel 1982 grazie all'utilizzo del batterio e.coli, il quale modificato geneticamente ha prodotto il primo farmaco biotecnologico ovvero l'insulina ricombinante. Ad oggi questi medicinali biologici si sono dimostrati indispensabili per il trattamento di alcune patologie gravi perché hanno offerto un'opportunità di cura. Dal 2007 il primo biosimilare è l'ormone della crescita, eritropoietina, eparina. La produzione di questi farmaci comporta dei processi produttivi complessi, costi di gestione elevati, c'è un impatto di costi sulla spesa sanitaria, degli sforzi economici. Negli ultimi 10 anni in seguito a quella che è stata la scadenza brevettuale di questi farmaci biologici originator sono stati introdotti diversi medicinali biosimilari che ovviamente hanno contribuito a generare un risparmio nella spesa sanitaria, riducendo a volte i prezzi.

FARMACI BIOLOGICI E SIMILARI

Nella Direttiva 2001/83/CE (come modificata dalla Direttiva 2003/63/CE) **si considera un medicinale biologico come** "un prodotto il cui principio attivo è una sostanza biologica. Una sostanza biologica è prodotta, o estratta, da una fonte biologica che richiede per la sua caratterizzazione e per la determinazione della sua qualità una serie di esami fisico-chimico-biologici, nonché le indicazioni sul processo di produzione e il suo controllo".

L'EMA nel documento EMA/837805/2011 di domande e risposte sui biosimilari, specifica ulteriormente che: "Per medicinale biologico si intende un medicinale che contiene uno o più principi attivi prodotti o derivati da una fonte biologica. Alcuni, come l'insulina, l'ormone della crescita e le eritropoietine, possono essere già presenti nell'organismo umano. I principi attivi dei medicinali biologici hanno una struttura più grande e più complessa rispetto alle sostanze dei medicinali non biologici. Solo gli organismi viventi sono in grado di riprodurre tale complessità. Proprio questa complessità, oltre al metodo di produzione, può determinare un certo grado di variabilità nelle molecole del medesimo principio attivo, soprattutto nei diversi lotti del medicinale".

In linea con la descrizione data di farmaco biologico, l'EMA fornisce una definizione di farmaco biosimilare inteso come "Un medicinale simile a un prodotto biologico di riferimento già autorizzato nell'Unione Europea e per il quale sia scaduta la copertura brevettuale. Il principio attivo di un medicinale biosimilare è un principio attivo biologico conosciuto, simile a quello del medicinale di riferimento. Un medicinale biologico similare ed il suo riferimento devono avere lo stesso profilo di sicurezza ed efficacia e sono, generalmente, usati per il trattamento delle stesse condizioni'

I MEDICINALI BIOLOGICI: CARATTERISTICHE PRINCIPALI

- I medicinali biologici contengono principi attivi ricavati da una fonte biologica, come cellule o organismi viventi. - L'uso dei medicinali biologici è consolidato nella pratica clinica; in molti casi essi sono indispensabili per il trattamento di condizioni croniche e gravi come il diabete, le malattie autoimmuni e i tumori. La maggior parte dei medicinali biologici attualmente impiegati nella pratica clinica contengono sostanze attive costituite da proteine. Queste ultime possono variare per dimensioni e complessità strutturale, dalle proteine semplici come l'insulina o l'ormone della crescita a quelle più complesse come i fattori di coagulazione o gli anticorpi monoclonali

REGOLAMENTAZIONE DELLA BIOPRODUZIONE

La produzione dei medicinali biologici tende ad essere più complessa. La maggior parte dei medicinali biologici si ottiene attraverso le biotecnologie, spesso utilizzando sofisticati sistemi cellulari e tecnologie del DNA ricombinante. La legislazione dell'UE impone rigorosi requisiti per la produzione di tutti i medicinali:

- . i produttori dell'UE devono essere in possesso di un'apposita licenza e sono tenuti per legge a conformarsi alle norme di buona fabbricazione (NBF o GMP), le norme concordate per ottenere un medicinale di comprovata qualità;
- . le autorità regolatorie nazionali nell'UE ispezionano periodicamente i siti di produzione per accertare la conformità alle prescrizioni in materia di NBF;
- . se alcune fasi della produzione hanno luogo al di fuori dell'UE, i produttori, gli importatori e i distributori all'ingrosso dei paesi terzi sono obbligati a rispettare gli stessi rigorosi requisiti e sono anch'essi sottoposti ad ispezioni periodiche.

La qualità di tutti i medicinali (biologici e non) autorizzati nell'UE è rigorosamente dimostrata. Per i medicinali biologici ciò significa anche analizzarne le specifiche proprietà fisico-chimiche, l'attività biologica, la purezza, la sterilità e la stabilità per garantire la conformità a tutti gli standard prescritti prima del rilascio dei lotti per l'immissione in commercio

IMMUNOGENICITA' POTENZIALE

Il sistema immunitario ha la capacità di riconoscere le proteine estranee e di reagire contro di esse. I medicinali biologici solitamente non provocano una risposta immunitaria, o provocano soltanto una risposta limitata, una comparsa transitoria di anticorpi. Le reazioni avverse di tipo immunitario che possono essere delle reazioni secondarie, reazioni in corrispondenza del sito di iniezione di solito non sono gravi. Raramente, tuttavia, una reazione immunitaria contro un medicinale biologico può essere grave e potenzialmente letale. Gli anticorpi cosiddetti "anti-farmaco" (anti-drug antibody, ADA), ossia diretti contro il medicinale biologico, potrebbero neutralizzare l'attività del medicinale e ridurne l'efficacia. Perciò è sempre necessario determinare la potenziale immunogenicità di tutti i medicinali biologici.

MEDICINALI BIOSIMILARI

Altamente simile al medicinale di riferimento	Il medicinale biosimilare possiede caratteristiche fisiche, chimiche e biologiche altamente simili a quelle del medicinale di riferimento. Possono esserci differenze minime rispetto al medicinale di riferimento prive di significato clinico in termini di sicurezza o efficacia.

Un medicinale biosimilare è un medicinale altamente simile a un altro medicinale biologico già commercializzato nell'UE (il cosiddetto "medicinale di riferimento"). Le aziende possono commercializzare medicinali biosimilari autorizzati una volta concluso il periodo di protezione commerciale del medicinale di riferimento (**dopo 10 anni**).

Assenza di differenze clinicamente significative rispetto al medicinale di riferimento	Non sono previste differenze sugli effetti clinici. Gli studi clinici che supportano la domanda di autorizzazione di un medicinale biosimilare confermano che ogni differenza rilevata non avrà ripercussioni sulla sicurezza e sull'efficacia.
Variabilità del medicinale biosimilare mantenuta entro limiti rigorosi	Una variabilità minima è consentita soltanto quando l'evidenza scientifica disponibile dimostra che non vi è impatto sulla sicurezza e sull'efficacia del medicinale biosimilare. L'intervallo di variabilità consentito per un medicinale biosimilare è uguale a quello concesso tra i lotti del medicinale di riferimento. Questo viene ottenuto tramite un rigoroso processo di produzione, che permette di garantire che tutti i lotti dello stesso medicinale siano di comprovata qualità.
Stessi standard di qualità, sicurezza ed efficacia	I medicinali biosimilari sono autorizzati sulla base di rigorosi standard di qualità, sicurezza ed efficacia che sono gli stessi per qualsiasi altro medicinale.

Tabella 2. Classi di medicinali biologici per i quali è attualmente autorizzato un medicinale biosimilare nell'UE

Classi di medicinali biologici	Medicinali biosimilari autorizzati nell'UE (09/2019)
Polisaccaridi	
Eparine a basso peso molecolare	▸ Enoxaparina sodica
Proteine	
Fattori di crescita	▸ Epoetina ▸ Filgrastim ▸ Pegfilgrastim
Ormoni	▸ Follitropina alfa ▸ Insulina glargine ▸ Somatropina (ormone della crescita) ▸ Teriparatide ▸ Insulina lispro
Proteine di fusione	▸ Etanercept
Anticorpi monoclonali	▸ Adalimumab ▸ Infliximab ▸ Rituximab ▸ Bevacizumab ▸ Trastuzumab

Quando il p.a. è una proteina sia il farmaco biosimilare che il medicinale di riferimento devono contenere la stessa sequenza di aa, la stessa struttura tridimensionale, ripiegamento della proteina. In più ci sono delle differenze che non devono produrre degli effetti sulla sicurezza e sull'efficacia.

Un medicinale biosimilare non è considerato il medicinale generico di un medicinale biologico, principalmente perché la variabilità naturale e il più complesso processo di produzione dei medicinali biologici non consentono di replicare in maniera esatta la microeterogeneità molecolare. Per l'approvazione regolatoria dei medicinali biosimilari è necessario un maggior numero di studi rispetto ai medicinali generici, al fine di garantire che differenze minime non compro-

Medicinale generico	Medicinale biosimilare
Solitamente prodotto mediante sintesi chimica	Ottenuto da una fonte biologica
È solitamente possibile ottenere esattamente la stessa molecola	Metodi di bioproduzione specifici e la variabilità biologica naturale rendono possibile riprodurre la molecola con un elevato grado di similarità
In genere molecole più piccole, più facili da caratterizzare	Solitamente molecole di più grandi dimensioni, strutturalmente più complesse, che richiedono tecnologie multiple per la loro caratterizzazione
Raccolta completa di dati sulla qualità farmaceutica	Raccolta completa di dati sulla qualità farmaceutica, e inoltre ulteriori studi sulla qualità che mettono a confronto la struttura e l'attività biologica del medicinale biosimilare con il medicinale di riferimento

mettano la sicurezza o l'efficacia.

SVILUPPO E AUTORIZZAZIONE DEI MEDICINALI BIOSIMILARI NELL'UE

UN SOLIDO QUADRO REGOLATORIO PER I MEDICINALI BIOSIMILARI

L'approvazione dei medicinali nell'UE si fonda su una solida base giuridica, che nel 2004 ha introdotto un iter dedicato per l'autorizzazione dei medicinali biosimilari. - Nel corso degli anni, l'EMA ha pubblicato linee guida scientifiche per aiutare coloro che sviluppano farmaci a conformarsi ai rigorosi requisiti regolatori previsti per l'autorizzazione dei medicinali biosimilari. Tutte queste linee guida con il tempo sono state aggiornate perché ci sono stati sviluppi veloci nell'ambito delle tecniche biotecnologiche, delle scienze.

PROCEDURA DI AUTORIZZAZIONE DEI MEDICINALI BIOSIMILARI NELL'UE

- Tutti i medicinali prodotti utilizzando biotecnologie e quelli per alcune indicazioni specifiche (per esempio i tumori, le malattie neurodegenerative e autoimmuni) devono essere autorizzati nell'UE attraverso l'EMA (tramite la cosiddetta "**procedura centralizzata**"). Alcuni medicinali biosimilari possono essere utilizzati a livello nazionale come eparina a basso peso molecolare che possono derivare dalla mucosa intestinale dei suini.

- Quando una ditta invia all'EMA una richiesta di autorizzazione all'immissione in commercio, i dati sono valutati dai comitati scientifici per i medicinali per uso umano e per la sicurezza (il **CHMP**, Committee for Medicinal Products for Human use, e il **PRAC**, Pharmacovigilance Risk Assessment Committee) **dell'EMA**, oltre che da esperti sui medicinali biologici (Biologics Working Party, Gruppo di lavoro sui medicinali biologici) e specialisti in medicinali biosimilari (Biosimilar Working Party, Gruppo di lavoro sui medicinali biosimilari) dell'UE.

- La valutazione dei dati si conclude con l'elaborazione di un parere scientifico da parte dell'EMA. Questo viene successivamente inviato alla Commissione europea, che concede l'autorizzazione all'immissione in commercio valida nella UE

DATI RICHIESTI PER L'AUTORIZZAZIONE

I medicinali vengono autorizzati quando gli studi sulla loro qualità farmaceutica, sicurezza ed efficacia dimostrano in maniera convincente che i loro benefici sono superiori ai rischi ("**rapporto beneficio/rischio favorevole**"). Sono dati raccolti dagli studi clinici registrativi condotti sull'uomo. Questi studi clinici sono corroborati dai dati della qualità farmaceutica, dai dati non clinici. Per quanto riguarda i farmaci biosimilari il rapporto beneficio-rischio favorevole deve essere basato sulla dimostrazione della biosimilarità, cioè il p.a. è simile al medicinale di riferimento. Tutto ciò avviene grazie a degli studi di comparabilità con il medicinale di riferimento, sulla base di dati che

Figura 4. Confronto tra i dati richiesti per l'autorizzazione di un medicinale biosimilare rispetto al medicinale di riferimento

sono consolidati. Una volta che è dimostrata la similarità con il medicinale di riferimento, l'utilizzo di questo medicinale biosimilare si baserà su queste evidenze disponibile sia in termini di sicurezza che in termini di efficacia per il medicinale di riferimento. Per il medicinale biosimilare sono previsti sia studi clinici comparativi che studi non clinici comparativi rispetto agli studi clinici che sono stati condotti per il medicinale di riferimento che riguarda la sicurezza, l'efficacia, farmacocinetica, farmacodinamica, immunogenicità. Studi clinici e non clinici che devono essere necessari per autorizzare un medicinale biosimilare che sono diversi da quelli che sono necessari per un nuovo medicinale biologico che avrà un nuovo p.a. perché una volta che si è dimostrata la biosimilarità, l'utilizzo di questo medicinale biosimilare si deve basare sulle evidenze disponibili della sicurezza e dell'efficacia del medicinale di riferimento.

Tabella 4. Sviluppo di un medicinale biosimilare rispetto a quello di un medicinale di riferimento

Medicinale biologico con un nuovo principio attivo (medicinale di riferimento)	Medicinale biosimilare
Nessuna conoscenza preesistente a livello di sicurezza ed efficacia	Sfrutta le conoscenze in termini di sicurezza ed efficacia raccolte negli anni di pratica clinica con il medicinale di riferimento
Lo sviluppo mira a dimostrare sicurezza ed efficacia direttamente nei pazienti	Lo sviluppo mira a dimostrare una sicurezza ed efficacia comparabili stabilendo la biosimilarità
Studi di comparabilità soltanto in caso di modifiche del processo di produzione durante lo sviluppo (per esempio, produzione di lotti più grandi per gli studi clinici)	Studi di comparabilità approfonditi con il medicinale di riferimento
Dati non clinici completi (farmacologia e tossicologia)	Quantitativo di dati non clinici determinato dall'esito degli studi sulla qualità
Studi clinici convenzionali per dimostrare l'efficacia e la sicurezza in tutte le indicazioni terapeutiche richieste	Studi clinici comparativi per escludere differenze clinicamente significative
Studi clinici disegnati principalmente per un confronto con placebo o con lo standard terapeutico utilizzando endpoint primari (per esempio, esito nel lungo termine, mortalità, danno strutturale) e una popolazione di pazienti rilevante per dimostrare il beneficio	Studi clinici disegnati principalmente per dimostrare l'equivalenza clinica con il medicinale di riferimento utilizzando endpoint sensibili in una popolazione in cui sia possibile rilevare differenze di effetti clinici correlate al medicinale
Rapporto beneficio/rischio favorevole stabilito perlopiù sulla base di studi di sicurezza ed efficacia nella popolazione interessata	Rapporto beneficio/rischio favorevole basato sulla dimostrazione della biosimilarità (utilizzando studi di comparabilità)

MEDESIMI STANDARD DI QUALITA' FARMACEUTICA PER TUTTI I MEDICINALI

Le ditte che sviluppano i medicinali nell'UE compresi i medicinali biosimilari devono dimostrare con dati che il medicinale è prodotto in conformità con gli standard e che è adatto per lo studio clinico per il quale è stato proposto. Gli studi effettuati per dimostrare la qualità farmaceutica devono fornire indicazioni dettagliate relative a:

- caratterizzazione strutturale e altre proprietà fisico-chimiche;
- purezza (le tracce di residui derivanti dal processo di produzione devono essere monitorate e non devono superare i livelli di accettabilità);
- attività biologica;
- eccipienti e materie prime;
- dosaggio e formulazione;
- controllo del processo di produzione (per garantire che il principio attivo e il prodotto finito siano conformi agli intervalli di accettabilità definiti per le specifiche tecniche);
- stabilità del principio attivo e del prodotto finito per la durata del periodo di validità del medicinale in determinate condizioni di conservazione

STUDI DI COMPARABILITA'

Lo sviluppo dei medicinali biosimilari si basa in larga misura su "studi di comparabilità" per stabilire la similarità con il medicinale di riferimento. È una sorta di confronto diretto del medicinale biosimilare con il medicinale di riferimento. La comparabilità è un processo graduale che deve essere definito in maniera specifico per ciascun prodotto.

STADIO 1. STUDI COMPARATIVI SULLA QUALITA' che vengono distinti in analitici e funzionali. Gli analitici vanno a studiare le proprietà fisiche e chimiche. Funzionali vanno a studiare l'attività biologica e farmacologica

- Gli **studi in vitro** mettono a confronto la struttura proteica e la funzione biologica utilizzando tecniche sensibili capaci di individuare differenze minime di rilevanza clinica tra il medicinale biosimilare e quello di riferimento. Sono nettamente più sensibili nell'individuare eventuali differenze rispetto agli studi clinici, poiché non condizionati dalla variabilità dei soggetti che partecipano a questi ultimi. Ogni differenza che possa alterare la sicurezza clinica, l'efficacia o l'immunogenicità deve essere esaminata ulteriormente.

STADIO 2. STUDI NON CLINICI COMPARATIVI studi di farmacodinamica, tossicologici

- Questi studi comprendono studi farmacodinamici in vitro che analizzano il legame ai, e l'attivazione (o l'inibizione) di, bersagli fisiologici e gli effetti fisiologici immediati nelle cellule. Gli studi farmacodinamici in vivo (in modelli animali) sono condotti soltanto quando non esistono modelli in vitro appropriati. Gli studi tossicologici in vivo sono richiesti solo in casi specifici, per esempio quando il medicinale biosimilare è prodotto in un nuovo tipo di cellula od organismo, o quando la formulazione comprende nuovi eccipienti non usati in precedenza.

STADIO 3. STUDI CLINICI COMPARATIVI vanno a studiare bene il rapporto tra studi farmacocinetici e farmacodinamici, l'efficacia, sicurezza e l'immunogenicità.

- Lo scopo degli studi nell'uomo non è dimostrare la sicurezza e l'efficacia nei pazienti, poiché queste sono già state dimostrate per il medicinale di riferimento. Gli studi clinici sono progettati per confermare la biosimilarità e per risolvere eventuali problematiche residue dai precedenti studi analitici o funzionali. Da un punto di vista scientifico e regolatorio, non è necessario ripetere l'intero programma di sviluppo clinico del medicinale di riferimento. Ciò significa che i pazienti e i volontari sani non saranno sottoposti a studi clinici di cui non vi sia la necessità.

LA COMPARABILITA'

Ogni modifica al processo di produzione deve sempre essere approvata dalle autorità regolatorie. Spesso le ditte produttrici dei medicinali biologici migliorano il processo di produzione più volte. L'entità degli studi di comparabilità richiesti dopo una modifica del processo di produzione di un medicinale biologico dipenderà dall'impatto previsto sulla qualità, la sicurezza e l'efficacia del medicinale. Molto spesso sono sufficienti dati analitici e funzionali e non è necessario effettuare studi clinici per dimostrare la sicurezza e l'efficacia. Studi clinici sono richiesti soltanto se si prevede un impatto sulla sicurezza e sull'efficacia.

Tabella 5. Studi di comparabilità necessari in seguito a modifiche del processo di produzione di un medicinale ottenuto tramite biotecnologie

Tipo di modifica introdotta nel processo di produzione	Effetto atteso	Studi di comparabilità necessari
1. Variazione minima (per esempio, aggiunta di un test più sensibile per caratterizzare il principio attivo)	Non compromette la qualità farmaceutica del medicinale (nessun effetto sulle specifiche del medicinale)	Un numero limitato di studi fisico-chimici per il confronto dei lotti prima e dopo la variazione
2. Variazione significativa (per esempio, modifiche del sistema cellulare usato per produrre il principio attivo)	Può incidere sulle caratteristiche o sulle specifiche del medicinale, ma non si prevedono effetti sulla sicurezza o l'efficacia	Studi fisico-chimici e funzionali approfonditi *in vitro*
3. Variazione considerevole (per esempio, alcune modifiche nella formulazione del medicinale)	Può compromettere la sicurezza o l'efficacia	Studi fisico-chimici e funzionali approfonditi *in vitro* accompagnati, se necessario, da studi non clinici e clinici

Il confronto tra il medicinale biosimilare e il medicinale di riferimento richiede studi di comparabilità approfonditi per valutare il possibile impatto sulla sicurezza e sull'efficacia. Questo approccio è equivalente a quello utilizzato quando si introducono modifiche importanti al processo di produzione di un medicinale ottenuto tramite biotecnologie

Nel **disegno di studi clinici comparativi**:

- lo scopo è escludere potenziali differenze relative al medicinale che potrebbero comprometterne la farmacocinetica (PK), l'efficacia o la sicurezza, compresa l'immunogenicità.

- Gli studi farmacocinetici devono essere condotti in una popolazione omogenea e sensibile (volontari sani o pazienti) allo scopo di individuare possibili differenze tra il medicinale biosimilare e il suo medicinale di riferimento. È importante selezionare i volontari sani e lo si deve fare perché questi rappresentano la popolazione più adatta per rilevare delle differenze, perché in questi soggetti bisogna valutare la tossicità del medicinale che non deve essere motivo di preoccupazione.

- Per confrontare gli effetti farmacologici è necessario selezionare un **endpoint** (che può essere la conta di neutrofili, velocità di infusione di un medicinale) sensibile che consenta di individuare differenze specifiche per il prodotto.

FATTORI CHE INFLUENZANO IL NUMERO E IL TIPO DI STUDI CLINICI

Tabella 6. Fattori che influenzano il numero e il tipo di studi clinici da condurre per ottenere l'autorizzazione

Leggere molto velocemente

Fattore determinante	Motivo della diversa quantità/tipo di dati
Complessità della molecola e dati di comparabilità disponibili	Per le molecole più semplici con meccanismo d'azione consolidato (per esempio, filgrastim) e per le quali sono disponibili dati solidi derivanti da studi comparativi sulla qualità, può essere sufficiente confrontare l'effetto del medicinale biosimilare e di riferimento attraverso studi farmacocinetici e farmacodinamici condotti su volontari sani. Per le molecole più complesse (per esempio, anticorpi monoclonali), anche quando sono forniti dati solidi ottenuti da studi di qualità e *in vitro*, solitamente è richiesto uno studio comparativo su pazienti utilizzando un endpoint di efficacia clinica convenzionale.
Disponibilità di un endpoint PD correlato all'efficacia	In genere non sono necessari endpoint di efficacia clinica convenzionali se l'endpoint PD è correlato al beneficio clinico.
Problemi di sicurezza con il medicinale di riferimento o con la classe farmacologica	Dati sulla sicurezza del medicinale vengono raccolti per tutta la durata dello sviluppo clinico, inclusi gli studi farmacocinetici e farmacodinamici. Il quantitativo di dati dipende normalmente dal tipo e dalla severità del profilo di sicurezza individuato per il medicinale di riferimento. In linea di massima, se i dati di comparabilità funzionale, analitica, farmacocinetica, farmacodinamica e di efficacia sono solidi, si prevede che le reazioni avverse dovute all'azione farmacologica si manifestino con una frequenza analoga con il medicinale biosimilare e con il medicinale di riferimento.
Potenziale di immunogenicità	Gli studi analitici rappresentano il primo passo nella valutazione del potenziale di immunogenicità, a integrazione dei quali solitamente sono richiesti dati clinici sull'immunogenicità. Gli studi animali hanno validità limitata nel prevedere la risposta immunitaria nell'uomo.
Possibilità di estrapolazione ad altre indicazioni	Le indicazioni del medicinale di riferimento possono essere autorizzate per il medicinale biosimilare in assenza di dati clinici specifici generati con il medicinale biosimilare ("estrapolazione delle indicazioni"). Ciò è possibile se i dati scientifici disponibili ottenuti attraverso gli studi di comparabilità stabiliscono la biosimilarità e sono in grado di fornire indicazioni relative agli aspetti specifici dell'indicazione "estrapolata" (per esempio, modalità d'azione, aspetti potenzialmente unici concernenti la sicurezza o l'immunogenicità). L'estrapolazione dei dati ad altre indicazioni è sempre corroborata da solidi studi fisico-chimici e *in vitro* che consentano di valutare tutti i possibili meccanismi d'azione.

Studi comparativi richiesti per l'immissione in commercio dei biosimilari contenenti l'ormone della crescita (somatropina) [4]	

Studi pre-clinici	- Studi di farmacodinamica
	  in vitro
	  in vivo
	- Studi tossicologici della durata di almeno 4 settimane

Studi clinici	- Studi di farmacocinetica
	  in volontari sani, previa soppressione dell'ormone GH, cross-over a singola dose, con somministrazione sottocutanea
	- Studi di farmacodinamica
	  utilizzando come markers dell'attività della somatropina: fattore I della crescita insulino-simile (IGF-1) o la proteina 3 che lega il fattore di crescita insulino-simile (IGFBP-3)

Studi clinici di efficacia	- L'equivalenza tra il biosimilare e l'originatore deve essere dimostrata almeno uno studio di adeguata potenza, randomizzato, a gruppi paralleli, in doppio cieco. - Lo studio deve essere condotto in una popolazione di bambini con deficit di GH mai trattati (ritenuti i più sensibili all'azione del GH). I bambini inclusi devono essere prepuberi prima del reclutamento e durante tutto lo studio. - Obiettivo primario dello studio è: cambiamento nella velocità di crescita rispetto al basale. - Il calcolo della velocità di crescita pre-trattamento si deve basare su un periodo di osservazione di almeno 6-18 mesi. - Lo studio deve avere una durata di almeno 6 mesi anche se è preferibile di 12 mesi per ottenere maggiori dati di sicurezza.
Studi sulla sicurezza	- Fornire dati sull'immunogenicità a 12 mesi, con valutazioni ogni 3 mesi. - Eseguire, periodicamente, dei prelievi ematici per il dosaggio dei fattori dipendenti dall'azione del GH, quali: IGF-1, IGFBP-3, insulina a digiuno e glicemia.
Studi di farmacovigilanza	- Presentare un piano di risk management/farmacovigilanza, con particolare attenzione alla immunogenicità.

IMMUNOGENICITA'

- L'immunogenicità non rappresenta, di per sé, un aspetto critico dal punto di vista della sicurezza. La natura delle reazioni immunitarie dipende da molti fattori, da come è stato conservato il prodotto, da come è stato trasportato, questa non correttezza nei processi di conservazione e di produzione possono aver creato delle alterazioni nella proteina, oppure fattori correlati al tipo di trattamento nel senso che un rischio può variare a seconda che un medicinale venga somministrato per via sottocutanea o per via endovenosa, oppure un paziente può avere una patologia, l'età, il profilo genetico, le terapia concomitanti. Lo sviluppo di danni da immunogenicità in seguito a modifiche del processo di produzione o al passaggio ad un altro medicinale è improbabile, spesso molti medicinali biologici sono usati per tempi lunghi e quindi durante questo tempo il paziente può assumere medicinali biologici che possono presentare delle differenze. L'immunogenicità è sempre monitorata dopo l'immissione in commercio.

Per i medicinali biologici sono solitamente necessari studi clinici di immunogenicità. Nel caso degli anticorpi monoclonali tali studi sono sempre richiesti in quanto è più difficile prevedere l'incidenza dell'immunogenicità indesiderata, le caratteristiche della risposta immunitaria o le conseguenze cliniche. In generale, la quantità e il tipo di dati dipendono da vari fattori, tra cui:

55

- il tipo di medicinale biologico e l'uso proposto;
- le caratteristiche del medicinale;
- conoscenze precedenti sulla immunogenicità, questo viene fatto per i medicinali con un basso profilo di immunogenicità, solitamente i pazienti vengono testati per la presenza di anticorpi all'inizio e alla fine dello studio clinico.

L'ESTRAPOLAZIONE

Se un medicinale biosimilare è altamente simile a un medicinale di riferimento e possiede un analogo profilo di sicurezza ed efficacia in una indicazione terapeutica, i dati di sicurezza ed efficacia possono essere estrapolati ad altre indicazioni autorizzate per il medicinale di riferimento. Il concetto di estrapolazione è un principio che viene usato quando sono introdotte delle importanti modifiche nel processo di produzione dei medicinali biologici. Queste modifiche devono essere approvate dall'autorità regolatorie sulla base degli studi di comparabilità, studi clinici che non vengono ripetuti per tutte le indicazioni del medicinale. Prima dell'autorizzazione del medicinale bisogna vedere:

- **Meccanismo d'azione**: meccanismo d'azione di questo p.a. è mediato dallo stesso recettore? se il meccanismo d'azione del p.a. è complesso, va a riguardare più siti di legame è difficile stabilire il contributo di ciascun recettore a ogni indicazione, per dimostrare che il medicinale biosimilare e quello di riferimento si comportano nella stessa maniera sono necessari degli studi aggiuntivi
- **. Studio in una popolazione rilevante**, ossia studi di comparabilità approfonditi
- **. Estrapolazione in contesti clinici diversi** cioè tutti i dati che abbiamo per una determinata indicazione terapeutica possono anche non essere applicabili in termini di sicurezza e efficacia, in un'indicazione che rientra in un altro ambito terapeutico perché anche la posologia, la farmacocinetica possono essere diverse.
- **. Estrapolazione di dati sulla sicurezza** solo dopo aver definito un profilo di sicurezza comparabile tra medicinale di riferimento e medicinale biosimilare sempre con quella indicazione terapeutica.
- **. Estrapolazione di dati relativi all'immunogenicità**

MONITORAGGIO ADDIZIONALE

Sono medicinali oggetto di uno stretto e specifico monitoraggio da parte delle agenzie regolatorie:

- medicinali contenenti nuove sostanze attive autorizzate in Europa dopo il 1 gennaio 2011; tutti i medicinali biologici (quali i vaccini e i derivati del plasma), inclusi i biosimilari, autorizzati dopo il 1 gennaio 2011;

- medicinali per i quali il titolare dell'autorizzazione all'immissione in commercio è tenuto a effettuare uno studio sulla sicurezza post-autorizzazione (PASS);

- medicinali soggetti a studi sulla sicurezza dopo la concessione dell'AIC (risultati sull'uso a lungo termine o su reazioni avverse rare riscontrate nel corso della sperimentazione clinica);

- medicinali la cui autorizzazione è subordinata a particolari condizioni (è il caso in cui l'Azienda è tenuta a fornire ulteriori dati) o autorizzati in circostanze eccezionali (quando sussiste una specifica motivazione per cui l'Azienda non può fornire un set esaustivo di dati);

- medicinali autorizzati con obblighi specifici sulla registrazione o il monitoraggio di sospette reazioni avverse al farmaco.

Ulteriori medicinali possono essere sottoposti a monitoraggio addizionale dietro decisione del Comitato di valutazione dei rischi per la farmacovigilanza (PRAC) dell'Agenzia Europea dei Medicinali (EMA).

Tali medicinali vengono identificati da un simbolo nero, un triangolo equilatero rovesciato, da includere nei fogli illustrativi e nei Riassunti delle Caratteristiche del Prodotto insieme ad una dicitura standard per informare pazienti e operatori sanitari che il farmaco in questione è soggetto a monitoraggio addizionale. I medicinali a monitoraggio addizionale continuano ad essere "sorvegliati" per un periodo di cinque anni o fino a quando le condizioni che hanno portato a richiedere il monitoraggio addizionale non si ritengono raggiunte. Il PRAC si occupa di compilare ed aggiornare mensilmente le liste dei farmaci soggetti a monitoraggio addizionale, pubblicate sul sito dell'EMA. La prima lista risale al 25 aprile 2013 ed è regolarmente aggiornata dal PRAC. Tutte le segnalazioni pervenute su questa categoria di medicinali saranno valutate insieme ai dati già disponibili, allo scopo di garantire che i loro benefici siano sempre superiori ai loro rischi. Solo in questo modo, quando necessario, sarà possibile intraprendere adeguate azioni regolatorie.

TRACCIABILITA': IMPORTANZA DI IDENTIFICARE I MEDICINALI BIOLOGICI IN BASE ALLA DENOMINAZIONE COMMERCIALE E AL NUMERO DI LOTTO

- I medicinali biologici sono autorizzati sulla base di un profilo di sicurezza soddisfacente e devono essere utilizzati in conformità alle raccomandazioni contenute nel riassunto delle caratteristiche del prodotto (RCP) e nel foglio illustrativo. Quando viene individuata una reazione avversa sospetta per un medicinale biologico, gli **operatori sanitari** sono tenuti a segnalarla, a**vendo cura di specificare la denominazione commerciale nella ricetta e il numero di lotto del medicinale**. È importante che gli operatori sanitari segnalino le reazioni avverse sospette di un medicinale biosimilare anche se la reazione è già menzionata nell'RCP del medicinale di riferimento. Nell'eventualità in cui il medicinale biologico sia distribuito tramite una farmacia territoriale è necessario fornire al paziente il nome commerciale e il numero di lotto. Se è prescritto lo swich da un medicinale biologico ad un altro con il medesimo p.a. occorre registrare la denominazione commerciale e il numero di lotto di entrambi i medicinali.

LA FARMACOVIGILANZA POST-MARKETING

I farmaci biosimilari, come tutti i farmaci biologici, devono essere continuamente monitorati dopo la loro commercializzazione per rilevare eventuali eventi avversi. Il monitoraggio delle reazioni avverse fa parte della farmacovigilanza. Tutti i produttori, per ciascuna delle indicazioni registrate, devono presentare insieme alla domanda di autorizzazione all'immissione in commercio, un Piano di gestione del rischio (EU-RMP, risk management plan) ossia una dettagliata descrizione del sistema di gestione del rischio. Inoltre, secondo la legislazione comunitaria di farmacovigilanza, un'autorizzazione all'immissione in commercio può essere concessa a condizione che vengano eseguiti studi di sicurezza post-autorizzativi (PASS, post authorization safety studies) e/o studi di efficacia post-autorizzativi (PAES, post authorization efficacy studies). Tali studi faranno parte del piano di farmacovigilanza inclusi nell'EU-RMP. L'immunogenicità è un esempio di un problema di sicurezza fondamentale di qualsiasi medicinale biologico che deve essere trattato nell'EU-RMP. L'EU-RMP di un medicinale biosimilare deve tener conto del profilo di sicurezza noto del medicinale di riferimento.

INTERCAMBIABILITÀ: possibilità di cambiare un medicinale con un altro che si prevede abbia il medesimo effetto clinico. Ciò può significare sostituire un medicinale di riferimento con un medicinale biosimilare (o viceversa) o sostituire il medicinale biosimilare con un altro medicinale biosimilare. Questo può essere fatto tramite:

- **switch**, quando il medico prescrittore decide di passare da un medicinale ad un altro con il medesimo scopo terapeutico;
- **sostituzione** (automatica), ossia la prassi di dispensare un medicinale piuttosto che un altro medicinale equivalente e intercambiabile a livello della farmacia, senza consultare il medico prescrittore

SWITCHING DAL FARMACO DI RIFERIMENTO AL FARMACO BIOSIMILARE

Da somatropina di riferimento a somatropina biosimilare

Non è disponibile alcuno studio riguardante lo switching da somatropina di riferimento a somatropina biosimilare (la ricerca di letteratura è stata condotta tramite la banca dati Medline l'11 aprile 2016 usando le parole chiave "(human growth hormone) OR somatropin biosimilar" e senza porre alcun limite alla ricerca).

Da epoetina di riferimento a epoetina biosimilare

Non è disponibile alcuno studio riguardante lo switching da epoetina di riferimento a epoetina biosimilare (la ricerca di letteratura è stata condotta tramite la banca dati Medline l'11 aprile 2016 usando le parole chiave "epoetin biosimilar" e senza porre alcun limite alla ricerca).

Da filgrastim di riferimento a filgrastim biosimilare

Non è disponibile alcuno studio riguardante lo switching da filgrastim originator a filgrastim biosimilare (la ricerca di letteratura è stata condotta tramite la banca dati Medline l'11 aprile 2016 usando le parole chiave "filgrastim biosimilar" e senza porre alcun limite alla ricerca).

Da infliximab di riferimento a infliximab biosimilare

Lo switching da infliximab di riferimento a infliximab biosimilare è stato valutato in tre studi osservazionali (22-24) due dei quali sono stati condotti in pazienti con malattie infiammatorie intestinali (22-23) e uno in pazienti affetti da malattie reumatiche (24). Al congresso dell'European Crohn's and Colitis Organisation (ECCO) svoltosi all'inizio del 2016 sono stati presentati i dati di switch relativi ad un totale di 589 pazienti (325 con morbo di Crohn, 128 con colite ulcerosa e 136 con malattia infiammatoria cronica intestinale non specificata) provenienti da dieci studi indipendenti condotti in 8 diverse nazioni (i risultati degli studi sono disponibili sul sito web dell'ECCO, indirizzo: https://www.ecco-ibd.eu/ecco16). In generale, da questi studi emerge che l'infliximab biosimilare è efficace, in termini di mantenimento della remissione, e sicuro sebbene nei vari trial i risultati siano stati valutati dopo brevi periodi di follow-up.

Da follitropina alfa di riferimento a follitropina alfa biosimilare

Non è disponibile alcuno studio riguardante lo switching da follitropina alfa di riferimento a follitropina alfa biosimilare (la ricerca di letteratura è stata condotta tramite la banca dati Medline l'11 aprile 2016 usando le parole chiave "(follitropin OR follicle-stimulating) biosimilar)" e senza porre alcun limite alla ricerca).

Da insulina glargine di riferimento a insulina glargine biosimilare

Lo switching da insulina glargine originator a insulina glargine biosimilare è stato valutato in uno studio che ha coinvolto 452 pazienti con diabete di tipo 1 e 299 pazienti con diabete di tipo 2. Da questo studio è emerso che lo switching non determina differenze statisticamente significative né in termini di efficacia (variazione dell'emoglobina glicata dal baseline a 24 settimane), né di eventi avversi né di comparsa di anticorpi anti-insulina (25).

Da etanercept di riferimento a etanercept biosimilare

Non è disponibile alcuno studio riguardante lo switching da etanercept di riferimento a etanercept biosimilare (la ricerca di letteratura è stata condotta tramite la banca dati Medline l'11 aprile 2016 usando le parole chiave "etanercept biosimilar" e senza porre alcun limite alla ricerca).

La normativa sulla registrazione dei biosimilari è comunitaria quindi non si riscontrano differenze tra i vari Stati. EMA non si esprime sulla tematica "sostituibilità" dei farmaci biologici, la responsabilità della regolamentazione della dispensazione è rimandata ad ogni paese europeo mentre la decisione ultima di trattare un paziente con un farmaco originator o col biosimilare è lasciata al medico professionista. In Italia, la sostituibilità automatica fra due farmaci è ammessa se attuata tra medicinali ricompresi nelle cosiddette "liste di trasparenza", predisposte da AIFA, relative ai generici e ai loro originator, considerati a tutti gli effetti equivalenti terapeutici. Nessuna norma sancisce il divieto esplicito di sostituzione (previsto invece in altri paesi europei come la Francia[2]) tuttavia AIFA non ha inserito alcun biosimilare nelle liste di trasparenza, bloccando, di fatto, la possibilità di sostituzione automatica da parte del farmacista. La motivazione alla base di tale scelta risiede nella definizione stessa di biosimilare, diversa da quella di farmaco equivalente, inteso come medicinale simile ad un medicinale biologico già autorizzato il cui principio attivo è simile, ma non identico, a quello contenuto nel medicinale biologico di riferimento.

Nel giugno 2007, la questione relativa all'applicazione del principio di equivalenza terapeutica tra farmaci è stata affrontata dal Consiglio di Stato su richiesta della regione Molise (Consiglio di Stato n. 3992/06 del 20 giugno 2007). In quel caso ci si chiedeva se in sede di gara ospedaliera fosse possibile applicare il criterio dell'equivalenza terapeutica anche ai farmaci biotecnologici, attraverso il quale principi attivi diversi, protetti da brevetti differenti e con diverso profilo di efficacia e sicurezza, possono essere raggruppati in un unico lotto perché destinati a corrispondere ad un medesimo bisogno terapeutico.

Sentiti i pareri di AIFA e dell'Istituto Superiore di Sanità (ISS), il Ministero della Salute ha dichiarato che il concetto di medicinale generico (e per definizione equivalente) non può essere applicato ai farmaci biologici e biotecnologici. Ne è conseguito che i bandi di gara non debbono menzionare, per questi prodotti, il concetto di equivalenza, ma sono tenuti a specificare la composizione e le indicazioni terapeutiche dei prodotti stessi. Sembrerebbe quindi legittima una scelta, a monte di una gara, di un solo principio attivo nell'ambito di una classe omogenea o alternativamente di più principi attivi nell'ambito di una stessa classe, se adeguatamente motivate. Con il Bollettino di Informazione sui Farmaci (BIF) del marzo 2008, il Concept Paper di agosto 2012 e il Position Paper del 13 maggio 2013 l'AIFA ha ufficializzato la sua posizione in merito ai biosimilari. Il Position Paper chiarisce che questi prodotti non possono essere considerati sic et simpliciter alla stregua degli equivalenti, escludendone quindi la vicendevole sostituibilità terapeutica automatica. Proprio perché i medicinali biologici di riferimento e i biosimilari sono simili, ma non identici, l'AIFA ha deciso di non includere i biosimilari nelle liste di trasparenza che consentono la sostituibilità automatica tra prodotti equivalenti. Di conseguenza, la scelta di trattamento con un farmaco biologico di riferimento o con un biosimilare rimane una decisione clinica affidata al medico specialista prescrittore. L'AIFA considera, tuttavia, che i biosimilari attualmente disponibili non solo siano un'opzione terapeutica a disposizione dei curanti, ma siano da preferire, qualora costituiscano un vantaggio economico, in particolare per il trattamento dei pazienti "naive". Altri importanti contenuti del Position Paper sono la conferma della centralità di AIFA come unico ente qualificato ad esprimere valutazioni sull'argomento e il forte richiamo alla farmacovigilanza e alla tracciabilità dei farmaci come da Direttiva Europea 2010/84/EU.

CAPITOLO 7
EPIDEMIOLOGIA

APPROCCIO EPIDEMIOLOGICO ALLO STUDIO DELLE MALATTIE: MISURE DI EPIDEMIOLOGIA

Il termine epidemiologia deriva dal greco e sta ad indicare lo studio della popolazione. **L'epidemiologia** può essere definita come la disciplina che si occupa dello studio delle malattie e dei fenomeni ad essere correlati attraverso:

- osservazione della distribuzione e dell'andamento delle patologie nella popolazione
- individuazione dei fattori di rischio che ne possono condizionare l'insorgenza
- diffusione nonché programmazione degli idonei interventi preventivi e curativi attraverso un'adeguata offerta sanitaria

APPROCCIO EPIDEMIOLOGICO

Ci deve essere un problema sanitario che può essere incidenza di un effetto grave avverso dovuto alla somministrazione di un determinato farmaco ad un tot numero di soggetti malati di una determinata patologia, una malattia infettiva, contagiosa. C'è un quesito, un'ipotesi, si disegna uno studio, si raccolgono i dati e si analizzano e si interpretano i risultati per poter confermare l'ipotesi da cui si è partiti.

Da un approccio legato prevalentemente allo studio delle malattie infettive, l'epidemiologia ha allargato gli orizzonti alle malattie cronico degenerative , tanto che sono state create delle vere e proprie sub-specializzazione:

- epidemiologia dei tumori
- epidemiologia cardiovascolare
- neuroepidemiologia
- farmacoepidemiologia

gli ambiti di applicazione dell'epidemiologia possono essere tantissimi e bisogna studiare dei fenomeni epidemici, ricostruire una storia naturale della malattia, come si diffonde, identificare dei fattori di rischio e anche fattori protettivi e una volta che si sono raccolti i dati, bisogna valutare gli opportuni interventi sanitari che devono essere in grado di prevenire la malattia (interventi preventivi), di diagnostica la malattia (interventi diagnostici) e di curare (interventi curativi). Anche gli ambiti di interesse negli ultimi anni si sono allargati, parliamo di **epidemiologia anche a livello ospedaliero** che si occupa dei rischi nelle strutture di ricovero e cura, si è passati **all'epidemiologia molecolare. L'epidemiologia dei servizi socio-sanitari** o valutativa analizza le caratteristiche delle prestazioni sanitarie e dei servizi riguardo l'adeguatezza, l'efficacia e l'efficienza, l'analisi dei bisogni assistenziali, della domanda e dell'offerta. Le ricerche in questo ambito non si limitano allo sfera terapeutica o preventiva ma riguardano anche ambiti sociali, economici e amministrativi ed hanno assunto ultimamente un'importanza fondamentale a supporto delle decisioni di politica sanitaria.

La **FARMACOEPIDEMIOLOGIA** che è una sorta di sub specializzazione dell'epidemiologia è lo studio dell'utilizzo e degli effetti dei farmaci nella popolazione. si effettuano tramite questo studio le valutazioni di beneficio e rischio. Questa valutazione viene fatta utilizzando dei metodi epidemiologici ovvero studi dell'epidemiologia delle malattie croniche per valutare la frequenza dell'utilizzo e gli effetti dell'uso dei farmaci (farmaci come cause delle malattie quindi effetti collaterali) o l'efficacia dei farmaci).

Due importanti strumenti dell'epidemiologia:

- **EPIDEMIOLOGIA DESCRITTIVA**: studio della diffusione delle malattie
- **EPIDEMIOLOGIA ANALITICA**: studio delle relazioni tra malattie e fattori di rischio o preventivi

L'epidemiologia in generale è un insieme di metodi che si applica allo studio della distribuzione e dei determinanti di qualsiasi evento a livello della popolazione. se scelgo uno studio descrittivo vado a studiare la frequenza in funzione della geografia, del tempo, oppure un approccio analitico dove vado a ricercare delle cause degli eventi (studio non sperimentale).

L'epidemiologia come disciplina si sviluppa nel regno unito dove si sono condotti i primi epidemiologici. Nel 1662 Graunt pubblicò un'analisi della mortalità e natalità a Londra, soffermandosi sulle differenze per sesso, età e stagionalità, valutò analiticamente l'entità di un'epidemia della peste, fu uno dei primi studiati a riconoscere il valore delle statistiche correnti che oggi sono la base di partenza di molte ricerche epidemiologiche. Due secoli più tardi, Farr elaborò un sistema di raccolta dei certificati di morte, imponendo la segnalazione della causa accanto ai dati anagrafici. Chi diede inizio alla tradizione della medicina preventiva fu **Snow**, il quale effettuò delle indagini epidemiologiche sul colera quando ancora non si conosceva l'agente eziologico. Nella prima epidemia del 1854 Snow osservò che tutti i casi di colera erano distribuiti intorno a una sola delle numerose pompe erogatrici di acqua potabili della città londinese. Ipotizzò che era quell'acqua responsabile alla diffusione della malattia e ordinò subito la chiusura di questa pompa e riuscì a porre fine all'epidemia e ad identificare l'acqua stessa come un veicolo di trasmissione di questo agente eziologico del colera. Anni più tardi si verificò un altro episodio di colera che però andava a colpire solo i quartieri meridionali della città, Snow scoprì che la maggior parte dei contagiati erano stati riforniti di acqua potabile da un'altra pompa, risalendo alla modalità del contagio, cioè dal fatto che questa impresa di distribuzione di acqua, attingeva l'acqua dal Tamigi che era contaminata dalle fognature. Si erano registrati questi casi di colera, in altri soggetti che attingeva l'acqua da un'altra parte si erano registrati solo pochi casi di colera, questo voleva dire che anche se non aveva avuto i mezzi di studio per poter studiare questi episodi, Snow era riuscito ad effettuare uno studio epidemiologica pur non conoscendo l'agente eziologico. Da lì a poco Cok riuscì ad isolare il vibrione del colera dall'acqua. una conquista di fondamentale importanza nella storia della medicina successivamente fu la scoperta ad opera di Fleming della penicillina che ha posto le premesse per una diminuzione delle morti per cause infettive.

PRINCIPALI CARATTERISTICHE DISTINTIVE DELLA PATOLOGIA INFETTIVA E NON INFETTIVA

L'immunità è presente nella patologie infettive, assente in quelle non infettive. I fattori causali maggiori nel caso delle patologie infettive sono naturali, specifici e ad azione rapida, mentre nel caso delle patologie non infettive sono ambientali o da abitudini di vita, aspecifici, ad azione lenta. Il decorso è generalmente acuto nelle patologie infettive, cronico nelle patologie non infettive. L'esito è favorevole con guarigione nel caso delle patologie infettive, sfavorevole senza guarigione nelle malattie non infettive. Gli effetti dei miglioramenti terapeutici abbreviano il decorso della patologia nel caso delle patologie infettive, allungano il decorso nel caso delle patologie non infettive.

STUDIO NATURALE DELLE MALATTIE

Nello studio delle malattie si devono distinguere subito le **PATOLOGIE INFETTIVE** da quelle **CRONICO DEGENERATIVE O NON INFETTIVE** considerando tra queste ultime incidenti, infortuni che incidono in maniera rilevante sulle statistiche di mortalità, morbosità nelle fasce di età più giovani. Le **malattie infettive trasmissibili** sono sempre caratterizzate dall'esposizione all'agente patogeno responsabile e quindi dalla successiva possibile infezione che di norma non colpisce più di una volta la vita dello stesso soggetto. Il periodo di incubazione, in cui il soggetto non accusa sintomi può variare da qualche ora a diversi mesi e segue la comparsa di sintomi specifici. Questa malattia si conclude con guarigione o con cronicizzazione o con la morte del soggetto.

La **malattia conclamata** è la fase in cui si manifesta la sintomatologia clinica specifica. L'esito finale nella maggioranza dei casi è caratterizzato da due eventi: morti o guarigione. Raramente la malattia può evolvere verso la cronicizzazione (epatite B,C), oppure guarita l'infezione possono residuare dei danni permanenti (paralisi come esito di poliomelite). Alcune volte si instaura la condizione di portatore-sano (cronico temporale) in questo caso la persona alberga uno specifico agente infettivo in assenza di segni clinici della malattia e può rappresentare una possibile sorgente di infezione.

Nello sviluppo delle **malattie cronico-degenerative** sono implicati una serie di fattori di rischio, alcuni dei quali possono non essere conosciuti perfettamente ma che favoriscono lo sviluppo di una determinata malattia e quindi possono essere associati ad essa. Il periodo in cui i fattori di rischio esplicano la loro azione viene definita fase di latenza e può durare anche diversi anni dove nel corso di questi non è presente alcun segno clinico della malattia. La fase in cui la malattia è già in atto ma il paziente non avverte alcun sintomo è definita fase preclinica ed è un momento cruciale in cui la medicina preventiva si è impegnata ad identificare questi segni patologici e a mettere in atto rimedi. Poi abbiamo la fase conclamata della malattia che è quella in cui nella maggioranza dei casi, ogni approccio terapeutico non apporta sostanziali modificazioni al decorso cronico della malattia verso l'esito fatale.

FATTORI DI RISCHIO

I fattori di rischio di una malattia possono essere attribuiti alla persona o essere situazioni a cui la persona è esposta, ma che aumentano la probabilità di comparsa di una malattia o di una determinata condizione. Questi fattori di rischio possono essere distinti in:

- **genetici o ereditari**: sono fattori di rischio insiti nel patrimonio genetico dell'individuo e per tanto non eliminabili ma sono identificabili precocemente grazie ai nuovi metodi di biologia molecolare
- **ambientali**: tipici del luogo dove la persona vive (inquinamento dell'aria, acqua, suolo), essi sono modificabili o con il cambiamento della vita o con interventi di sanità pubblica che sono volti a rimuovere gli inquinanti ambientali (provvedimenti legislativi)
- **occupazionali**: che riguardano i fattori nocivi presenti in ambienti di lavoro (inquinanti dell'aria, radiazioni) e possono essere modificabili cambiando ambiente o con misure atte ad eliminare le sorgenti inquinanti o con la protezione del lavoratore con specifici dispositivi di protezione individuale, come maschere, guanti, occhiali
- **individuali**; tra i quali droghe, fumo di sigaretta, alcol, comportamenti sessuali, sono dei fattori di facile rimozione se la persona si mostra disposta a recepire informazioni di educazione sanitaria.

CAMPI DI INTERVENTO DELLA PREVENZIONE

- **UOMO**: vaccinazioni, screening e diagnosi precoce di malattie, lo stile di vita, dieta
- **AMBIENTE**: nel caso dell'acqua potrebbe essere un intervento di potabilizzazione, nel caso dei rifiuti lo smaltimento, nel caso dell'aria abbattimento, inquinamento atmosferico
- **ALIMENTI**: sorveglianza della catena alimentare
- **ORGANIZZAZIONE SANITARIA**: organizzazione dei servizi sanitari che contribuiscono alle attività di prevenzione e valutazione della loro efficienza
- **EDUCAZIONE SANITARIA** : parte integrante di tutti gli interventi di prevenzione

INTERVENTI INDIRIZZARI ALLA PROMOZIONE, DIFESA E RECUPERO DELLA SALUTE

MOMENTI DI INTERVENTO: Promozione, prevenzione, cura che si rivolge ai malati con la finalità di una diagnosi e guarigione della malattia , riabilitazione agli ex malati e malati con la finalità del recupero della salute e di una buona qualità di vita.

PREVENZIONE

Se la prevenzione rappresenta un intervento utile per qualsiasi tipo di patologia, oggi rappresenta una necessità inderogabile per malattie come quelle oggi prevalenti che sono croniche ed inguaribili. Le linee strategiche che si possono percorrere per proteggere e potenziare la salute dell'uomo sono:

- allontanare e/o correggere tutti i fattori potenzialmente nocivi
- incrementare il livello di benessere, potenziando la presenza di fattori protettivi
- aumentare il grado di resistenza all'azione dei diversi fattori di danno

parliamo di :

- *PREVENZIONE PRIMARIA*: definita come il mantenimento della salute attraverso una serie di interventi, impedire l'insorgenza di casi di malattia negli individui sani riducendo (o azzerando) il rischio individuale. Se la causa è ignota o non eliminabile si agisce sui fattori di rischio riducendo l'incidenza
- *PREVENZIONE SECONDARIA*: individuare e trattare i casi di malattia il più precocemente possibile
- *PREVENZIONE TERZIARIA*: impedire l'aggravamento di malattie croniche in atto

PREVENZIONE PRIMARIA

Nei confronti di patologie infettive può esplicarsi attraverso identificazione di focolai infettivi, attraverso interventi di bonifica ambientale riducendo il rischio di contagio infettivo che può essere sterilizzazione dell'acqua, controllo di alimenti, smaltimento di rifiuti, oppure attraverso le campagne vaccinali. Nei confronti delle **patologie croniche**, la prevenzione primaria viene attuata cercando di rimuovere i fattori di rischio implicati nello sviluppo delle diverse malattie ed adottando stili di vita favorevoli. la prevenzione primaria delle malattie croniche si serve di un elemento comune, che è costituito dalle **campagne di informazione ed educazione sanitaria**, ossia interventi atti a rendere consapevoli i soggetti dei possibili danni dovuti alla esposizione di fattori di rischio (importanza della informazione) e a mutarne favorevolmente i comportamenti.

PREVENZIONE SECONDARIA

È un atto di natura clinico-diagnostici e trova la possibilità di utilizzo quasi solo per le malattie croniche. Consiste nella identificazione precoce delle malattie o di condizioni a rischio seguita dall'immediato intervento terapeutico per interromperne o comunque rallentare il decorso della malattia. Un elemento importante di cui si serve la prevenzione secondaria è lo **SCREENING** che può essere:

- **SELETTIVO**: la ricerca è operata fra individui apparentemente sani, ma appartenenti ad una categoria con rischio di ammalarsi particolarmente elevato
- **DI MASSA**: riguarda l'intera popolazione esposta al rischio e va effettuato solo quando l'incidenza della malattia che si vuole prevenire è elevata (carcinoma della mammella) oppure pur trattandosi di malattia rara la diagnosi tardiva implica un danno irreversibile mentre la diagnosi precoce può essere fatta agevolmente e consente un efficace trattamento (fenilchetonuria, ipotiroidismo congenito)

PREVENZIONE TERZIARIA o riabilitazione

Riguarda la prevenzione delle complicanze di una malattia che è già in corso oppure che ha un decorso irreversibile. È tipica delle malattie croniche ma anche patologie infettive che possono cronicizzare come epatite B-C oppure tubercolosi, AIDS. Consiste nell'attuazione di tutte le misure di ordine medico, sociale e psicologico che sono volte a ridurre danni ed invalidità, diminuendo la sofferenza del paziente colpito da una patologia cronica inguaribile, cercando di creare delle condizioni per una vita il più possibile simile a quella degli individui sani. Lo scopo è quella di allungare il periodo di sopravvivenza.

PREVENZIONE ATTIVITA' E DI COMUNITA'

Per la **prevenzione attiva detta anche individuale** si intende l'insieme articolato degli interventi offerti attivamente alla popolazione generale o a gruppi a rischio, per malattie di rilevanza sociale che vedono un coinvolgimento integrato di vari soggetti del SSN impegnati in attività di prevenzione sia primaria che secondaria sulla persona. Tra queste iniziative rientrano le campagne di vaccinazione, chemioprofilassi, screening.

Per **prevenzione di comunità** si intende l'insieme degli interventi diretti ad intere popolazioni che rientrano generalmente nell'ambito della prevenzione primaria e non sono necessariamente svolte da personale sanitario. Fanno parte di tali interventi campagne di educazione sanitaria, interventi ambientali, provvedimenti legislativi, ogni altra azione non specifica sulla persona. Di qui l'importanza di attivare uno specifico **PIANO NAZIONALE DELLA PREVENZIONE**. La **legge finanziaria del 2005** ha previsto l'attivazione del piano nazionale della prevenzione che va dal 2005 al 2008, hanno riguardato:

- prevenzione della patologia cardiovascolare con azioni da estrinsecarsi attraverso la diffusione della carta del rischio cardiovascolare, la prevenzione dell'obesità infantile e delle complicanze del diabete e la prevenzione delle recidive nei soggetti già colpiti da patologie cardiovascolari
- prevenzione delle complicanze del diabete con l'obiettivo di censire tutta la popolazione affetta da tale patologia anche inconsapevolmente
- diagnosi precoce dei tumori, sollecitare la popolazione di tutte le regioni italiane alla partecipazione a programmi di prevenzione per gli screening del tumore al seno, del tumore alla cervice uterina e del tumore del colon-retto
- vaccinazioni: le azioni devono concentrarsi sull'aggiornamento del calendario vaccinale, sull'istituzione sistemica delle anagrafi vaccinali e sulla definizione dell'offerta di vaccini sulla base delle evidenze scientifiche anche per categorie a rischio come anziani e lavoratori
- prevenzione degli incidenti: le azioni riguardano sia gli incidenti stradali ma anche domestici che colpiscono alcune fasce di popolazioni particolari come bambini ed anziani.

MISURE DI FREQUENZA: PREVALENZA ED INCIDENZA

Uno degli obiettivi della farmacoepidemiologia è quello di descrivere la distribuzione degli eventi di natura sanitaria e quindi di effettuare delle associazioni tra i fattori di rischio e i fenomeni morbosi che si manifestano. I principali tipi di misura che rispondono alle caratteristiche richieste utilizzabili in epidemiologia sono:

- **ASSOLUTE**: frequenza
- **RELATIVE**: tassi, rapporti, proporzioni. Un rapporto esprime la relazione tra due quantità che devono essere indipendenti tra loro. **Rapporto OZ** è un rapporto tra la probabilità che si verifichi un evento e la probabilità che non si verifichi. La proporzione è un tipo di rapporto particolare in cui il numeratore è incluso nel denominatore; quindi, il risultato può assumere solo valori compresi tra 0 e 1, oppure espresso in %. Il tasso è il rapporto tra unità diverse che introduce la variabile di tempo.

In una rilevazione statistica la **frequenza assoluta** è il numero dei casi osservati (N). rappresenta il primo approccio a qualsiasi tipo di ricerca. La **frequenza relativa** è la proporzione tra il numero di casi osservati (N) e il totale dei casi. Può essere anche espressa in forma %. Rispetto alla frequenza assoluta sono più utili queste misure di frequenza che consentono di confrontare il fenomeno in diversi gruppi e stabilire relazione.

TASSI: rappresentano il metodo di misura più comune in epidemiologia. Consentono di eliminare, nella valutazione di un fenomeno, l'influenza confondente esercitata dalle variazioni socio-demografiche che possono verificarsi all'interno della popolazione o fra popolazioni in cui il fenomeno si manifesta. Sono utilizzati per lo studio delle 3 evenienze più importanti ai fini sanitari:

- NASCITE
- MALATTIE
- MORTI

In epidemiologia possono essere utilizzati 4 diversi tipi di tassi o quozienti in funzione della tipologia ed accuratezza dei risultati che si vogliono conseguire:

- **TASSI GREZZI**: eventi verificatisi nel tempo nell'intera popolazione
- **TASSI SPECIFICI**: si riferisce a particolari gruppi di soggetti
- **TASSI PROPORZIONALI**: frazione del totale degli eventi ascrivibile ad un carattere particolare
- **TASSI STANDARDIZZATI**: corretti attraverso una tecnica detta di standardizzazione.

I **RAPPORTI** sono usati per comparare l'entità dello stesso fenomeno in due gruppi diversi (mortalità fra sesso maschile e femminile), suddividere una popolazione in due gruppi di soggetti con differenti caratteristiche (rapporto fra soggetti ipertesi e normotesi), comparare l'entità di un fenomeno in due momenti diversi (mortalità generale in Italia nel 1980 e nel 2000). In tutti e 3 i casi, il fattore presente al numeratore non compare mai al denominatore.

Rapporto di mortalità differenziale per sesso $\dfrac{\text{Tasso di mortalità sesso maschile}}{\text{Tasso di mortalità sesso femminile}} * 100$

Rapporto di mortalità in tempi diversi (generale o specifico) $\dfrac{\text{Tasso di mortalità al tempo x}}{\text{Tasso di mortalità al tempo y}} * 100$

I **TASSI DI MORBOSITA'** sono misure di frequenza impiegate per stimare la distribuzione delle malattie in una popolazione e di qui i concetti di prevalenza e incidenza. Si riferiscono all'evento malattia di cui ne definiscono l'entità e la frequenza di comparsa nella popolazione.

- **PREVALENZA**: è la proporzione di individui di una popolazione ben definita che hanno la malattia sotto studio in un determinato momento
- **INCIDENZA**: misura la velocità di insorgenza di nuovi casi di malattia in una popolazione a rischio osservata per un determinato periodo

$$\text{Prevalenza}(t_0) = \frac{\text{numero totale dei casi osservati in t0}}{\text{entità della popolazione in t0}} * 10^K$$

Ove : t_0 = momento in cui i casi sono stati osservati

K = costante

LA **PREVALENZA** è il numero totale dei casi di una specifica malattia presenti in un determinato momento in una popolazione.

è una misura di frequenza per esprimere il numero di eventi o di soggetti con una determinata caratteristica effettivamente presenti in un certo momento o in un breve periodo di tempo. possiamo differenziarla in **PUNTUALE** (considera la situazione in uno specifico istante, questo valore può subire delle oscillazioni se viene riferito a malattie infettive che causano alterazioni. Poiché l'applicazione di questo concetto può risultare difficile per problemi pratici può essere più utile considerare la prevalenza **PERIO-DALE** (una proporzione con al numeratore soggetti che in un qualsiasi momento T sono risultati ammalati, mentre al denominatore troviamo la popolazione totale).

$$\text{Prevalenza puntuale}(t_0) = \frac{\text{Malati ora}}{\text{Totale popolazione ora (sani + malati)}}$$

Misura la frequenza di malattia in un dato momento

$$\text{Prevalenza periodale}(t_0) = \frac{\text{Malati presenti in un determinato periodo (vecchi + nuovi)}}{\text{Totale popolazione ora (sani + malati) in un determinato periodo}}$$

La prevalenza periodale si ottiene addizionando la prevalenza all' inizio dell' osservazione con l' incidenza durante l' intervallo di osservazione

NON CONFONDERE PREVALENZA PERIODALE ED INCIDENZA!

INCIDENZA considera il numero dei nuovi eventi in una popolazione per unità di tempo. è la frequenza di comparsa di nuovi casi di malattia in una popolazione in un determinato periodo di tempo. è la misura di frequenza che esprime i nuovi casi osservato in un certo periodo nella popolazione a rischio. Il denominatore viene misurato solo all'inizio del periodo di osservazione.

$$\text{Incidenza}_{(t1-t0)} = \frac{\text{Nuovi casi di malattia compresi nell'intervallo } t_1 - t_0}{\text{Popolazione a rischio (sani)}} \times K$$

Ove : $t_1 - t_0$ = Intervallo di tempo in cui i casi sono stati osservati

Esiste una relazione tra **PREVA-LENZA E INCIDENZA**. La prevalenza è uguale all'incidenza per la durata della malattia. Possiamo avere una malattia a bassa prevalenza cioè una malattia che è di breve durata d'azione e ad alta incidenza e malattia ad alta prevalenza cioè di lunga durata e a bassa incidenza.

- **TASSO DI MORBILITA'**: tasso di incidenza di una malattia, comprendente tutti i casi o solo quelli non fatali
- **TASSO DI MORTALITA'**: tasso di incidenza dell'evento di morte
- **TASSO DI FATALITA'**: proporzione di pazienti che muoiono di una malattia. Il denominatore include solo casi diagnosticati vivi. Corrisponde all'incidenza cumulativa di morte una volta che la diagnosi è stata formulata.

CAPITOLO 8
FARMACOUTILIZZAZIONE

Dopo la fase registrativa, è indispensabile continuare a studiare il profilo rischio-beneficio dei farmaci. si utilizzano **sorveglianze postmarketing** attraverso la pratica corrente (real word), attraverso la **farmaco-vigilanza** (secondo OSM è l'insieme di tutte quelle attività che sono volte alla identificazione, alla comprensione, alla prevenzione degli effetti avversi) (secondo AIFA è l'insieme complesso delle attività che sono finalizzate a valutare in maniera continuativa di tutte le informazioni relative alla sicurezza dei farmaci perché bisogna assicurare per tutti i medicinali che sono in commercio un rapporto rischio-beneficio favorevole a tutta la popolazione). rappresenta la fase 4 degli studi clinici sul farmaco. il **beneficio** ovvero l'efficacia del farmaco nella pratica clinica quotidiana e il **rischio** ovvero la possibilità di comparsa degli effetti avversi nel paziente a seguito della somministrazione di un farmaco. lo strumento più importante per la segnalazione è la segnalazione spontanea di questi eventi. Di qui la **farmacoepidemiologia**, definita come la disciplina che studia gli effetti terapeutici (effetti desiderati), i rischi (effetti indesiderati, collaterali, secondari, tossici), l'uso dei farmaci e questo studio dei farmaci è inteso sia come prescrizione che, come assunzione, quindi, parliamo di condizioni reali di impiego dei farmaci, cioè studia l'uso dei farmaci esteso a tutta la popolazione. questi effetti vengono indagati mediante **studi osservazionali** (studi in base alle linee guida previste dal decreto legislativo 211 del 2003 e accanto a questo la determina AIFA del 20 marzo del 2008)e devono avere delle caratteristiche, il farmaco deve essere prescritto all'interno delle indicazioni d'uso autorizzate, la prescrizione di quel farmaco fa parte della normale pratica clinica e la decisione di prescrivere il farmaco al singolo soggetto deve essere indipendente da quello di includere il soggetto nello studio. Le procedure diagnostiche, le procedure valutative, devono corrispondere alla pratica clinica corrente. Il decreto ministeriale del 2015 del 30 aprile, ha introdotto nel nostro ordinamento gli studi della sicurezza dopo l'autorizzazione nella normativa europea definiti studi di farmacovigilanza attiva. Gli studi osservazionali sono stati distinti in due tipi: analitici e descrittivi. Gli studi **osservazionali analitici** vanno ad indagare il rapporto causa effetto tra i farmaci e effetti indesiderati, il farmaco viene somministrato secondo le indicazioni registrate a tutti i pazienti che ne hanno bisogno e questi studi sono divisi in studi di coorte e studi caso-controllo. Lo **studio di coort**e consiste in un confronto della diversa incidenza di un determinato fenomeno come effetto indesiderato tra il gruppo (coorte) che è esposto al fattore di rischio (farmaco) e il gruppo (coorte) che non è esposto. Di qui abbiamo differenziato lo **studio di coorte prospettico** (si effettua seguendo nel tempo una popolazione selezionata quindi la coorte per osservare l'incidenza di un particolare evento) e lo **studio di coorte retroprospettico** (si conduce sulla base di una documentazione che è stata raccolta in passato, già esistente prima che si decidesse di iniziare lo studio, si tratta di una ricerca di archivio e rappresenta uno studio analitico più potente per valutare questi fattori di rischio). Lo svantaggio dello studio di coorte è quello di essere abbastanza difficile, costoso e lungo e non è adatto per le malattie rare. Accanto a questi studi abbiamo **lo studio caso-controllo** che consiste nel confrontare un gruppo di soggetti che presentano un determinato effetto indesiderato con un gruppo simile ma privo di quella patologia e si valuta se ci sono state delle esposizioni a farmaco in studio e in questo modo si risale dall'esito, cioè dalla malattia all'esposizione per valutare se c'è una differenza di una determinata eziologia tra i casi e i controlli. questi studi sono utili quando il fine è quello di andare a indagare se vi è un'associazione tra un farmaco e un evento avverso, questi studi a differenza degli altri sono relativamente poco costosi, retrospettivi perché l'esposizione non può non precedere l'esito. Questo tipo di studio può correlare solo con l'associazione non con la casualità. **Gli studi osservazionali descrittivi** sono quelli che hanno l'obiettivo di identificare un fenomeno, misurare la frequenza, lo sviluppo, come si distribuisce in sottogruppi di popolazione, ma non è quello di stabilire la causa, quindi vengono utilizzati per indagare la distribuzione spaziale, temporale delle prescrizione dei farmaci e quindi della loro assunzione da parte dei pazienti, questo rapporto tra prescrizione del farmaco e assunzione reale da parte del paziente nei modi e nei tempi prescritti prende il nome di **aderenza terapeutica**, la compliance. Gli studi osservazionali descrittivi sono stati distinti in **longitudinali** e **trasversali**. *Longitudinali* se si realizzano con i dati ottenuti che si susseguono nel tempo e che misurano quanti nuovi casi in un dato evento compaiono in un determinato lasso di tempo e da qui il concetto di **incidenza**. *Trasversali* sono quelli di prevalenza, cioè essi si realizzano con dati ottenuti in un momento ben preciso. Questi studi vengono utilizzati per studiare la prevalenza di una patologia, cioè il rapporto tra il numero degli eventi rilevati in una popolazione in un momento preciso e il numero degli individui della popolazione che si è osservata nello stesso periodo, quindi gli studi di farmacoepidemiologia che vengono anche condotti prevalentemente dal farmacista sono di tipo osservazionali sulle prescrizioni, sulle assunzioni dei farmaci, cioè gli **studi di farmacoutilizzazione**.

La **Drug Utilization Research** (DUR), studia ''il mercato, la distribuzione, la prescrizione e l'uso di farmaci in una società, con particolare attenzione alle conseguenze mediche, sociali ed economiche che ne derivano'. Questa disciplina costituisce una parte essenziale della ricerca applicata dei sistemi sanitari perché ci descrive la portata, la natura, l'incidenza della esposizione ai farmaci. Lo **scopo principale degli studi di farmacoutilizzazione** è facilitare l'uso corretto dei farmaci nelle popolazioni. Per il singolo paziente, l'uso razionale di un medicinale implica;

- una prescrizione ben documentata ad una dose ottimale
- con una corretta informazione,
- ad un prezzo accessibile

La **farmacoutilizzazione** è nata a metà degli anni Sessanta in alcuni dipartimenti del Nord Europa e del Regno Unito. - Uno studio pionieristico condotto da Arthur Engel e Pieter Siderius che analizzava il numero di antibiotici venduti in sei Stati europei tra il 1966 e il 1967, dimostrò l'importanza del confronto dei dati relativi all'uso dei medicinali in Paesi e regioni differenti, suggerendo all'OMS di organizzare a Oslo nel 1969 il primo convegno sul tema del "consumo del farmaco", che stimolò la nascita di un gruppo europeo di ricerca sull'utilizzazione dei farmaci (gruppo di ricerca di utilizzazione del farmaco europeo (DURG) dell'OMS). - In Italia, i primi sistemi di monitoraggio delle prescrizioni sono stati allestiti negli anni Ottanta in Umbria e in Emilia Romagna, seguite poi nel corso degli anni Novanta da altre Regioni o da singole ASL, fino alla costituzione, presso il Ministero della Salute, dell'Osservatorio Nazionale sull'Impiego dei Medicinali (**OsMed**). Osmed ha una cadenza periodica, vengono elaborati e vengono periodicamente pubblicati in dei rapporti, perché vanno a sintetizzare tutti i dati dell'uso dei farmaci e questi dati sono erogati dal servizio sanitario nazionale, sia acquistati privatamente dai cittadini. L'uso non appropriato delle terapie farmacologiche non solo può causare gli eventi avversi ma comporta uno spreco di risorse finanziarie sanitarie e questo compromette la qualità dell'assistenza sanitaria, quindi è necessario affrontare questo tipo di problemi ad identificarli e evidenziarli, senza una conoscenza sulle modalità della prescrizione tutto questo risulta difficile.

Gli studi di farmacoutilizzazione possono essere distinti in due tipologie, **descrittivi e analitici**.

- Gli **studi descrittivi** delineano i modelli di farmacoutilizzazione che si focalizzano sul:

- . farmaco (relazioni dose-effetto e concentrazione-effetto),
- . medico prescrittore (indici di qualità di prescrizione),
- . paziente (scelta del farmaco e dose in relazione a condizioni patologiche, età, capacità metaboliche).

- Gli **studi analitici** cercano di correlare i dati sull'utilizzo del farmaco con dati relativi alla morbilità, agli esiti del trattamento e alla qualità della cura, con il fine ultimo di valutare se la terapia farmacologica sia razionale o meno.

La ricerca in farmacoutilizzazione descrive, quindi, la portata, la natura e l'incidenza dell'esposizione ai farmaci e può portare alla conoscenza dei seguenti aspetti dell'uso e della prescrizione dei farmaci:

- pattern di utilizzo;
- qualità di utilizzo;
- determinanti di utilizzo;
- effetti (outcomes) di utilizzo.

PATTERN DI UTILIZZO

Il modello (pattern) di utilizzo si riferisce alla portata e ai profili di utilizzo dei farmaci e agli andamenti e costi nel corso del tempo. E' possibile migliorare le conoscenze sulle modalità in cui i farmaci vengono utilizzati attraverso:

- stima del numero di pazienti esposti all'utilizzo di specifici farmaci in un determinato periodo di tempo, cioè questa stima può riferirsi sia a tutti i pazienti indipendentemente da quando questi abbiano iniziato ad assumere farmaci (**prevalenza**), sia i pazienti che hanno iniziato la terapia nel periodo di indagine che abbiamo scelto (**incidenza**).
- descrizione della dimensione d'uso in un certo momento e/o in una certa area (in un Paese, una Regione, una comunità o un ospedale);
- stima (per esempio, sulla base di dati epidemiologici relativi a una patologia) di quanti farmaci sono prescritti in maniera opportuna o inappropriata;
- disponibilità di dati retrospettivi sull'uso dei farmaci, che possono essere elemento di valutazione per i medici, ciò è utile quando una prescrizione deve essere paragonata con qualche forma di prescrizioni eseguite in un paese, in una regione
- stima di **case report** di problemi conseguenti all'uso di determinati farmaci o a effetti collaterali a carico di un certo numero di pazienti esposti al farmaco

QUALITA' DI UTILIZZO

La qualità di utilizzo si basa su verifiche che confrontano l'uso del farmaco nella corrente pratica con le linee guida nazionali o regionali o con formulari farmaceutici locali. Gli indici di qualità relativi all'uso dei farmaci possono includere:

- la scelta del farmaco, intesa come aderenza del paziente ad una terapia
- il costo del farmaco,
- il dosaggio del farmaco, cioè la conoscenza di quelle che possono essere le differenze interindividuali nel dosaggio dei farmaci, in base all'età del paziente
- la conoscenza delle interazioni e delle reazioni avverse al farmaco,
- la percentuale di pazienti che sono consapevoli o meno del **rapporto costo/beneficio del loro trattamento.**

DETERMINANTI DI UTILIZZO

I determinanti di utilizzo includono:

- le caratteristiche degli utilizzatori (parametri sociodemografici, atteggiamento dei pazienti nei confronti dei farmaci),
- le caratteristiche dei medici prescrittori (specializzazione, formazione e fattori che influenzano le scelte terapeutiche),
- le caratteristiche del farmaco (proprietà terapeutiche, forma farmaceutica e accessibilità).

OUTCOMES DI UTILIZZO

Gli effetti o outcomes di utilizzo sono relativi alle conseguenze sullo stato di salute (benefici ed effetti avversi) e alle conseguenze di natura economica

TIPOLOGIE DI INFORMAZIONI

- **Informazioni sui farmaci** (Drug-Based Approach): conoscere le tendenze relative al consumo totale dei farmaci, anche se spesso sono richieste informazioni più dettagliate sull'uso dei farmaci a vari livelli, su come devono essere prescritti insieme in caso di politerapia oppure sulle indicazioni terapeutiche, le dosi.
- **Informazioni sui problemi** (Problem-Based Approach): individuare il modo migliore per gestire un particolare problema (es. ipertensione, ulcera gastrica o depressione).
- **Informazioni sui pazienti** (Patient-Based Approach): risultano utili informazioni demografiche e altri tipi di informazioni relative al paziente, per esempio vogliamo valutare la probabilità di gravi effetti collaterali in seguito all'utilizzo di FANS, oppure se il farmaco è utilizzato in una fascia diversa da quella in cui sono state eseguite le sperimentazioni cliniche e quindi è necessario effettuare una stratificazione dei pazienti per fascia di età, oppure risalire a una condizione di comorbilità del gruppo di pazienti in studio per stabilire la scelta del trattamento per esempio gli ace inibitori sono farmaci di prima scelta nei pazienti anche con insufficienza cardiaca, oppure gli effetti indesiderati come l'utilizzo di beta bloccanti in pazienti asmatici, in questo caso è importante avere a disposizione informazioni di natura qualitativa sui pazienti.
- **Informazioni sul medico prescrittore** (Prescriber-Based Approach): il medico prescrittore rappresenta un elemento chiave nella valutazione del consumo dei farmaci.

FONTE DEI DATI

- L'interesse crescente nei confronti di un uso più appropriato delle risorse sanitarie ha portato alla creazione di database dedicati agli studi di farmacoutilizzazione.

- Tali database derivano da due tipologie di fonti:

- **archivi amministrativi sanitari**
- **archivi clinici**

ARCHIVI AMMINISTRATIVI SANITARI

Gli archivi sanitari aziendali sono realizzati in maniera autonoma per scopi di natura amministrativa e dispongono dei requisiti necessari per poter condividere e integrare le informazioni possedute. Attraverso l'identificativo (C.F.) del paziente è possibile effettuare collegamenti per creare una banca dati di popolazione. Ciò permette di ricostruire, per ciascun assistito, il profilo analitico e cronologico dei trattamenti effettuati e delle risorse assorbite e, nel contempo, il modo in cui il paziente ha utilizzato le risorse a lui destinate. Si fonda su questi 3 database:

- **DATABASE ANAGRAFICHE ASSISTIBILI/MEDICI**: è l'archivio che va a registrare tutte le informazioni anagrafiche dei medici e degli assistibili dell'azienda sanitaria, include c.f. del paziente, data di nascita o il codice del medico, il sesso e il distretto di appartenenza.
- **DATABASE FARMACEUTICI** (sia a livello territoriale; distribuzione diretta e per conto; ospedaliero) prevedono la raccolta di tutte le informazioni che si riferiscono ai farmaci redatti a carico del SSN, in regime di dispensazione convenzionata, anche per conto dell'ospedale. Nell'ambito di questo regime di fornitura del farmaco si differenziano altri database: database farmaceutico territoriale cioè sono presenti tutte le prescrizioni farmaceutiche dispensate a carico del SSN da parte di farmacie aperte al pubblico. In quello di distribuzione diretta e per conto sono presenti tutte

quelle prestazioni che sono erogate dopo una visita specialistica, oppure quando c'è una dimissione a un ricovero, oppure soggetti cronici che sono sottoposti a piani terapeutici importanti. **Database farmaceutici ospedalieri**: all'interno del quale ci sono tutte le informazioni dei farmaci che sono destinati alla somministrazione interna, sono quelli consegnati dalle farmacie ospedaliere ai reparti.

- **DATABASE NOSOLOGICO OSPEDALIERO**: per la rilevazione dei ricoveri ospedalieri

ARCHIVI CLINICI

La banca dati clinica offre la possibilità di raccogliere le rimanenti informazioni per la completezza della caratterizzazione del paziente, della definizione degli interventi e della valutazione degli esiti. Queste banche dati nascono per scopi amministrativi contabili, tralasciano gli aspetti inerenti alle abitudini del paziente (se un paziente fuma, se consuma alcol). Ci sono degli indicatori che indicano i valori di pressione di questo soggetto, se soffre di glicemia alta.

I database clinici danno la possibilità sia di acquisire in modo stabile e continuativo informazioni sulle caratteristiche dei pazienti che accedono a specifici servizi, sia di rilevare i loro esiti clinici. Un'altra importante potenzialità dei suddetti database è di offrire opportunità di ricerca in ambito clinico. In questo contesto, la banca dati può sia integrare le conoscenze scientifiche prodotte dalla ricerca clinica sperimentale (verificando nella pratica clinica quotidiana l'effettiva applicabilità dei risultati ottenuti in ambito sperimentale), sia surrogarne la mancanza, allorché siano presenti aree cliniche in cui studi randomizzati non siano disponibili o, comunque, non fattibili.

Le banche dati cliniche comportano, però, alcuni problemi di carattere gestionale come la necessità di collaborazione degli utenti per la qualità e la completezza dei dati, le difficoltà di addestramento al corretto e costante utilizzo degli strumenti per la raccolta dei dati, i costi di realizzazione e mantenimento.

RECORD LINKAGE

Le informazioni contenute nei database sono organizzate in tabelle e ciascuna tabella rappresenta uno spaccato di realtà di interesse che noi vogliamo studiare:

1) una tabella denominata "**pazienti**", contenente l'elenco dei pazienti della realtà d'interesse;

2) una o più tabelle di farmaceutica contenenti i dati del triennio, suddivisi per anno, derivanti dalla lettura ottica delle ricette o dalle prestazioni farmaceutiche erogate, fra cui il codice identificativo del paziente che ha ricevuto la prescrizione;

3) una o più tabelle di schede di dimissione ospedaliera (**SDO**) contenente i dati del triennio , suddivisi per anno, derivanti dalle ospedalizzazioni, fra cui il codice identificativo del paziente ricoverato;

4) una tabella denominata "**medici**" contenente i dati dei medici operanti nella realtà d'interesse;

5) una tabella di raccordo fra medici e pazienti che renda conto dell'attribuzione dei pazienti ai medici di medicina generale.

I dati contenuti in tali tabelle assumono maggior rilevanza quando sono collegati tra loro. Tale operazione è detta di **record linkage**.

Collegando queste varie tabelle, in base al codice del paziente, possiamo ricostruire la posizione di ciascun paziente all'interno di un data base amministrativo e quindi quando abbiamo aspetti condivisi in più data base possiamo parlare di operazione di record linkage tra le tabelle appartenenti a data base diversi e quindi questa operazione viene detta **cross database record linkage**. il risultato finale di questo procedimento è, a livello del singolo assistito, la definizione di un profilo clinico, analitico e cronologico e, a livello di aggregato, la creazione di una banca dati epidemiologica di popolazione

IL SISTEMA DI CLASSIFICAZIONE ATC/DDD

L'analisi delle banche dati amministrative consentono di ottenere i dati relativi al codice di identificazione del farmaco (codice AIC), il numero di confezioni prescritte, il codice di identificazione del medico prescrittore, il codice di identificazione del paziente e la data della prescrizione. È evidente che l'analisi di questi soli dati consentirebbe al massimo di stilare graduatorie del numero di confezioni o di ricette erogate, con il problema di non poter confrontare confezioni diverse dello stesso farmaco contenenti un diverso numero di unità posologiche o, ancor meno, farmaci aventi diversa potenza o diversa durata del ciclo terapeutico. Il principale problema degli studi di farmacoutilizzazione è quindi l'adozione di una metodologia che consenta di produrre stime affidabili dell'esposizione della popolazione ai farmaci, di porre a confronto i consumi di farmaci o classi di farmaci diversi e, infine, di confrontare l'uso di farmaci in aree diverse territoriali.

A livello internazionale è stata adottata la classificazione ATC/DDD che si serve di due tipologie di classificazione, l'Anatomical Therapeutic Chemical classification system (**classificazione Anatomica Terapeutica Chimica - ATC**) e la Defined Daily Dose (**Dose Definita Giornaliera - DDD**). Questo tipo di classificazione è nato nel 1970 aveva l'obiettivo di definire un sistema di classificazione dei medicinali a livello internazionale, poi 20 anni dopo è stato istituito come standard internazionale per gli studi di farmacoutilizzazione. In italia il centro di riferimento per questo sistema ATC/DDD è il DURG, mentre in europa prende il nome di EURODURG.

LA CLASSIFICAZIONE ATC

Con lo sviluppo della farmacoutilizzazione è stata evidenziata la necessità di creare un sistema di classificazione accettato a livello internazionale. L'NMD (Norwegian Medicinal Depot) ha così sviluppato la classificazione (**ATC**), che rappresenta una modifica di una precedente classificazione dei farmaci, la Anatomical Classification (AC system) sviluppata dall'European Pharmaceutical Market Research Association (EPhMRA). A differenza del sistema AC che comprende 14 gruppi anatomici principali, nel sistema ATC i principi sono classificati in una gerarchia di 5 livelli diversi.

- La classificazione ATC è usata per gli studi di monitoraggio dell'impiego dei farmaci e delle reazioni avverse, mentre la classificazione dell'EPhMRA è adottata per le indagini di mercato in ambito farmaceutico. L'ATC è quindi un sistema di classificazione dei farmaci di tipo alfanumerico che suddivide i medicinali in base ai cinque livelli gerarchici, al primo livello i farmaci sono suddivisi in 14 gruppi anatomici principali e all'interno di questi in gruppi terapeutici principali che è il secondo livello, poi ci sono i livelli 3 e 4 che sono i sottogruppi chimici, farmacologici, terapeutici e al 5 livello sono

le preparazioni a base di nifedipina vengono classificate con il codice C08CA05

C	Sistema cardiovascolare (I livello)
C08	Calcioantagonisti (II livello)
C08C	Calcioantagonisti selettivi con prevalente effetto vascolare (III livello)
C08CA	Derivati diidropiridinici (IV livello)
C08CA05	Nifedipina (V livello)

classificati i singoli p.a.. Tutti i principi attivi in uso presentano un codice ATC che li contraddistingue in maniera univoca e li classifica in base all'organo, al sistema su cui agiscono e alle loro proprietà terapeutiche, farmacologiche e chimiche. I prodotti farmaceutici sono classificati sulla base dell'uso terapeutico principale, seguendo il principio che tutti i prodotti con formulazione analoga, dose unitaria e via di somministrazione, possono avere un solo codice ATC. Tuttavia, uno stesso principio attivo può avere più di un codice ATC nel caso siano presenti diverse indicazioni terapeutiche, dosaggi e vie di somministrazione per esempio preparazioni di etinilestradiolo.

LA DOSE DEFINITA DIE (DDD)

Le differenze nella classificazione dei medicinali rendeva difficile il confronto tra i vari paesi, tra le modalità di utilizzo nei vari paesi e all'interno del paese stesso. per risolvere questi problemi e standardizzare questi criteri, il DURG ha proposto questa tecnica, della **DDD**. La DDD è la **dose media di mantenimento di un farmaco assunta giornalmente** da un paziente adulto, con riferimento all'indicazione terapeutica principale. Tale unità di misura non riflette necessariamente la dose giornaliera raccomandata o prescritta. - La DDD rappresenta un'unità di misura fissa indipendente dal prezzo e dall'uso terapeutico e consente al ricercatore di valutare l'andamento del consumo di farmaci e di effettuare raffronti tra gruppi di popolazione.

Con la DDD, i dati sono espressi come numero di giornate "convenzionali" di terapia prescritte e, quindi, sono confrontabili con i farmaci utilizzati a dosi diverse (diversa potenza farmacologica) o con differenti indicazioni. La DDD è del resto un tipo di classificazione che prende in considerazione la dose di mantenimento della terapia, ma non la dose iniziale. Per i farmaci somministrati in una dose iniziale di carico diversa dalla dose di mantenimento, quest'ultima viene scelta come base per la DDD. Se un farmaco può essere usato sia per la profilassi che per la terapia, viene scelta generalmente la dose terapeutica, tranne nel caso in cui l'indicazione principale sia chiaramente profilattica. Sicché, è importante non attribuire alla DDD un significato improprio, vale a dire né di dose raccomandata, né prescritta: essa va considerata quale strumento tecnico per misurare le prescrizioni dei farmaci. È doveroso ricordare che la dose giornaliera effettivamente usata nel trattamento di pazienti, sia ospedalieri che extraospedalieri, può essere diversa dalla DDD. Per esempio, la DDD attribuita a un antibiotico come l'Amoxicillina è di un grammo, mentre la dose giornaliera impiegata può variare da uno a più di tre grammi, in funzione del tipo di infezione trattata e della sua gravità.

Applicando la DDD a una popolazione definita, possiamo esaminare i cambiamenti del consumo del farmaco nel tempo e possiamo effettuare dei confronti internazionali. La DDD, in quanto unità tecnica di misura, non è necessariamente equivalente alle dosi medie effettivamente prescritte e nemmeno alla dose media effettivamente ingerita ogni giorno. Per uno stesso p.a. le varie preparazioni che sono in commercio possono differire per il numero di unità posologiche contenute, saranno sempre conteggiate come un pezzo sebbene il numero delle dosi unitarie fornite al paziente è diverso. Ad esempio, antibiotico orale come amoxicillina e la piperacillina che è iniettabile, nel caso dell'amoxicillina una confezione assicura alcuni gg di terapia, mentre per la piperacillina potrebbero essere necessarie più confezioni normalmente contenenti una sola fiala, per ovviare a questi convenienti, si usa misurare i consumi dei farmaci attraverso la DDD che è diventata un'unità di misura standard a livello internazionale.

GLI INDICATORI DI CONSUMO E SPESA

- Negli studi di farmacoutilizzazione le DDD sono espresse tenendo conto della popolazione e del periodo oggetto di analisi. Ciò permette di fornire una misura dell'esposizione o dell'intensità d'uso di un farmaco o di gruppi di farmaci in una popolazione definita e di effettuare confronti tra diversi periodi di tempo e gruppi di popolazione. I dati sull'utilizzo dei farmaci sono presentati utilizzando un denominatore pertinente per ciascun contesto sanitario analizzato, per esempio il numero di **DDD per 1000 abitanti die** quando si desidera calcolare l'utilizzo dei farmaci in ampie popolazioni (Regioni, ASL); o la **DDD per 100 giorni di degenza** quando invece si vuole analizzare l'utilizzo dei farmaci in ambito ospedaliero

DDD PER 1000 ABITANTI DIE

$$\frac{\text{Numero totale di DDD consumate nel periodo}}{\text{Numero di abitanti} \times \text{numero di giorni nel periodo}} \times 1000$$

La DDD per 1000 abitanti die può fornire una stima del numero medio di dosi di farmaco consumate giornalmente da 1000 abitanti (o utilizzatori). Per il calcolo delle DDD/1000 abitanti die di un determinato principio attivo, il valore è ottenuto nel seguente modo:

Per esempio, se in una determinata popolazione sono state prescritte 50 DDD di un farmaco ogni mille abitanti al giorno, si può considerare che 50 persone su 1000, cioè il 5%, hanno ricevuto in media ogni giorno una DDD di quel farmaco.

DDD PER 100 GIORNI DI DEGENZA

- Questa unità di misura può essere applicata nel momento in cui si considera l'utilizzo dei farmaci in una struttura ospedaliera. Per esempio, il dato di 70 DDD/100 giorni di degenza fornisce una stima di intensità terapeutica e suggerisce che il 70% dei pazienti ospedalizzati potrebbe ricevere una DDD di quel determinato farmaco, ogni giorno. Questa unità di misura è molto utile per effettuare un'analisi comparativa tra i vari ospedali

LA DOSE GIORNALIERA PRESCRITTA (PDD)

- Per superare i limiti intrinseci della DDD, è stata introdotta la Prescribed Daily Dose (PDD), definita come la **dose media di farmaco prescritta in un campione di popolazione**. La PDD è un indicatore statistico utile per evidenziare i comportamenti prescrittivi di uno o più farmaci in relazione ad aree territoriali diverse o a intervalli di tempo successivi. La PDD può essere calcolata a partire dalle prescrizioni del farmaco, dai database clinici o dalle interviste ai pazienti, e permette di stimare non solo la dose media giornaliera prescritta, ma anche la dose media totale per ciclo terapeutico

media totale per ciclo terapeutico. Nello specifico, la PDD può essere calcolata rapportando la quantità cumulativa di farmaco prescritta (espressa in grammi) in un determinato periodo (per esempio un anno) al numero di giorni cumulativi di terapia consumati nel periodo. Per i farmaci in cui il dosaggio raccomandato differisce da un'indicazione all'altra (per esempio antipsicotici), occorre collegare la PDD alla diagnosi. Sono altrettanto importanti per permettere una corretta interpretazione della PDD le informazioni farmacoepidemiologiche (per esempio, sul sesso, l'età e se la terapia è mono o combinata). Per esempio, per gli anti-infettivi, le PDD variano in base alla gravità dell'infezione trattata oppure variano, anche in modo sostanziale, tra Paesi diversi. Il fatto che le PDD possano differire da un Paese all'altro dovrebbe sempre essere preso in considerazione quando si effettuano confronti internazionali.

GLI INDICATORI DI SPESA

Gli indicatori di spesa più comuni sono il **costo per assistito** (pro-capite), il **costo per utilizzatore** e **il costo per 1.000 assistibili all'interno delle diverse categorie terapeutiche**. La spesa può essere calcolata come:

- **Spesa lorda**, ossia la spesa farmaceutica calcolata come somma delle quantità vendute, moltiplicate per il prezzo al pubblico;
- **Spesa netta**, ossia la spesa realmente sostenuta dal SSN, al netto degli sconti di legge e le compartecipazioni a carico dei cittadini (ticket);
- **Spesa pro capite**, che rappresenta la media della spesa per i farmaci per ciascun assistito. È calcolata come il rapporto tra la spesa totale (lorda o netta) e la popolazione di riferimento.

CONFRONTO TRA DIFFERENTI REALTA' TERRITORIALI

- Gli individui di età e sesso differenti richiedono prestazioni e risorse sanitarie differenti. Per confrontare diverse realtà territoriali al netto delle differenze nella struttura demografica si utilizza la cosiddetta **popolazione pesata**. Tale popolazione viene calcolata secondo un sistema predisposto dal Dipartimento della Programmazione del Ministero della Salute per la ripartizione della quota capitaria del FSN (Fondo Sanitario Nazionale). Si parla di sistema di pesi, con questo sistema si tende ad eliminare quelle differenze di base nella struttura demografica, basandosi sul concetto che il rapporto tra livelli di consumo (**pesi**) e le diverse fasce di età, di sesso di popolazione di riferimento, e si parte dal presupposto che questo rapporto sia fisso.

GLI INDICATORI DI ESPOSIZIONE E DI DURATA D'USO DEI FARMACI

- La farmacoutilizzazione si propone di descrivere l'esposizione ai farmaci, quantificandone la durata e individuandone, nel caso di trattamenti cronici, eventuali terapie discontinue. Il più comune indicatore di esposizione è la **prevalenza d'uso**. La DDD per utilizzatore e la proporzione di utilizzatori sporadici forniscono, invece, una stima della durata del trattamento.

PREVALENZA D'USO

- La prevalenza d'uso è la proporzione di popolazione che ha ricevuto almeno una prescrizione di un determinato farmaco (utilizzatori), in un dato periodo di osservazione, indipendentemente dalla quantità di farmaco consumata. Questo dato di uso di prevalenza è rilevante in età pediatrica, in quanto la DDD non prende in considerazioni i dosaggi pediatrici e quindi ciò comporta una sottostima dell'esposizione ai farmaci in età pediatrica.

Prevalenza d'uso = (numero di utilizzatori/assistibili) x 100 (o x 1000)

GLI INDICATORI DI ESPOSIZIONE E DI DURATA D'USO DEI FARMACI

-DDD PER UTILIZZATORE

- La DDD per utilizzatore può essere definita come il rapporto tra il numero di DDD utilizzate da un soggetto in un determinato arco temporale per un farmaco specifico e il numero di soggetti che ha ricevuto almeno una prescrizione di un determinato farmaco. il risultato che si ottiene fornisce una stima di un numero medio di gg di terapia.

DDD/Utilizzatore = Numero di utilizzatori/ numero di DDD consumate

PROPORZIONE DI UTILIZZATORI SPORADICI

- La proporzione di utilizzatori sporadici è un indicatore che stima il numero di pazienti che ha ricevuto una sola prescrizione di un farmaco o di una sola classe di farmaci in un determinato arco temporale.

I REAL WORLD DATA E LA REAL WORLD EVIDENCE

Le decisioni sanitarie sono basate sui real word data. I **BIG DATA** è un termine generico che descrivere larghi data-sets derivanti da qualunque fonte. Per I **REAL WORLD DATA** sono dei dati relativi allo stato di salute del paziente, di erogazione dei servizi sanitari, vengono raccolti da diverse fonti durante la normale pratica clinica. I real data rappresentano solo un punto di partenza, una volta che sono stati raccolti i dati, ci deve essere uno studio, una strutturazione di tutte le informazioni per poi giungere alla real world evidence. Per **REAL WORLD EVIDENCE** intendiamo l'evidenza scientifica, sui potenziali benefici, rischi di un farmaco, ciò deriva dall'analisi dei real world data e quindi si riferisce all'impiego dei farmaci nel mondo reale. La real world evidence può migliorare la governance dell'assistenza farmaceutica e quindi dell'intero processo di cura, perché grazie a questo è possibile studiare l'efficacia comparativa dei farmaci, la sicurezza comparativa dei farmaci, studiare efficacia comparativa degli algoritmi terapeutici, studiare il rischio di un farmaco in specifiche sottopopolazioni di pazienti, prendere decisioni informate e basate sulla pratica clinica, individuare i possibili gap per percorsi di salute, eventuali gap di conoscenza, comparare la performance e la qualità dei medici, valutare performance a livello regionali e nazionali. I dati raccolti nel real world possono rappresentare uno strumento della medicina integrata, a beneficio di tutti gli interlocutori del sistema sanitario perché l'applicazione di linee guida avrà in futuro ancora più un ruolo fondamentale nella gestione delle risorse umane. La selezione dei pazienti, la conduzione dello studio anche in ambienti clinici molto qualificati ne limitano la estrapolazione al mondo reale, quindi inizialmente questi trials clinici randomizzati premarketing hanno rappresentato il gol standard per generare evidenze sui farmaci, con il passare degli anni, a causa dei limiti si è proceduto ad aumentare la complessità di questi trials clinici e come conseguenza si è avuto l'incremento dei costi sia per produttori che consumatori, quindi le autorità regolatorie hanno formulato delle linee guida che permettessero l'avvenuta autorizzazione alla commercializzazione in maniera accelerata di prodotti, riducendo il costo dello sviluppo. Tutte queste limitazioni dell'estrapolazione dei risultati dal mondo reale, unitamente a questa accelerazione dei processi decisionali sui farmaci, ma anche sui dispositivi medicinali, unitamente alla preoccupazione di eventi avversi insorti dopo la commercializzazione con successivo ritiro dei farmaci dal mercato, ha spinto alla nascita di nuovi metodi per generare le prove scientifiche, di qui i real world, l'analisi osservazionale di essi. Queste evidenze migliorano la strategia terapeutica, colmano gap insito nella sperimentazione clinica premarketing perché è possibile acquisire delle informazioni aggiuntive dove ci sono dei limiti e confermano il profilo beneficio-rischio dei farmaci autorizzati con procedure accelerate per i quali permangono interrogativi sull'efficacia e sicurezza clinica.

I REAL WORLD DATA A SUPPORTO DEI DECISORI

I RWD rappresentano un importante strumento per la valutazione delle terapie farmacologiche nella pratica clinica, in quanto misurano i processi terapeutici, valutano gli esiti clinici e l'allocazione delle risorse nella popolazione. rappresenta una fonte di informazione importantissima perché utile per la salute pubblica perché Attraverso i dati raccolti con sistematicità negli archivi aziendali e clinici è possibile una valutazione dell'impatto che hanno avuto le politiche di regolamentazione, provvedimenti normativi, cambiamenti nel sistema di rimborso o di accessibilità ai farmaci, nonché attivare analisi farmaco-epidemiologiche in grado di monitorare le modalità di utilizzo dei farmaci. Tali studi, condotti a livello nazionale, e oggetto di studi scientifici pubblicati in ambito internazionale, valutano:

- **aderenza alle terapie**; per avere una buona aderenza alle terapie è necessario che il paziente segua le raccomandazioni date dal medico, cioè raccomandazioni riguardanti la dose, la frequenza di assunzione di un farmaco durante tutta la durata della terapia. Se non è una aderenza terapeutica corretta non solo aumentano i casi di comorbilità, peggiorano le condizioni generali del paziente e quindi aumenta la mortalità, ma aumentano anche i costi sanitari

- **politerapia**; parliamo di assunzione di più tipi di farmaci, spesso viene definita come cascata prescrittiva perché vengono prescritti più farmaci e tutto il meccanismo che si innesca quando si verifica un effetto collaterale di un farmaco è diagnosticato male dal paziente che porta ad ulteriore prescrizione, importante nella popolazione anziana dove c'è un maggiore grado di fragilità, dove vengono messe in evidenza cambiamenti farmacocinetici, farmacodinamici in relazione all'età, questo contribuisce ad aumentare il rischio degli eventi avversi

- **potenziale inappropriatezza prescrittiva**.: un farmaco può essere considerato potenzialmente inappropriato quando il rischio di sviluppare degli eventi avversi supera il beneficio che mi aspetto dal trattamento, soprattutto se è disponibile un'evidenza scientifica che supporta l'utilizzo di un trattamento alternativo più sicuro, più efficace. La classe dei pazienti che hanno una maggiore probabilità di accedere a delle prescrizioni potenzialmente inappropriate sono gli anziani perché sono quelli che sono affetti da patologie croniche degenerative e che quindi sono i pazienti che sono spesso trattati in politerapia (interazioni farmacologiche, dosi inappropriate)

Real World Evidence: un processo continuo

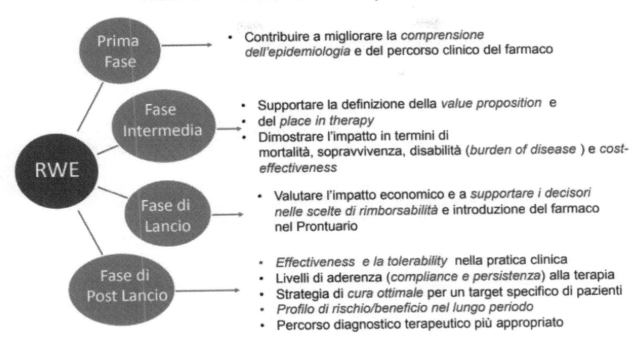

Prima Fase
- Contribuire a migliorare la *comprensione dell'epidemiologia* e del percorso clinico del farmaco

Fase Intermedia
- Supportare la definizione della *value proposition* e
- del *place in therapy*
- Dimostrare l'impatto in termini di mortalità, sopravvivenza, disabilità (*burden of disease*) e *cost-effectiveness*

Fase di Lancio
- Valutare l'impatto economico e a *supportare i decisori nelle scelte di rimborsabilità* e introduzione del farmaco nel Prontuario

Fase di Post Lancio
- *Effectiveness* e la *tolerability* nella pratica clinica
- Livelli di aderenza (*compliance e persistenza*) alla terapia
- Strategia di *cura ottimale* per un target specifico di pazienti
- *Profilo di rischio/beneficio nel lungo periodo*
- Percorso diagnostico terapeutico più appropriato

77

La suscettibilità del soggetto è importante perché è determinante per il manifestarsi di reazioni avverse.

PERCHE' UNA MEDICINA DI GENERE?

Ricercatori e medici iniziano a tener conto di ciò che gli anglosassoni chiamano "gender bias", pregiudizio di genere. La medicina ha studiato malattie, condotto ricerche, sperimentato farmaci facendo riferimento ad un neutro universale rappresentato dal maschio. Le **donne** sono le maggiori consumatrici di farmaci per una serie di ragioni, maggior numero di integratori alimentari, rimedi botanici. differenze di genere sono riscontrabili specialmente nella fascia di età tra i 20 e i 64 anni, in cui le donne mostrano una prevalenza d'uso superiore a quella degli uomini. Le donne presentano una maggiore prevalenza di sintomatologie dolorose. Un problema importante è l'arruolamento negli studi clinici delle donne. Il ciclo mestruale, gravidanza e menopausa portano la donna all'utilizzo dei farmaci. in età fertile le donne consumano molto di più antimicrobici rispetto agli uomini. In tutte le fasce di età si consumano molti antineoplastici, antidepressivi, mentre quelli che sono farmaci utilizzati a livello cardiovascolare sono più prescritti negli uomini in tutte le fasce di età. Nell'uomo aumenta il consumo di farmaci con l'aumentare dell'età, dopo i 50 anni l'uomo può soffrire di ipertrofia prostatica benigna.

DONNE

- Fanno maggiormente ricorso ai SSN ed al medico
- Si sottopongono a più interventi
- Ricevono più prescrizioni di farmaci

Storicamente, tuttavia, le donne sono state sottorappresentate nei trial clinici e i dati derivati da una popolazione prevalentemente maschile sono comunemente e, forse inappropriatamente, estrapolati per uso clinico nelle donne. Dal 1960 al 2000, sono stati condotti 593 RTC relativi a disordini cardiovascolari per un totale di 719.922 pazienti arruolati. In media le donne arruolate sono state il 23,8 %. Maggiore è il numero dei soggetti da arruolare nei trials maggiori sono i costi economici. Negli ultimi 5 anni circa c'è un maggior numero di donne, soprattutto negli studi di fase 3 ma sono sempre sottorappresentate. Un leggero trend si osserva negli studi di fase 1 e fase 2 dove il numero delle donne arruolate resta molto scarso. Questo porta a una carenza di conoscenza che si deve andare a colmare. Per fare questo bisogna arruolare un maggior numero di donne ma tenere conto della variabilità femminile che dipende dalle variazioni ormonali fisiologiche, dall'uso di ormoni sessuali, per esempio una donna che fa uso di contraccettivi orali, oppure una terapia ormonale sostitutiva post menopausa, questi ormoni andranno a modificare i parametri farmacocinetici, i parametri farmacodinamici, per esempio c'è uno studio che riguarda delle donne positive per il virus dell'epatite C in menopausa e queste raggiungono più difficilmente i target terapeutici rispetto alle donne in età fertile, essendo la menopausa l'unico fattore indipendente associato al fallimento della terapia antivirale in queste donne. Bisogna porre attenzione sui possibili effetti a livello del feto, bisogna studiare il profilo della sicurezza della mamma. Tra uomo e donne ci sono delle differenze genetiche, anatomiche, fisiologiche, ormonali.

Ci sono delle

- **Differenze farmacocinetiche**: • Peso corporeo e composizione, Volume distribuzione, Tempo di svuotamento gastrico Livelli di proteine plasmatiche, Attività CYP P450, Funzione di trasportatori di farmaci, Escrezione, nella donna giovane la velocità di filtrazione glomerulare, il flusso sanguigno renale sono più bassi, il metabolismo che è sessualmente dimorfico, sia gli enzimi di fase 1 che quelli di fase 2 e dipende anche dal singolo enzima, per esempio cyp3a4 che è quella isoforma che metabolizza più del 60% dei farmaci è quella che più si manifesta nelle donne, isoforma 2d6 che è più attiva e espressa nel fegato dell'uomo, altre isoforme più espresse nella donna come la 1 a6

- **Differenze farmacodinamiche**: Numero e funzione bersagli (ormone dipendenti e non), Fisiologia organi bersaglio (cuore, ossa, etc), Ciclo mestruale e fisiologia (fertile e non, gravidanza)

DIFFERENZE NEI PARAMETRI FARMACOCINETICI

Table 2
Gender differences in pharmacokinetic parameters: phase I metabolism

Hepatic	Model substrate	Clearance
CYP1A2	Caffeine, paracetamol	?↑ in men
CYP3A4	Midazolam, nifedipine, erythromycin	↑ in women
CYP2D6	Dextrometorphan, debrisoquine, sparteine	↑ in men
CYP2C9 CYP2C19	(S)-Mephenitoine	No sex differences
CYP2E1 Transporter hepatic P-gp	Chlorzoxazone	↑ in men ↑ in women

P-gp: P-glycoprotein.

Table 3
Gender differences in pharmacokinetic parameters: phase II metabolism

Conjugative	Model substrate	Clearance
Thiopurine methyl transferase Glucuronidation	6-Mercaptopurine Paracetamol	↑ in men ↑ in men
Dihydropyrimidine dehydrogenase UDP-gluronosyl transferase	6-Mercaptopurine Caffeine	↑ in men ↑ in men
N-Acetyltransferase	Caffeine, dapsone	No sex differences
Catechol-O-methyl transferase	Norepinephrine, epinephrine	↑ in men

DIFFERENZE FARMACODINAMICHE DI VARIE SOSTANZE ATTIVE IN RELAZIONE AL GENERE

Farmaci come il propofol (anestetico), viene metabolizzato più velocemente nelle donne e hanno bisogno di dosi maggiori che nell'uomo per raggiungere lo stesso effetto farmacologico. C'è un altro studio che mostra che le donne rispondono meglio agli inibitori selettivi del reuptake della serotonina rispetto all'uomo come fluoxetina, sertralina, paroxetina. Antipsicotici come aloperidolo, quetiapina, alcuni studi suggeriscono che le pazienti di sesso femminile rispondono a dosi più basse di antipsicotici rispetto ai pazienti di sesso maschile. il diazepam compromette le capacità psicomotorie in misura maggiore nelle donne che negli uomini. si raccomanda pertanto di iniziare il trattamento a una dose più bassa. La sindrome del tratto QT può essere anche un effetto iatrogeno, si è visto che le donne fertili hanno un tratto qt più lungo rispetto agli uomini e può essere causata da molti farmaci, più di 100 farmaci e molti di questi tra cui antiaritmici, antipsicotici, oppioidi, trovano un ampio utilizzo. La **sindrome del QT lungo** è una patologia causata da un allungamento del tratto QT sull'elettrocardiogramma conseguente a un aumento della durata del potenziale cardiaco. Si ha perché in genere si ha una riduzione delle correnti di potassio ripolarizzanti oppure perché si ha un aumento della corrente di sodio depolarizzante. La sindrome più conosciuta è dovuta alla mutazione dei canali del potassio ERG che sono canali che mediano le correnti ripolarizzanti nel potenziale d'azione cardiaco. Causano una aritmia fatale. Il walfarin nelle donne si richiede basse dosi per una terapia di mantenimento rispetto all'uomo. Differenze legati al sesso nella clearance dai citocromi p450 che potrebbe essere causata dalla glicoproteina P, la bassa espressione di questa proteina nella donna viene comparata con quella dell'uomo e potrebbe risultare in una più alta concentrazione intracellulare di farmaco e quindi conseguentemente anche livelli più alti del metabolita.

Rispetto agli uomini c'è una maggiore frequenza degli eventi avversi nelle donne e questo è confermato dalla rete nazionale di farmacovigilanza. La manifestazione di questi eventi può dipendere da una serie di fattori come età, politerapia più frequente nelle donne.

Quante donne sono state reclutate nella sperimentazione dei farmaci (Trials Clinici Randomizzati) prima della commercializzazione ?

- Dal 1994 al 1999, sono stati pubblicati sul THE New England Journal of Medicine 1322 articoli originali, fra cui 442 trials
- In media le donne arruolate sono state il 24,6%
- In solo il 14% dei RCT i dati sono stati analizzati separatamente per uomini e donne

Le sperimentazioni sono in larga maggioranza dedicate a strategie terapeutiche per patologie femminili, quali il carcinoma mammario e il controllo dell'osteoporosi in post-menopausa

IL PUZZLE DELL'ASPIRINA

Sebbene l'aspirina sia efficace nel trattamento dell'infarto acuto del miocardio e nella prevenzione della malattia cardiovascolare sia negli uomini che nelle donne, il suo utilizzo nella prevenzione primaria è oggi ancora controverso, perché i dati a disposizione per l'uso di questo farmaco nei soggetti di sesso femminile si basa su prove limitate. Delle dimostrazioni dirette che riguardano gli effetti dell'aspirina nelle donne sono ad oggi ancora necessarie perché le malattie cardiovascolari sono causa di morte, ma vi sono delle differenze rilevanti a seconda del sesso per il metabolismo dei salicilati e quindi esistono delle incertezze sugli effetti cardiovascolari. Il trials randomizzato del 2005 ha visto che 39.800 donne sane di oltre 45 anni sono state individuate a caso per ricedere 100 mg di aspirina a gg alterni e anche il placebo. Queste donne sono state anche osservate dopo 10 anni per valutare chi tra queste avesse subito un evento cardio-vascolare importante (infarto miocardico non mortale). Si è visto in questi 10 anni che si sono verificati 477 eventi cardiovascolari nel gruppo dell'aspirina e 522 nel gruppo placebo, con una riduzione di circa 9% nel gruppo trattato con aspirina. Con un rischio relativo di 0.9. limitando questa osservazione allo stroke è stata osservata una riduzione del 17% nel gruppo trattato con aspirina in confronto al gruppo placebo, con un rischio relativo di 0.83 circa, andando a valutare solo lo stroke ischemico la riduzione è stata del 24%, mentre per lo stroke emorragico questa riduzione non è stata significativa. Nei confronti dell'infarto del miocardio sia mortale che no l'aspirina non ha avuto alcun effetto significativo come sulle morti per cause cardiovascolari. Ci sono stati sanguinamenti intestinali che hanno richiesto trasfusione nel più frequenti nel gruppo trattato con aspirina che nel gruppo trattato con placebo. Quindi l'analisi dei sottogruppi mostrò che l'aspirina riduceva significativamente il rischio degli eventi cardiovascolari e degli stroke ischemici e dell'infarto del miocardio ma in donne nella fascia di età di 65 anni o superiori. L'aspi-rina, previene il rischio di stroke senza influenzare il rischio di infarto del miocardio.

Il beneficio più importante dell'aspirina è stato osservato nel sottogruppo di donne dai 65 anni di età in sù all'inizio dello studio; in questo sottogruppo, si è osservata una consistente riduzione del rischio di eventi cardiovascolari maggiori (26%) e di ictus (30%) rispetto a quello del gruppo placebo. Sulla base del Wo-men's Health Study, sembra ragionevole al momento evitare di prescrivere basse dosi di aspirina (dosi giornaliere di 75-100 mg), come misura preventiva per malattie coronariche nelle donne al di sotto dei 65 anni di età, a meno che non esista un rischio globale molto alto. C'è un commento circa questo studio dove vengono ricordate le differenze metaboliche anatomiche, cliniche tra i soggetti di sesso femminile e quelli maschili e viene riportato che mentre non ci sono delle differenze nella farmacologia molecolare tra i due sessi, la farmacodinamica è differente, la concentrazione di salicilato è più alta nella donna che nell'uomo dopo dosi uguali di aspirina, mentre le piastrine quando studiate in vitro hanno differenti risposte nei sessi. Mentre per le malattie cardiovascolari muoiono più donne che uomini, l'incidenza della malattia corona-rica negli uomini è 3 volte superiore a quella delle donne perché l'anatomia è differente, le donne hanno delle arterie coronariche più piccole.

Anche differenze per il **virus HIV**, una recente meta-analisi che ha esaminato 49 RCTs pubblicati tra il 1990-2000, relativi all'efficacia di anti-retrovirali in adulti ha mostrato che la proporzione di donne nei trials era solo del 12.25%, con analisi effettuate tenendo conto della variabile di genere in solo due trials. In considerazione delle evidenze accumulate delle differenze legate al sesso in risposta agli antiretrovirali, sono richieste analisi più dettagliate per valutare le variabili farmacocinetiche e farmacodinamiche di genere durante l'uso di terapie anti HIV. Le donne sembrano avere effetti collaterali più frequenti e severi con l'uso di vari inibitori di proteasi e con inibitori nucleosidici della trascrittasi inversa (neuropatia, pancreatite e cambiamenti di regime dovuti a tossicità) (**RICORDARE MECCANISMI DEI FARMACI**) Gli antiretrovirali sembrano avere maggiore efficacia nelle donne ? (pochi studi effettuati !!).

Un altro studio ha evidenziato, sempre per le **differenze di genere nel trattamento dell'infezione dell'HIV**, Potenza simile ma ADR più elevate nelle donne • problemi di aderenza e compliance • differenza farmacocinetiche maggiori livelli plasmatici dovuti a: ¬ differenze di peso e composizione corporea ¬ differenze in glicoproteina P ¬ differenze in clearence renale ¬ interazioni a livello cyp450. I risultati degli studi che studiano queste differenze di genere nelle farmacocinetiche di farmaci antiHIV spesso non sono consistenti, alla luce del fatto che diversi sono i meccanismi potrebbero essere coinvolti nel determinare queste differenze. Sono necessarie specifiche considerazioni, ulteriori studi nella selezione di farmaci antiHIV ma anche dei regimi, dei dosaggi nella donna gravida che potrebbe essere esposta al virus. Per ottenere una risposta certa dovrebbero essere realizzati degli studi specifici in cui deve essere massiva la partecipazione in quelli che sono gli studi di coorte che trials clinici.

Differenze di genere nella prescrizione di farmaci antipsicotici/antidepressivi. Le donne hanno necessità di dosaggi più bassi che negli uomini, nelle formulazioni depot le dosi dovrebbero essere date a lunghi intervalli di tempo nelle donne rispetto agli uomini, i livelli di prolattina sembrano più alti nelle donne, l'obesità è un problema nella donna, le donne necessitano di esami come mammografia, elettrocardiogramma, lo scan della densità ossea. Ci si chiede se queste differenze negli effetti collaterali di questi farmaci psicotropi, differenze sesso specifiche siano dovute a geni, a differenze di genere, a classe terapeutiche di farmaci come farmaci cardiovascolari.

Nelle donne:

Terapia con ACE-inibitori (meta-analisi nella insufficienza cardiaca):

- Minore efficacia nel ridurre mortalità e morbilità
- Reazioni avverse (tosse) due volte più frequenti

Terapia con beta bloccanti

- Livelli plasmatici più elevati
- Riduzione della pressione sanguigna più pronunciata, con minori aumenti della frequenza cardiaca sotto esercizio
- Simili benefici nella riduzione della mortalità dopo infarto acuto miocardio o insufficienza cardiaca

Terapia con calcio antagonisti

- Riduzione pressione arteriosa più marcata
- Differenze non rilevanti in mortalità e morbidità per malattie coronariche

Terapia antiaritmica

- Tachiaritmie ventricolari quali Torsades de pointes, espressione di una sindrome da QT lungo acquisita, più frequente (effetto della pro-aritmia sulla prognosi poco chiaro).

Terapia con statine

- Concentrazioni plasmatiche più alte.

- Simili effetti benefici in studi di prevenzione primaria e secondaria

Implicazioni terapeutiche negli aspetti gender specifici delle patologie cardiovascolari. La digitale ha riportato più morti nelle donne, l'aspirina, i diuretici sono più utilizzati nelle donne.

FARMACI E BAMBINI

Solo un terzi dei farmaci presenti sul mercato è stato sottoposto ad una appropriata sperimentazione pediatrica perché eticamente risulta difficile, e c'è anche un discorso economico alla base di questo, la sperimentazione risulta costosa per le industrie, ad eccezione per antibiotici, farmaci antifebbrili, vaccini e poche altre categorie terapeutiche, l'uso pediatrico rappresenta un segmento minoritario del mercato totale del farmaco.

L'utilizzo dei farmaci nella popolazione pediatrica si basa su un concetto semplice ma errato, cioè si ritiene che il bambino sia un piccolo adulto, ci sono degli errori di prescrizione, di utilizzo improprio dei farmaci e quindi ADR. Considerati "piccoli adulti" quindi grossolana "correzione" della dose senza tener conto di possibili diffenze farmacocinetiche e farmacodinamiche età-dipendenti. Molti farmaci vengono utilizzati fuori licenza (unlicensed) o off-label e bisogna tener conto della• Posologia • Indicazione terapeutica • Età • Via di somministrazione • Formulazione • Contoindicazioni. Tutto questo circuito crea dei problemi è responsabile della insorgenza di reazioni avverse. Secondo il concetto errato che il bambino è un piccolo adulto, la correzione della dose di farmaco dell'adulto viene solo scalata, considerando delle regole semplici come il peso corporeo, secondo la **regola di Clark**. Bisogna tener **conto di fattori di correzione**. In assenza di specifiche indicazioni, la riduzione della dose in base al peso risulta essere utile ma più rapida

CALCOLO DELLA DOSE PEDIATRICA

Età -Regola di Young:

$$\text{Dose} = \text{Dose per gli adulti} \times \frac{\text{ETA' (anni)}}{\text{ETA'} + 12}$$

Età -Regola di Clark:

$$\text{Dose} = \text{Dose per gli adulti} \times \frac{\text{PESO (kg)}}{70}$$

per impostare una terapia, quindi non si tiene conto di quelli che sono le differenze che esistono tra il bambino e l'adulto in termini di fisiologia, patologia e differenze che esistono tra le diverse fasce di età nella popolazione pediatrica. Quindi la risposta ai farmaci del bambino è diversa da quello dell'adulto in funzione dello sviluppo corporeo, degli apparati che andranno a influenzare sia la farmacocinetica che farmacodinamica. In assenza di raccomandazioni, per il dosaggio pediatrico si può utilizzare uno qualunque dei metodi basati sul calcolo di questa dose, tenendo conto dell'età, peso, e della superficie corporea. per la maggior parte dei farmaci prescritti ai bambini l'esperienza medica unita all'uso di farmaci di ampio margine terapeutico permette di adottare questo metodo di dosaggio senza ricorrere a dei regimi posologici individualizzati. Ci sono degli errori, perché per le differenze che ci sono, dobbiamo partire dal presupposto che questo calcolo della dose anche in base al peso è un metodo approssimativo, quindi può essere errore di terapia, in termini di sicurezza ed efficacia. Questo diventa complesso quando parliamo di patologie croniche che possono richiedere l'uso prolungato dei farmaci oppure utilizziamo dei farmaci con uno stretto margine terapeutico, quindi è chiaro che sono necessarie delle informazioni più specifiche, bisogna fare maggiore attenzione al dosaggio perché bisogna tener conto di tutte le variabili e quindi la necessità di studi clinici pediatrici mirati.

METABOLISMO IN ETA' PEDIATRICA

In **età pediatrica** è minore la velocità di filtrazione glomerulare, anche la secrezione tubulare, l'attività di molti enzimi, in particolare l'ossidasi a funzione mista CYP450 dipendente, gli enzimi coniugati. Sulla base del fatto che gli enzimi responsabili del metabolismo sono ridotti o presenti in quantità minore, sulla base del fatto che cambia la velocità di filtrazione glomerulare, si avvicina ai livelli adulti solo intorno ai 4 anni, che queste vie metaboliche giocano un ruolo marginale nell'adulto ma importante nel bambino dobbiamo fare le giuste considerazioni, cioè modificare le dosi e la posologia al fine di avere una adeguata risposta terapeutica senza la comparsa di effetti tossici, considerare la prolungata emivita, la bassa clearance, l'allungamento del tempo necessario per raggiungere lo stato stazionario, la diminuzione dei metaboliti e quindi della loro assenza. È importante sottolineare che i bersagli dei farmaci come recettori, enzimi, trasportatori, vanno a modifiche durante lo sviluppo dando origine a variazione di risposta farmacologica età dipendenti, su base farmacodinamica; quindi, i bambini possono avere un numero differente di recettori o una differente sensibilità recettoriale paragonandoli agli adulti, per esempio il numero dei recettori adrenergici è più basso alla nascita e poi cresce fino a raggiungere il valore adulto nell'adolescenza.

ESEMPI DI AUMENTATA SENSIBILITA' AI FARMACI O TOSSICITA' IN PAZIENTI PEDIATRICI

- •**Oppiodi**: Alta incidenza di depressione respiratoria e bradicardia associata ad analgesia dovuta ad uno sviluppo precoce dei recettori nel ponte e nel midollo che in altre zone del cervello
- •**Ciclosporina**: Grande risposta immunosoppressiva
- •**Anti-istaminici/barbiturici**: Iper-eccitazione invece che sedazione
- •**Antidepressivi triciclici**: Non efficaci nei bambini ed adolescenti, probabilmente a causa dell'immaturità dei recettori adrenergici
- •**Verapamil**: Aumenta il rischio di arresto cardiaco in bambini con aritmia sopraventricolare

L'uso off-labels di farmaci può avvenire per:

- **Dose**: può essere differente da quella prescritta in relazione all'età ed al peso del bambino
- **Età**: I farmaci spesso non sono approvati per l'uso in bambini al di sotto di una certa età o in assoluto, anche se il loro uso è comune.
- **Indicazione**: I farmaci o forme farmaceutiche possono essere usati per trattare malattie pediatriche in modalità non previste dalla licenza (somministrazione rettale di soluzioni di glicerina per trattare la costipazione in bambini troppo piccoli per le supposte disponibili)
- **Vie di somministrazione**: I farmaci sono talvolta somministrati mediante vie off-label perchè non esiste la formulazione adeguata in licenza (soluzione di cloruro di sodio iniettabile al 30%, data oralmente in neonati che richiedono integrazione di soluzioni concentrate).
- **Controidicazioni**: Possono essere non tenute in considerazione in alcuni bambini (ad esempio l'effetto antiaggregante dell'aspirina in pazienti con la malattia di Kawasaki).

C'è un utilizzo di off label stimato tra 10-72% negli stati uniti. Prevalenza più elevata in neonati e bambini e in neonati prematuri e di basso peso. Preparazioni topiche (colliri, gocce oftalmiche e prodotti dermatologici) sono tra i maggiori usi di farmaci fuori licenza ed off-label Farmaci per uso sistemico più comunemente prescritti sono: bronco-dilatatori, anti-emicrania, farmaci apparato gastro-intestinale, anti-ipertensivi, ipoglicemizzanti orali, spasmolitici, ossimetazolina, ondansetron, amfotericina B. i lattanti e gli adolescenti hanno una capacità di assorbimento di farmaci molto diversi, perché nei lattanti vi è un processo di crescita accelerato quindi presentano tempi di metabolizzazione molto più rapidi, mentre gli adolescenti necessitano di dosaggio misurati in relazione ai processi metabolici legati allo sviluppo puberale.

Molto spesso, in mancanza di dati provenienti da studi clinici specifici, vengono impiegati nei bambini medicinali che sono stati autorizzati per l'età adulta però a dosaggi inferiori perché erroneamente si considera il bambino come un piccolo adulto esponendolo a dei rischi. Non tutti i farmaci che vengono utilizzati in ambito pediatrico hanno la stessa identica risposta nei lattanti, nei bambini, negli adolescenti perché ci sono delle differenze di metabolizzazione, di assorbimento e quindi diversi sono i processi di crescita, è chiaro che al momento della somministrazione si deve porre molta attenzione alla scelta dei medicinali, ai dosaggi in modo tale da valutare anche in base a quello che è l'età dei pazienti. Inoltre, quella che viene definita AIFA, si impegna di realizzare una serie di campagne di comunicazione su quello che è il corretto utilizzo dei farmaci in età pediatrica, come istituzione mira a diffondere delle informazioni corrette, certificate sul proprio impiego dei farmaci e in questo modo orienta gli stessi medici prescrittori a scegliere in maniera appropriata il farmaco da utilizzare nel bambino. L'obietto primario è quello di andare a sensibilizzare la popolazione, renderla consapevole dell'utilizzo di farmaci, cercando anche di promuovere gli studi clinici in ambito pediatrico. È necessario informare sulle diverse modalità di assorbimento, di metabolizzazione che sono diversi nei diversi periodi di crescita. Di qui l'importanza di informare, sensibilizzare i medici, i cittadini di segnalare gli effetti dei farmaci somministrati in età pediatrica. Qui sempre più importante gli studi clinici condotti sulla popolazione pediatrica perché questi studi nel momento in cui sono condotti devono essere volti a migliorare la qualità, a garantire la sicurezza dei farmaci ad essi destinati. Nonostante i progressi che si sono avuti nella ricerca negli ultimi anni, questo problema non è stato ancora risolto, le sperimentazioni effettuate sono inferiori al 50% e quindi ancora c'è questo utilizzo di farmaci off label con dosaggi, indicazioni, formulazioni che non sono specificatamente approvate per l'età pediatrica. Probabilmente sarebbe necessario sensibilizzare a una partecipazione volontaria dei bambini, degli adolescenti agli studi clinici perché si cercherebbe di colmare la mancanza dei dati e garantire ai piccoli pazienti una maggiore qualità, sicurezza e efficacia dei farmaci. le prescrizioni dei farmaci off label in europa sono un po' variabili, in italia abbiamo un utilizzo non ancora del 20%. L'incidenza dell'uso off-label varia a seconda degli ambiti assistenziali: 11-37% in ambulatorio, 16-62% nei reparti di pediatria generale, e oltre l'80% nelle terapie intensive neonatali.

FARMACO OFF LABEL: viene utilizzato al di fuori delle indicazioni terapeutiche approvate.

I rischi sono tanti, nel 2007 è stato attivato un regolamento europeo relativo ai medicinali di uso pediatrico, messo a punto dall'agenzia europea dei medicinali al fine di migliorare la salute dei bambini evitando di sottoporre a degli studi clinici che non sono non necessari e allo stesso tempo poi ritardare l'AIC. Questo regolamento ha reso obbligatorio lo studio dei farmaci sui bambini garantendo che i medicinali utilizzati nella popolazione pediatrica siano oggetto di una ricerca etica di qualità elevata di un'autorizzazione specifica per l'uso pediatrico aumentando la disponibilità dell'informazioni sull'uso dei bambini, quindi qualsiasi azienda che chiede all'ema l'autorizzazione alla commercializzazione di un medicinale deve includere i risultati degli studi condotti in pediatria per dimostrare la qualità, sicurezza e l'efficacia del medicinale in accordo con un piano specifico di investigazione pediatrica a meno chè l'ema non abbia già concesso una deroga. Negli anni una serie di iniziative di ricerca clinica in ambito pediatrico sono state sviluppate che ha coinvolto in primis gli ospedali, accanto agli istituti di ricerca con i pediatri per promuovere un uso consapevole dei farmaci stessi.

Analisi retrospettiva, crociata e osservazionale per valutare la quantità e le caratteristiche delle prescrizioni off-label in pazienti pediatrici (< 16 anni) di farmaci che avevano causato ADR nel 2000 in Svezia. Sono state valutate le prescrizione off-label rispetto a età, dose, indicazioni, formulazioni e via di somministrazione e posologia. Evidenziati 112 casi paziente correlati corrispondenti a 158 ADRs di cui il 31% gravi. La proporzione media di farmaci prescritti off-label era del 42.4%. I farmaci anti-asmatici erano tra quelli più frequentemente sospettati di causare almeno un terzo di reazioni avverse. Più frequentemente associati a ADR serie che a quelle non serie e soprattutto per età o dose non approvata.

Per esempio, spesso si fa riferimento a quelli che sono i **problemi gastrointestinali perché i farmaci contro il vomito** sono molto utilizzati in pediatria, determinato da molte condizioni tra cui la gastroenterite acuta insieme al reflusso gastroesofageo fisiologico e non richiedono necessariamente un trattamento farmacologico, ciò nonostante i farmaci contro il vomito sono largamente prescritti dai pediatri italiani. Attraverso quello che è la rete nazionale di farmacovigilanza, continuano a pervenire diverse segnalazioni di reazioni avverse a farmaci antiemetici per bambini. In questo lavoro si parla che rappresenta una delle cause di morbilità e di ospedalizzazione negli stati uniti e su 200mila ospedalizzazioni , si registrano circa 300 molti all'anno. Delle linee guida hanno stabilito che gli antiemetici possono non essere necessari nel trattamento della diarrea acuta a seguito delle segnalazioni che continuamente pervengono in particolare a carico del **domperidone** e **metoclopramide**, molti esperti sui farmaci pediatrici presso l'aifa hanno approfondito questo argomento effettuando una revisione dei dati di efficacia e di sicurezza di questi farmaci antivomito nei bambini, infatti sono state analizzate le cause del vomito nei bambini, quelle che sono le terapie farmacologiche utilizzate. Le evidenze circa l'efficacia di queste due molecole nella terapia del vomito sono poche, scarsamente documentate da trials clinici mentre il rischio delle reazioni avverse a questi farmaci è conosciuto e ben documentato, Il *Domperidone* non è attualmente raccomandato per il vomito delle gastroenteriti pediatriche e non dovrebbe essere prescritto nei bambini al di sotto di 1 anno. Il problema è ancora più serio con la **metoclopramide**, il cui uso è vietato nei bambini al di sotto dei 16 anni. Alla luce di una serie di evidenze, i pediatri dovrebbero valutare attentamente il profilo rischio/beneficio in ciascun paziente prima dell'inizio della terapia con questi farmaci, in modo da evitare delle esposizioni a farmaci che non sono neanche necessarie.

In un lavoro svedese dal 1987 al 2001 sono descritte frequenza, severità e reversibilità di ADR (certe, probabili e possibili) in pazienti < 16 anni in Svezia analizzando dati e database nazionali relativi alle segnalazioni di ADR. Casi di ADR riportati in 5771 adolescenti durante il periodo di 15 anni analizzato, su una popolazione pediatrica di circa 1.7 milioni di individui. Frequenza di circa 385 casi/anno. ADR più frequenti: reazioni al sito di applicazione (24%), febbre (12%), esantemi (6.7%). Farmaci con maggiore frequenza di ADR: vaccini (63.8%), antibiotici per uso sistemico (10.1%). Proporzione di bambini con ADR severe 13.0 % e di quelli con morte da farmaco 0.14%. Bambini che non hanno recuperato dai danni di ADR 9 %, mentre l' 1% ha avuto recupero con conseguenze. Frequenza maggiore nei maschi. Circa i 2/3 delle segnalazioni riguardavano pazienti con meno di 4 anni. Il sistema di farmacovigilanza nazionale può rappresentare un metodo utile per monitorare e gestire il rischio di ADR nella popolazione pediatrica.

ANZIANI

Le problematiche legate all'uso dei farmaci sono molto frequenti negli anziani, le possiamo riassumere in inefficacia terapeutica, eventi avversi, sovradosaggio, sotto dosaggio, interazioni farmacologiche. Un farmaco può essere inefficace nell'anziano perché c'è una sotto dose da parte del medico, oppure la scarsa aderenza del paziente anziano alla terapia o perché ha delle limitazioni finanziarie, limitazioni di tipo cognitivo. Ci sono molti fattori che possono aumentare le visite di questi pazienti nel pronto soccorso come età, numero di farmaci assunti, • mancata compliance, • inappropriatezza prescrittiva • reazioni avverse ai farmaci (ADR). I farmaci più frequentemente coinvolti nelle ADR che rappresentano una causa di visita al PS sono anticoagulanti, antibiotici, chemioterapici, ipoglicemizzanti, diuretici, FANS, analgesici morfinici. Gli eventi avversi di questi farmaci sono involontari e possono essere pericolosi per la salute umana, fra i pazienti ambulatoriali che hanno un'età maggiore dei 65 anni, è chiaro che la frequenza di questi eventi è abbastanza elevata, anche il tasso di ospedalizzazione a questi eventi avversi è alta. Il ricovero va attribuito a quei farmaci detti prima. Fattori importanti contribuiscono agli effetti disproporzionati di ADEs negli individui > 65 anni (maggiore uso e numero di farmaci assunti, cambiamenti fisiologici età dipendenti). Il dato che 3 farmaci (warfarin, insulina, e digossina), con un basso indice terapeutico ed un alto rischio di tossicità, fossero la causa di circa 1/3 delle ADE nei pazienti al di sopra dei 65 anni, fornisce informazioni su come indirizzare gli sforzi della prevenzione. I pazienti anziani sono più suscettibili a questi effetti perché gli anziani assumono spesso più farmaci, l'anziano presenta delle modificazioni fisiologiche correlate all'età sia nella farmacodinamica che nella farmacocinetica e queste condizioni aumentano il rischio di eventi avversi.

È importante valutare la degenza in ospedale perché il prolungamento della degenza in ospedale determina il fatto che le ADR insorgono anche nell'ospedale e quindi prolungano la degenza in ospedale. Molto spesso, molti farmaci che causano effetti avversi difficilmente si distinguono dai sintomi di malattie che possono essere frequenti nell'anziano o si associano a delle modificazioni fisiologiche associate all'invecchiamento, basti pensare agli antipsicotici che causano dei sintomi che ricordano il morbo di parkinson e questi sintomi possono essere attribuiti erroneamente al morbo di parkinson e di conseguenza possono essere trattati impropriamente con farmaci dopaminergici e questi stessi farmaci possono generare altri effetti avversi, possono dare nausea allucinazioni. Nei pazienti affetti da demenza, si prescrivono gli inibitori della colina esterasi ma questi farmaci danno effetti avversi tipo diarrea, incontinenza e quindi altri farmaci che non sono necessari vengono aggiunti alla terapia e aumentano i rischi di effetti avversi, interazioni con altri farmaci. tutto questo aumenta la frequenza dei ricoveri all'anno, in un paziente con un'età maggiore agli 80 anni, questa frequenza è maggiore. L'età e la polifarmaco terapia sono importanti fattori di rischio per insorgenza di reazioni avverse.

Uno studio ha valutato la frequenza e i tassi di ospedalizzazione dopo visite di anziani al pronto soccorso per eventi avversi da farmaci in diversi ospedali, si è valutato il contributo di farmaci specifici ad alto rischio attraverso degli indicatori. Su un totale di casi di accessi al pronto soccorso di eventi avversi da farmaci, in questo periodo di tempo, si è visto che la % era più alta per i soggetti con età maggiore ai 75 anni, di cui un buon 99% ha richiesto ospedalizzazione. L'aspetto importante della maggior parte di questi ricoveri è dovuta anche a overdose accidentale di questi farmaci.

FATTORI DI RISCHIO NELLA INSORGENZA DI ADR

-FARMACI CONCOMITANTI E/O PATOLOGIE CONCOMITANTI

Il medico nei pazienti anziani deve sempre considerare la possibilità che un sintomo di nuova insorgenza può essere secondario alla terapia farmacologica in atto. L'importanza dell'interazione tra farmaci. anche gli integratori a base di erbe medicinali possono interagire con i farmaci prescritti e causare eventi avversi come l'estratto del ginko biloba che se assunto con il walfarin può aumentare il rischio di emorragia, sanguinamento. Oppure iberico se assunta con un inibitore del reuptake della serotonina va ad aumentare il rischio di sindrome serotoninergica. È chiaro che i medici devono chiedere specificatamente ai loro assistiti se assumono degli integratori alimentari o a base di vitamine. nell'anziano l'induzione dell'attività enzimatica del cyp450 può essere ridotta da alcuni farmaci e c'è una variazione del metabolismo dei farmaci nell'anziano, alcuni farmaci inibiscono il metabolismo del cyp450 e aumentano il rischio di intossicazione da farmaci. queste interazioni sono difficilmente prevedibili.

Farmaci che agiscono sul Sistema Nervoso Centrale

Si ipotizza che la maggiore sensibilità ai farmaci che agiscono sul sistema nervoso centrale (SNC) sia dovuta a modifiche legate all'età di alcuni meccanismi biochimici che coinvolgono neurotrasmettitori e recettori, cambiamenti ormonali ed alterazioni nella disponibilità di glucosio ed ossigeno dovute alla riduzione del flusso ematico cerebrale. I pazienti anziani sono particolarmente vulnerabili alle reazioni avverse da neurolettici, quali disturbi extrapiramidali, aritmia ed ipotensione ortostatica. Si manifesta inoltre una maggiore sensibilità all'effetto di alcune benzodiazepine; ad esempio, la sedazione indotta dal diazepam compare a dosaggi più bassi negli anziani rispetto ai soggetti più giovani. Queste evidenze sono particolarmente importanti da un punto di vista clinico, a causa dell'associazione tra uso di benzodiazepine e rischio di cadute e fratture all'anca negli anziani. Anche gli effetti degli analgesici oppioidi sembrano accentuarsi nei soggetti geriatrici.

Farmaci che agiscono sulla emostasi

Risulta clinicamente rilevante l'osservazione che l'età avanzata determina un aumento di sensibilità agli effetti anticoagulanti del warfarin. Ciò è probabilmente dovuto ad una diminuzione della sintesi dei fattori della coagulazione e all'aumentata clearance della vitamina K. Da un punto di vista clinico l'aumentata sensibilità al warfarin negli anziani è stata associata ad un incremento del rischio di emorragie a valori più bassi di INR rispetto ai soggetti più giovani. L'effetto anticoagulante dell'eparina non sembra invece modificarsi con l'invecchiamento.

Farmaci che agiscono sull'apparato cardiovascolare

Le più importanti differenze farmacodinamiche età-correlate riguardano la ridotta sensibilità ai farmaci beta-adrenergici. Questo peggioramento della risposta nel tessuto vascolare, cardiaco e polmonare potrebbe essere dovuto ad alterazioni del processo di trasduzione del segnale e alla down-regulation dei recettori beta-adrenergici

Anche le risposte ai **farmaci calcio-antagonisti** sembrano variare con l'età avanzata. La somministrazione endovenosa di verapamil, diltiazem o amlodipina è stata associata ad un effetto ipotensivo più pronunciato negli anziani rispetto ai soggetti più giovani. I dati disponibili dimostrano che i pazienti geriatrici sono particolarmente sensibili ai calcio-antagonisti diidropiridinici (es. amlodipina, nifedipina) con effetti transitori e che si normalizzano entro 3 mesi. È stata ipotizzata una risposta ridotta dei barocettori responsabili della regolazione della pressione.

Studio di uso singolo combinato di farmaci antitrombotici e di rischio di emorragie gastrointestinale nella popolazione geriatrica, è uno studio caso controllo. L'obiettivo di questo studio è andare a valutare il rischio di severi sanguinamenti gastrointestinali dovuto all'uso singolo-combinato di antitrombotici. Si è visto che si sono registrati 1443 casi di sanguinamento severo gastrointestinale.

Altra cosa importante è la **mancata aderenza del paziente alla terapia**, tutto ciò rende meno efficace il trattamento farmacologico, si parla di sotto aderenza. Questo crea dei problemi. I medici si devono preoccupare di far si che il loro paziente aderisca a un regime farmacologico suggerendo delle strategie. Lo stesso ema ha aggiornato le linee guida sull'interazione tra farmaci e che sono delle linee guida che devono essere aggiornate costantemente perché devono descrivere le raccomandazioni, le interazioni in modo tale da correggere le dosi, monitorare il paziente.

CAPITOLO 10
FITOVIGILANZA

Farmacovigilanza e fitovigilanza trattano lo stesso problema ma diverso target. Le finalità sono comuni, andare a monitorare la sicurezza di questi prodotti una volta autorizzati nella fase postmarketing con l'obiettivo di identificare le reazioni avverse e definire il rapporto rischio/beneficio.

La possibilità che un prodotto fitoterapico causi una ADR dipende da numerosi fattori relativi sia al prodotto che alle caratteristiche del paziente.

Le reazioni avverse da erbe medicinali possono derivare:

- da una cattiva qualità del prodotto utilizzato per la preparazione (contaminazione di una pianta con pesticidi, metalli pesanti, batteri, muffe, sostituzione accidentale o volontaria di una pianta con un'altra che è tossica).
- Uso improprio: uso prolungato di queste sostanze o in condizioni particolari (gravidanza, periodo dell'allattamento, età pediatrica, geriatrica) o patologie che possono essere pregresse o in atto
- Delle interazioni farmacologiche: il risultato delle interazioni può essere il potenziamento dell'azione del farmaco con conseguenti effetti tossici o una riduzione dell'effetto con la risultante inefficacia del farmaco stesso

UTILIZZO DEI PRODOTTI FITOTERAPICI

È diffusa la convinzione che essendo naturali, le piante medicinali o alimenti di origine vegetale sono innocui. Lo stress ambientale, sociale, alimentare, il rischio sempre più crescente di incorrere in patologie tipo obesità, malattie cardiovascolari, diabete, spinge a prendersi cura di se stessi e ad avvicinarsi al mondo della medicina alternativa e quindi alla fitoterapia a scopo curativo, salutistico, anche a scopo preventivo. In questi ultimi anni, perché c'è un crescente utilizzo di integratori alimentari, probiotici, prodotti erboristici, alimentato dai mass media, si sta registrando un aumento di queste terapie che non prevedono l'obbligo di prescrizione medica, la quale comporta a una reperibilità più facile di un prodotto fitoterapeutico. Spesso le nozioni che arrivano possono fare male, perché questi prodotti sono fortemente pubblicizzati come sicuri, naturali nonostante sono consigliati per condizioni quali allattamento, gravidanza ma proprio perché consigliati per queste condizioni devono essere consigliati con una certa cautela perché per questa fascia di popolazione possono risultare nocivi. Preparazioni che hanno proprietà farmacologiche ma che non sono esenti da rischi. Generalmente si ricorre all'uso di queste piante medicinali per disturbi che possono essere anche di lieve entità, in cui ancora non si è utilizzato il farmaco e non mancano delle situazioni di associazione tra fitoterapici e farmaci convenzionali, cioè agli integratori, ai prodotti naturali si rivolgono persone malate e che spesso sono già in terapia con uno o più farmaci e questo può creare rischi di possibili interazioni con farmaci convenzionali che sono delle risposte inattese. Questi preparati fitoterapici spesso sono delle miscele di sostanze vegetali che sono biologicamente attive e quindi possono interagire sia tra loro che con farmaci con cui sono assunti. Sono in commercio farmaci a base di piante medicinali (detti fitoterapici) registrati presso l'Agenzia Italiana del Farmaco (AIFA) che ne ha verificato la qualità, l'efficacia e la sicurezza. Tali prodotti hanno quindi indicazioni approvate e sono acquistabili in farmacia. Alcuni sono acquistabili dietro presentazione di ricetta medica (per esempio: iperico per depressione lieve e moderata, serenoa repens per ipertrofia prostatica benigna, ecc), altri invece sono farmaci da banco (OTC) (come per esempio estratto idroalcolico di pelargonium sidoides, per il trattamento del comune raffreddore). Questo ultimo è un medicinale tradizionale di origine vegetale con una lunga storia di consumo (uso consolidato) ed è presente nella farmacopea europea. Le piante medicinali approvate in Italia possono essere incluse in preparazioni galeniche prescritte dal medico e allestite in farmacia per indicazioni varie.

RISCHI DA FITOTERAPICI

I fattori che condizionano la comparsa di ADRs possono così schematizzarsi:

1) **fattori relativi al fitoterapico**: profilo chimico della pianta, dose, frequenza e via di somministrazione, durata della terapia, preparazione farmaceutica;

2) **fattori relativi al paziente**: età, sesso, gravidanza, presenza di patologie concomitanti (insufficienza renale ed epatica, malattie cardiovascolari, ecc.);

3) **fattori addizionali**: consumo di alcol, interazioni con farmaci, con cibo e bevande, facile acquisto di fitoterapici via internet.

Le conoscenze sono molto limitate, perché la sperimentazione clinica in questa area è ancora poco sviluppata sia perché ci sono dei limiti nella segnalazione spontanea delle reazioni avverse e sia perché il ricorso di questi rimedi avviene in maniera di automedicazione. Questi prodotti possono dare allergie e molti soggetti si rivolgono a queste terapie naturali e non sanno che molte piante di origine naturale possono essere allergizzanti come propoli, camomilla, aglio. Molti possono essere fotosensibilizzanti, per esempio, l'iperico può essere fotosensibilizzante. Tra i rischi di fitoterapici abbiamo l'uso contemporaneo di fitoterapici e farmaci convenzionali, l'uso di fitoterapici complessi, miscela di estratti di droghe, uso di prodotti purificati, concentrati, addizionati di componenti allo stato puro, uso di fitoterapici diverso da quello tradizionali, fitoterapici preparati come integratori alimentari e in questo caso gli obblighi e gli standard qualitativi sono inferiori e l'automedicazione.

Per quanto siano prodotti di automedicazione, il numero delle segnalazioni è aumentato, perché è aumentato l'uso di essi, questi prodotti vengono associati ai farmaci convenzionali quindi gli effetti indesiderati e tossici sono attribuiti all'uso combinato. Erronea scelta della specie vegetale dovuta alla similarità dei nomi comuni o alla somiglianza tra i vegetali (digitale che somiglia allo psillio). Oppure impiego differente della pianta, anziché usare le foglie, si utilizza la radice e quindi cambiano le proprietà perché cambiano i principi contenuti. Le forme di preparazione, di conservazione che possono essere inadeguati. la tossicità del fitoterapico dipende da una serie di fattori che possono andare dalla raccolta al consumo che può compromettere la sicurezza del prodotto fitoterapico e portare a degli errori.

In alcuni casi, anche quando i prodotti fitoterapici vengono utilizzati con modalità impeccabile, si possono verificare gli ADR per la presenza nel prodotto finito di contaminanti che possono essere contaminanti botanici, chimici, batterici. La **contaminazione botanica** può originare da cause che possono essere accidentali, cioè si raccolgono piante diverse da quelle richieste perché un soggetto non ha una conoscenza nel settore erboristico, oppure ci può essere una sostituzione negli stessi magazzini dove vengono stoccate queste piante, o un discorso di tipo economico, di mercato. Ci possono essere anche delle contaminazioni ambientali che possono contaminare la pianta medicinale tanto da compromettere la qualità del prodotto fitoterapico finito, in primo luogo i pesticidi, i metalli pesanti e microrganismi come funghi, batteri. I pesticidi si decompongono spontaneamente durante i processi di conservazione, mentre i metalli pesanti rimangono immodificati, i microrganismi si moltiplicano. Durante le fasi di essicamento, conservazione, se gli ambienti risultano essere umidi questi microrganismi si moltiplicano. Gli stessi batteri e funghi possono produrre sostanze tossiche come l'aflatossina che può essere tossica per il fegato. È importante monitorare la carica batterica perché ci deve essere un'assenza di microrganismi patogeni sia nel prodotto iniziale che è la droga sia nel prodotto finale che è il principio fitoterapico che utilizziamo. Tutte le norme, le operazioni di raccolta, di conservazione, devono avvenire con la massima igiene per ridurre al massimo la carica microbica o mantenerla nei limiti tollerati dai diversi controlli di qualità. Alcuni casi clinici indicano che i pesticidi possono raggiungere livelli pericolosi nei prodotti vegetali. Diversi farmaci convenzionali sono stati trovati soprattutto in prodotti erboristici asiatici.

Tabella 4.8 Valori limite tollerati riferiti ai microrganismi

Microrganismo	Limiti u.f.c. riferiti ad 1g di droga
Batteri aerobi	$>10^3$-10^4
Lieviti e muffe	$>10^2$
Enterobatteri ed altri batteri gram-negativi	$>10^2$
Escherichia coli	Non rivelabile
Salmonella	Non rivelabile
Pseudomonas aeruginosa	Non rivelabile
Staphylococcus aureus	Non rivelabile

u.f.c. = unità formanti colonie

Tabella 4.10 Adulterazioni di prodotti fitoterapici con farmaci convenzionali[a]

Classe farmacologica	Farmaci
Antibiotici	Gliburide, fenformina
Anticoagulanti	Warfarina
Antistaminici	Clorfeniramina
Corticosteroidi	Betametasone, desametasone, prednisolone, prednisone
Dimagranti	Fenfluramina, alprazolam, clorzoxazone
Disfunzione erettile	Sildenafil
Diuretici	Idroclorotiazide
FANS	Aminofenazone, indometacina, acido mefenamico, paracetamolo (acetominofene), fenacetina, fenazone (antipirina), fenilbutazone, propifenazone (isopropilantipirina), diclofenac
Mucolitici e bechici	Bromexina
Ormoni sessuali	Metiltestosterone
Ormoni tiroidei	
Rilassanti muscolari	Clor-2-ossazone
Tranquillanti	Clordiazepossido, diazepam
Vitamine	Tiamina (vitamina B)
Xantine	Caffeina, teofillina

[a] Preparati nei paesi asiatici e sudamericani

È pericolosa la contaminazione botanica, quando un prodotto vegetale viene sostituito con un altro che può causare effetti indesiderati gravi, per esempio, sono stati venduti dei prodotti venduti come ginseng invece contenevano mandragora. La sostituzione della passiflora incarnata con la cerulea porta ad avvelenamento, oppure la mandragora sostituita con il podophyllum peltatum che determina vomito, diarrea con perdite ematiche, il ginkgo con la colchicina che determina tumori gastrointestinali.

FITOVIGILANZA

Disciplina che, valutando il rischio connesso all'uso dei fitoterapici e monitorando l'incidenza delle reazioni avverse potenzialmente associate al trattamento fitoterapico, aiuta a definire la sicurezza di questi prodotti naturali di origine vegetale.

Gli **OBIETTIVI** principali della fitosorveglianza sono:

- individuare nuove ADR da medicinali fitoterapici, non escluse quelle rare, ma gravi
- individuare ADR che possono manifestarsi in occasione di interazioni farmacologiche non abituali tra un medicinale fitoterapico e un farmaco convenzionale
- individuare ADR che possono manifestarsi per l'influenza di fattori relativi al paziente (età, stato fisiopatologici, caratteristiche genetiche)
- migliorare le informazioni sulle ADR sospette già note da medicinali fitoterapici
- valutare i vantaggi di un medicinale fitoterapico rispetto ad una terapia farmacologica convenzionale
- facilitare la diffusione delle informazioni acquisite per rendere più corretta e sicura la pratica terapeutica con medicinali fitoterapici

la **LEGISLAZIONE** sulle erbe medicinali varia da paese a paese, purtroppo nella gran parte dei paesi europei tali prodotti rientrano direttamente nella categoria di non prescrizione e quindi sono considerati prodotti di automedicazione; quindi, ci sono scarse informazioni circa la sicurezza di impiego.

È nata la necessità di un monitoraggio attento, in grado di rilevare eventuali effetti inattesi o reazioni avverse a pianti medicinali; quindi, a tal fine dal 2005 è attivo un sistema di fitovigilanza italiano voluto e attivato dall'istituto superiore di sanità in collaborazione con AIFA. In italia non è possibile inserire nella rete di farmacovigilanza le segnalazioni di reazioni avverse di prodotti non registrati come farmaci, a meno che non siano indicati in concomitanza ai farmaci stessi.

ORGANIZZAZIONE DEL SISTEMA ITALIANO DI FITOVIGILANZA

Per la valutazione dei casi gravi è stato creato un **COMITATO SCIENTIFICO** composto da esperti in farmacologia, farmacognosia, fitoterapia, botanica, tossicologia, omeopatia. Per il supporto all'attività di questo comitato scientifico è stato creato un **COMITATO DI COORDINAMENTO** composto da esperti di farmacoepidemiologia, farmacovigilanza e aspetti regolatori dell'AIFA, ISS e MINISTERO DELLA SALUTE.

I suoi **OBIETTIVI** sono quelli di migliorare la conoscenza sulle reazioni avverse ai prodotti a base di piante officinali o prodotti naturali, quindi sensibilizzare da una parte gli operatori sanitari sull'utilizzo di prodotti vegetali da parte dei loro pazienti e gli utilizzatori a un corretto utilizzo di questi preparati, creare un sistema di allerta per individuare segnali di rischio e intervenire con provvedimenti regolatori.

TIPOLOGIA DI SEGNALAZIONI RACCOLTE

Gli strumenti adoperati per individuare le reazioni avverse sono diversi, abbiamo segnalazione spontanea, monitoraggio intensivo, studi di coorte, studi caso- controllo, banche dati, cioè identificazione di eventi clinici conseguenti all'assunzione di fitoterapici di recente commercializzazione. Di tutti questi strumenti la segnalazione spontanea svolge un ruolo preponderante nel rilevare gli effetti avversi tossici. Il vantaggio è quello di estendere l'osservazione sull'intera popolazione che utilizza un dato prodotto fitoterapico. Si raccoglie in banca dati le segnalazioni spontanee insorte a seguito di assunzione di integratori alimentari, preparazioni galeniche a base di piante medicinali e loro derivati, preparati di origine naturale non vegetale (propoli, estratti di lumaca), medicinali omeopatici. Le segnalazioni sono raccolte presso ISS a cui sono affidate le funzione di coordinamento.

La **SCHEDA DI SEGNALAZIONE** fornita dall'autorità sanitaria competente, quindi dal ministero della salute in italia, negli stati uniti dall'FDA. Una volta compilata la scheda viene inviata all'ISS o tramite fax o attraverso il servizio farmaceutico della ASL o dell'azienda ospedaliera di competenza. Successivamente viene inviata al centro nazionale istituito presso il servizio farmaceutico del ministero della salute dove viene inserita in un unico data base centralizzato. Tenendo conto che questi prodotti sono diversi tra loro e diversi sono gli effetti avversi che si possono manifestare, per la valutazione dei casi gravi e per l'individuazione di questi segnali è stato avviato il comitato scientifico multi disciplinare. Una volta che queste scheda arriva al centro nazionale, questo a sua volta invierà le segnalazioni che ha ricevuto al centro internazionale IDR. In italia, il sistema di fitosorveglianza raccoglie queste segnalazioni che provengono dagli operatori sanitari, compilate sul modulo che viene inviato per fax o per email al **VIGIERBE**.

VigiErbe (www.vigierbe.it) è un portale cui segnalare online le sospette reazioni avverse che si verificano dopo l'assunzione di:

- integratori alimentari
- prodotti erboristici
- preparazioni magistrali (per es. a base di cannabis per uso medico)
- medicinali omeopatici (non registrati come medicinali)
- altri prodotti di origine naturale

Dal 12 dicembre 2018 è attiva la piattaforma VigiErbe sulla quale è possibile inviare la segnalazione online. Il sito, sviluppato dall'università di verona, è accessibile a tutti (cittadini e personale sanitario) e non prevede la registrazione per l'utilizzo; - Non è necessario essere assolutamente certi che l'evento avverso sia stato causato dal prodotto a base di piante, perché questa valutazione verrà fatta successivamente da un gruppo di esperti in materia. - Qualora fossero segnalati eventi avversi di particolare interesse o gravità, questi vengono prontamente comunicati al Ministero della Salute per i necessari provvedimenti.

Tabella 7.1 Tipi di ADRs

Tipo	Caratteristiche	Difficoltà nell'identificazione	Metodi per identificare
A — Prevedibili e dosi-dipendenti (rappresentano una esagerazione degli effetti terapeutici del medicamento)	Relativamente frequente (1/100). Prevedibile	Può coincidere con disturbi relativamente frequenti	Trials clinici (di fase I e II)
	Dose-dipendente. Prevedibile	È rara a dosi basse. Gli studi sperimentali possono essere inadeguati (cefalee nell'animale)	Studi di follow-up
	Può o non esistere una relazione temporale	È assente una relazione temporale	Monitoraggio delle segnalazioni
	Può o non essere specifica	Si verifica in situazioni particolari	Segnalazioni spontanee o aneddotiche
	Può o non essere grave (mortalità molto bassa)	Può essere dovuta ad interazioni	Studi sperimentali (su animali di laboratorio)
	Può essere studiata sperimentalmente	Ha un meccanismo poco chiaro	
B — Idiosincrasiche, allergiche	Poco frequente (1/1000). Non prevedibile	Rara	Segnalazione spontanea. Trials clinici (di fase IV, occasionalmente di fase III)
	Predisposizione individuale (genetica o altro)	Inaspettata o imprevedibile	Monitoraggio delle segnalazioni
	Dose-indipendente	Meccanismo patogenico poco chiaro o del tutto ignoto	Studi caso-controllo e sorveglianza caso-controllo
	Esiste una relazione temporale	Manca un test diagnostico	Cartelle cliniche
	È fitoterapico specifica	Può non essere riproducibile sperimentalmente	Banche dati di morbilità e fitoterapico-utilizzazione
	È in molti casi seria ma reversibile. (Mortalità alta)	Si manifesta quando il fitoterapico viene assunto in concomitanza con altri farmaci	Studi sperimentali su animali (non noti)
C — Trattamenti cronici	Aumentata frequenza di malattia spontanea	Inaspettata. Frequente	Studi caso-controllo. Studi di follow-up
	Meccanismo d'azione poco chiaro	Può non essere riproducibile sperimentalmente	Banche dati di morbilità e fitoterapico-utilizzazione
	Avviene dopo trattamenti cronici o dopo intervalli di tempo casuali	Molteplici fattori casuali	Monitoraggio delle segnalazioni
	Specifica e spesso grave	Conoscenze farmacologiche inadeguate. Assenza di confronti adeguati (pazienti non trattati)	
D — Effetti ritardati	Grave ed irreversibile	Inaspettata, imprevedibile	Monitoraggi di eventi di prescrizioni
	Avviene dopo un lungo periodo di induzione	Fattori causali multipli. Non sempre struttura-dipendente. Assenza di confronti adeguati.	
E — Effetti fine trattamento	Poco frequente	Inaspettata	Monitoraggi di eventi di prescrizioni
		È specifica	Può non essere riproducibile
	Può essere seria ma reversibile. Dose-dipendente	Assenza di confronti adeguati	

Prodotto naturale	Reazione avversa	Sostanza responsabile	Possibile meccanismo
Impila (Calilepis laureola)	Epatite fulminante	Atractilosidi	Inibizione delle funzioni mitocondriali
Isabgol[b]	Epatite cronica	NN	NN (si esclude un meccanismo autoimmune)
Jin Bu Huan[i]	Epatite acuta e cronica	L-tetraidropalmatina (potente sostanza neuroattiva), alcaloidi pirrolizidinici	NN
Kava (Piper methysticum)	Epatite, necrosi e colestasi epatica, danno epatico fulminante	Kavapironi	Meccanismi immunoallergici ed idiosincrasici (induzione del citocromo CYP450, riduzione dei livelli di glutatione o inibizione della COX)
Larrea (Larrea tridentata)[j]	Danno epatico fulminante, colestasi e cirrosi epatica	Acido nordiidroguaiaretico, sostanze ad attività estrogenica	Inibizione della trasformazione dell'acido arachidonico e dell'azione del citocromo P450; presenza di sostanze estrogene epatotossiche
Masticogna (Atractylis gummifera)	Epatite acuta	Atractilosidi (atractilina) e gummiferina	Inibizione delle funzioni mitocondriali (inibizione del ciclo di Krebs)
Puleggio (Mentha pulegium)	Danno epatico	Pulegone ed il suo metabolita mentofurano (epatotossina)	Deplezione dei livelli di glutatione
Scutellaria (Scutellaria lateriflora)	Danno epatico	Flavonoidi citotossici	NN
Senna (Cassia angustifolia, C. acutifolia)	Danno epatico	Reina antrone	Blocco della catena respiratoria

Prodotto naturale	Reazione avversa	Sostanza responsabile	Possibile meccanismo
Acido usnico[a]	Danno epatico		Inibizione della respirazione mitocondriale (fosforilazione ossidativa) ed induzione della morte degli epatociti da parte dei radicali liberi.
Alcaloidi pirrolizidinici[b]	Occlusione della vena centrolobulare	Formazione di derivati pirrolici che sono epatocarcinogeni	Formazione di un addotto tra i metaboliti degli alcaloidi pirrolizidinici (derivati pirrolici) ed il DNA
Aristolochia (Aristolochia spp.)	Danni epatici	Acido aristolochico	Formazione di un addotto tra i metaboliti dell'acido aristolochico ed il DNA
Betel (Piper betle)[c]	Carcinoma epatico	Safrolo	Formazione di un addotto safrolo-DNA
Camedrio (Teucrium chamaedrys)[d]	Epatite acuta, cronica e fulminante	Diterpeni neoclerodanici contenenti furano (teucrina-a)	I furanoditerpenoidi sono trasformati dal citocromo P450 3A in metaboliti elettrofili i quali riducono i livelli di glutatione e di tioli e danneggiano il plasmalemma; induzione dell'apoptosi delle cellule epatiche
Canutola o camedrio polio (Teucrium polium)[e]	Colestasi epatica acuta, danno epatico fulminante	Diterpeni neoclerodanici	Necrosi delle cellule epatiche
Cascara (Rhamnus purshiana)	Colestasi epatica	Glicosidi antracenici	NN
Celidonia (Chelidonium majus)	Epatite acuta e citolisi epatica	Alcaloidi isochinolinici	NN
Cimicifuga (Cimicifuga racemosa)	Epatite, ittero colestatico, danno epatico	Glicosidi triterpenici	Risposta di tipo immunologica
Dai-saiko-to, Saiko-keishi-kankyo-to[f]	Danno epatico	Costituenti della scutellaria e della paeonia	Meccanismo autoimmune
Efedra (Ephedra sinica)[g]	Epatite acuta	Efedrina	Meccanismo idiosincrasico

DANNI A LIVELLO EPATICO

DANNI A LIVELLO CARDIOCIRCOLATORIO

Droga (pianta)	Reazione avversa	Sostanze responsabili	Possibile meccanismo
Aconito (Aconitum napellus)[a]	Tachicardia ventricolare seguita da fibrillazione ventricolare, asistole ed arresto cardiaco.	Aconitina	NN
Aglio (Allium sativum)	Emorragia, ematoma epidurale spinale	Ajoene	Inibizione dell'aggregazione piastrinica (per interazione sulla cascata metabolica dell'acido arachidonico)
Angelica o Dong quai (Angelica sinensis)[b]	Ipertensione, emorragia	Cumarine, acido ferulico	L'acido ferulico inibendo la produzione di trombossano A₂ può interferire con l'aggregazione piastrinica
Caulofillo o cohosh azzurro (Caulophyllum)	Scompenso cardiaco congestizio	Caulosaponina, leontina, metilcistina	Riduce il flusso di sangue al cuore provocando costrizione dei vasi coronarici
Digitale (Digitalis lanata)	Blocco cardiaco	Glicosidi cardioattivi (digossina)	Inibizione della ATP-asi Na⁺/K⁺ dipendente
Efedra (Ephedra sinica)[d]	Ipertensione, palpitazione, tachicardia, infarto del miocardio, emorragia intracerebrale, morte.	Efedrina	Vasocostrizione delle coronarie (per effetti simpaticomimetici diretti ed indiretti)
Ginkgo (Ginkgo biloba)[e]	Ematoma subdurale bilaterale, emorragia intracerebrale, ifema	Ginkgolidi	Inibizione dell'aggregazione piastrinica (per inibizione del fattore attivante le piastrine, PAF)
Ginseng (Panax ginseng)[f]	Arterite cerebrale, emorragia uterina e vaginale	Ginsenosidi, panaxinolo	Inibizione dell'aggregazione piastrinica (attraverso un aumento dei livelli di GMPc ed AMPc nelle piastrine, inibizione del flusso di calcio nelle piastrine ed inibizione della produzione di trombossano A₂)

Droga (pianta)	Reazione avversa	Sostanze responsabili	Possibile meccanismo
Iperico (Hypericum perforatum)[g]	Crisi ipertensiva, anemia (necrosi del midollo osseo)	NN	NN
Jin Bu Huan[h]	Bradicardia acuta	L-tetraidropalmatina	NN
Liquirizia (Glycyrrhiza glabra)	Tachicardia ventricolare, aritmia, ipertensione, arresto cardiaco	Saponine triterpeniche (glicirrizina)	Azione mineralcorticoide dovuta ad una riduzione del catabolismo epatico dei corticosteroidi (attraverso l'inibizione dell'enzima 11-β-deidrogenasi)
Passiflora (Passiflora incarnata)[j]	Tachicardia ventricolare non sostenuta, prolungato intervallo QT	Alcaloidi con attività ormonale	NN
Stramonio (Datura stramonium)[l]	Tachicardia, aritmia, ipertensione	Alcaloidi tropanici (ioscinamina, ioscina, atropina)	Antagonisti dei recettori colinergici
Vite del Dio del tuono (Tripterygium wilfordii)[m]	Shock ipovolemico, tachicardia ventricolare, morte	Triptolide, tripdiolide	Attività immunosoppressiva

DANNI A LIVELLO GASTROINTESTINALE

Tabella 9.4 Disturbi gastrointestinali da fitoterapici: osservazioni e impressioni documentate (non da studi clinici)

seguito →

Droga (pianta)	Reazione avversa	Sostanze responsabili
Aglio (Allium sativum)	Dolori addominali, modificazioni della flora batterica intestinale[a]	Allicina, ajoene, composti sulfurei
Aloe (Aloe spp.)	Diarrea, crampi addominali	Antrachinoni
Anice (Pinpinella anisum)	Nausea, vomito	Anetolo (olio)
Efedra (Ephedra novadensis)	Costipazione	Tannini
Equiseto invernale (Equisetum hyemale)	Diarrea	Tannini, alcaloidi
Finocchio (Foeniculum vulgare)	Nausea, vomito	Anetolo (olio)
Fitolacca o uva turca (Phytolacca americana)	Vomito, dolore addominale	Fitolaccigeina
Genziana (Gentiana lutea)	Nausea, vomito	Genziopicrina, amarogentina
Idrangea (Hydrangea arborescens)	Nausea, vomito	Glicosidi
Lavanda (Lavandula angustifolia)	Nausea, vomito	Alcol perillico e perillili (metaboliti del limonene)
Menta americana (Hedeoma pulegioides)	Nausea, vomito, diarrea	Pulegone (olio)
Partenio (Chrysanthemum parthenium)	Ulcere del cavo orale	Partenolide

Droga (pianta)	Reazione avversa	Sostanze responsabili
Passiflora (Passiflora incarnata)	Nausea, vomito	Alcaloidi armanici
Poligala (Polygala senega)	Nausea, vomito, diarrea	Saponine
Prezzemolo (Petroselinum crispus)	Nausea, vomito	Apiolo, miristicina (olio)
Romice crespa (Rumex crispus)	Diarrea, nausea	Tannini, antrachinoni
Salice (Salix spp.)	Nausea, vomito, irritazione gastrica, disturbi della digestione	Salicilati
Senna (Cassia spp.)	Diarrea, crampi addominali	Antrachinoni
Tabebuia (Tabebuia spp.)	Nausea, vomito	Naftochinoni
Tanaceto (Tanacetum vulgare)	Nausea, vomito	Tuione (olio)
Vischio peloso (Phoradendron tomentosum)	Dolori addominali	Foratossine, tiramina
Tormentilla (Potentilla tormentosa)	Nausea, vomito[a]	Tannini
Uva ursina (Arctostaphylos uva ursi)	Nausea, vomito	Arbutina

[a] Segnalate dalla Commissione E tedesca

segu...

93

Tabella 9.5 Disturbi gastrointestinali da fitoterapici: studi clinici[a]

Droga (pianta)	Commento
Agnocasto (*Vitex agnus castus*)	Una rivisione sistematica ha riportato lievi e re bili effetti collaterali, tra cui nausea e disturbi ç intestinali
● Artiglio del diavolo (*Harpagophytum procumbens*)	Studi clinici hanno riportato una bassa freque disturbi gastrointestinali (flatulenza, diarrea).
Biancospino (*Crataegus laevigata*)	Due studi *post-marketing* hanno evidenziato e collaterali nell'1,4% e nell'1,3% di pazienti (tot pazienti 4675): tra gli effetti collaterali sono se ti nausea, disturbi gastrici ed intestinali.
Carciofo (*Cynara scolimus*)	Di tre studi *post-marketing* solo uno ha eviden nell'1,3% dei pazienti effetti collaterali tra cui flatі
● Cardo mariano (*Silybum marianum*)	Uno studio *post-marketing* ha evidenziato collaterali nell'1% dei pazienti (n = 3500) tra cui (diarrea, dispepsia, flatulenza e gonfiore addomіɪ
● Centella (*Centella asiatica*)	Studi clinici hanno evidenziato effetti collateɪ e transitori (tra cui nausea e dolori gastrici).

seguito →

Droga (pianta)	Commento
Rusco (*Ruscus aculeatus*)	Studi clinici hanno dimostrato effetti collaterali ɪ a quelli indotti dal placebo: in rari casi si ha nauɪ disturbi gastrici.
Serenoa (*Serenoa repens*)	Due studi *post-marketing* hanno evidenziato effɪ collaterali nel 95% e nel 98% dei pazienti (totale 1769): tra gli effetti collaterali sono riportati diaɪ costipazione.
● Valeriana (*Valeriana officinalis*)	Uno studio *post-marketing* (n = 3447) ha evi- denziato occasionali disturbi gastrointestinali.

[a] Per la bibliografia consultare Capasso e coll. (2006)

DANNI A CARICO DEL SISTEMA NERVOSO (NEUROLOGICI E PSICHICI)

Tabella 9.8 Reazioni avverse di natura psichica e neurologica da fitoterapici: casi clinici

Droga (pianta)	Reazione avversa	Sostanze responsabili	Possibile meccanismo
● Efedra (*Ephedra sinica*)[a]	Allucinazioni, emorragia intracerebrale, disordini disforici acuti, convulsioni	Efedrina	Stimolazione del sisterɪ voso centrale (effetti cc rali tipici dei farmaci sir comimetici diretti ed in
● Eucalipto essenza (*Eucaliptus globulus*)[b]	Depressione del sistema nervoso centrale, coma	Eucaliptoio	Azione a livello del sistɪ nervoso centrale
● Ginkgo (*Ginkgo biloba*)[c]	Ematoma subdurale bilaterale, emorragia subaracnoidea, ematoma parietale destro	Ginkgolidi	Inibizione dell'aggrega: piastrinica [per inibizioı del fattore attivante le ɪ strine (PAF)]
● Ginseng (*Panax ginseng*)[d]	Arterite cerebrale, aggravamento della schizofrenia, mania	Ginsenosidi, panaxinolo	Inibizione dell'aggrega: piastrinica (attraverso u aumento dei livelli di G ed AMPc nelle piastrine bizione del flusso di cal nelle piastrine ed inibiz della produzione di troı sano A₂)

Droga (pianta)	Commento
Chelidonia (*Chelidonium majus*)	Uno studio clinico ha riportato effetti collaterali tra cui nausea e diarrea.
Cimicifuga (*Cimicifuga racemosa*)	Una revisione sistematica ha riportato lievi e transi- tori effetti collaterali, tra cui disturbi gastrici.
● Echinacea (*Echinacea* spp.)	Uno studio *post-marketing* condotto su 1000 pazien- ti ha riscontrato nausea e vomito (0,5% dei pazienti), dolori addominali (0,3%) e diarrea (0,3%).
Emblica (*Emblica officinalis*)	Una revisione sistematica ha riportato che 3 pazienti su 38 manifestavano vomito.
Fieno greco (*Trigonella foenum-graecum*)	Studi clinici hanno riportato lievi disturbi gastroin- stinali (flatulenza, nausea, senso di pienezza e diarrea).
Garcinia (*Garcinia cambogia*)	Studi clinici hanno riportato lievi effetti collaterali, tra cui dolori gastrici.
● Ginkgo (*Ginkgo biloba*)	Uno studio *post-marketing* ha evidenziato effetti col- laterali nell'1,7% dei pazienti (n=10 815): tra gli effet- ti collaterali sono segnalati nausea, dolori gastroin- testinali e diarrea.
Guggulipide (*Commiphora mukul*)	Studi clinici hanno evidenziato effetti collaterali lievi, tra cui nausea, vomito e diarrea.
● Iperico (*Hypericum perforatum*)	Studi osservazionali (n = 17) hanno evidenziato occasionali, lievi e transitori disturbi gastrointestinali.
Ippocastano (*Aesculus hippocastanum*)	Tre studi di coorte hanno evidenziato effetti collateral nell'1,5% dei pazienti (n=10.725): tra gli effetti colla- terali sono segnalati disturbi gastrointestinali. Studi clinici randomizzati hanno riportato effetti collaterali (tra cui nausea, vomito, costipazione e diarrea) nel 14,4% dei pazienti trattati contro il 12,4% dei pazien- ti con placebo.
Kava (*Piper methysticum*)	Due studi *post-marketing* hanno evidenziato effetti collaterali nel 2,3% e nell'1,5% dei pazienti (n = 3000): tra gli effetti più frequenti sono riportati lievi distur- bi a carico del digerente.
● Menta (olio di) (*Mentha piperita*)	Studi clinici hanno segnalato effetti collaterali nel 20% (11%-36%) dei pazienti, tra cui bruciori di sto- maco, nausea e vomito.
Ortica (*Urtica dioica*)	Uno studio osservazionale ha segnalato disturbi ga- strointestinali in 33 pazienti su un totale di 4087.
Pino marittimo (*Pinus maritima*)	Uno studio clinico ha mostrato che l'1,5% dei pazienti (n=2000) manifesta effetti collaterali (tra cui disturbi gastrointestinali).
uno africano *ygeum africanum*)	Studi clinici hanno segnalato problemi gastrointesti- nali in alcuni pazienti.

seguito →

Droga (pianta)	Reazione avversa	Sostanze responsabili	Possibile meccanismo
● Iperico (*Hypericum perforatum*)[e]	Ansia	Iperforina	Sindrome serotoninergica
● Kava (*Piper methysticum*)[f]	Coreoatetosi, allucinazioni	Kavapironi	NN
● Liquirizia (*Glycyrrhiza glabra*)[g]	Encefalopatia	Saponine triterpeniche (glicirrizina)	Inibizione della 11 β-idrossi- steroide deidrogenasi
Neem (*Azadirachta indica*)[h]	Encefalopatia (perdita di coscienza)	Azadiractina	Come conseguenza della leu- cocitosi ed acidosi metabolica
Puleggio (*Mentha pulegium*)[i]	Encefalopatia, allucinazioni	Pulegone ed il suo metabolita mentofurano (provocano danni epatici e neurologici)	Diminuzione dei livelli di glutatione
● Passiflora (*Passiflora incarnata*)[j]	Confusione	Alcaloidi con attività ormonale	NN
Salvia cinese o Danshen (*Salvia miltiorrhiza*)[m]	Convulsioni, perdita di coscienza	Cumarina	NN
Shan-don-Gen (*Sophora subprostrata*)[n]	Convulsioni e perdita di coscienza	Matrina, ossimatrina	Effetti acetilcolino-simili (a livello del recettore nicotini- co), agonista del recettore α adrenergico.
Stramonio (*Datura stramonium*)[o]	Confusione, allucinazione, convulsioni	Alcaloidi tropanici	Inibizione della neurotrasmis- sione colinergica

Tabella 9.11 Rischi per l'embrione, il feto e il neonato conseguenti all'impiego di droghe vegetali durante la gravidanza

Droga	Tipo di alterazione
Aglio	Ostacolato impianto della blastocisti sul rivestimento epiteliale dell'utero
Agnocasto	Rischi per il feto
Arnica	Morte dell'embrione
Cannella	Malformazioni
Caulofillo	Congestione cardiaca
Crespino	Itterizia neonatale
China	Morte dell'embrione, sordità
Droghe caffeiche	Malformazioni
Droghe contenenti:	
alcaloidi pirrolizidinici	Malformazioni, malattia veno-occlusiva con esito letale
berberina	Possibile rischio per l'embrione?
retinoidi	Malformazioni del feto
salicilati	Nascita del feto morto, ridotto peso del feto alla nascita, tendenza alle emorragie
eparina	Tendenza alle emorragie

seguito →

Droga	Tipo di alterazione
Erba medica	Morte del feto
Farfara	Cirrosi epatica
Idraste	Itterizia neonatale
Sassofrasso	Possibile rischio per il feto
Oppio	Depressione respiratoria
Vinca	Morte dell'embrione, malformazioni

[Da: Capasso e coll. (2006), modificata]

I metodi per valutare la sicurezza del farmaco nella fase di premarketing: studi di teratogenicità condotti negli animali da laboratorio, la specificità, la sensibilità delle specie utilizzate nel periodo della gravidanza non consentono di trasferire questi studi dagli animali nella fase di premarketing nello sviluppo del farmaco e poi all'utilizzo nella donna in gravidanza. Molte donne in gravidanza assumono questi p.a. e molte sono controindicate o da usare con molta cautela.

Tabella 9.12 Droghe controindicate o da usare con cautela durante la gravidanza

Droga (pianta)	
Achillea (*Achillea millefolium*)	Granturco (*Zea mais*)
Aglio (*Allium sativum*)	Idraste (*Hydrastis canadensis*)
Agnocasto (*Vitex agnus-castus*)	Iperico (*Hypericum perforatum*)
Anemone (*Anemone pulsatilla*)	Lampone (*Rubus idaeus*)
Angelica (*Angelica archangelica*)	Liquirizia (*Glycyrrhiza glabra*)
Arnica (*Arnica montana*)	Luppolo (*Humulus lupulus*)
Arpagofito (*Harpagophytum procumbens*)	Marrubio (*Marrubium vulgare*)
Assa fetida (*Ferula assa-foetida*)	Menta (*Mentha pulegium*)
Bardana (*Arctium lappa*)	Mirra (*Commiphora molmol*)
Biancospino (*Crataegus monogyna*)	Ortica (*Urtica dioica*)
Borsa del pastore (*Capsella bursa pastoris*)	Passiflora (*Passiflora incarnata*)
Calendula (*Calendula officinalis*)	Prezzemolo (*Petroselinum crispum*)
Camomilla (*Matricaria chamomilla*)	Resina di galbano (*Ferula galbaniflua*)
Camomilla (*Anthemis nobilis*)	Rosmarino (*Rosmarinus officinalis*)
Canfora (*Cinnamomum camphora*)	Ruta (*Ruta graveolens*)
Centella (*Centella asiatica*)	Sabina (*Juniperus sabina*)
China (*Chinchona succirubra*)	Sassofrasso (*Sassafras albidum*)
Consolida (*Symphytum officinale*)	Spino cervino (*Rhamnus catharticus*)
Eleuterococco (*Eleuterococcus senticosus*)	Tanaceto (*Tanacetum vulgare*)
Eucalipto (*Eucaliptus globulus*)	Timo (*Thymus vulgaris*)
Euforbia (*Euphorbia hirta*)	Trifoglio (*Menyanthes trifoliata*)
Fieno greco (*Trigonella foenum-graecum*)	Tuja (*Tuja occidentalis*)
Fitolacca (*Phytolacca americana*)	Verbena (*Verbena officinalis*)
Ginepro (*Juniperus communis*)	Vischio (*Viscum album*)
Ginestra (*Cytisus scoparius*)	Zafferano (*Crocus sativus*)
Ginseng (*Panax ginseng*)	Zenzero (*Zingiber officinale*)

nel primo trimestre di gravidanza l'embrione è in fase di sviluppo, quindi questa è una fase molto importante in cui possono verificarsi anomalie indotte da agenti teratogeni.

CAPITOLO 11
BUONE PRATICHE DI FARMACOVIGILANZA

GVP

La parola "**SICUREZZA**" associata al mondo farmaceutico e **all'healthcare** in generale sta diventando un argomento sempre più oggetto di attenzione da parte di tutti gli **stakeholder** (parti interessate). Negli ultimi tempi, è stato registrato un incremento dell'interesse anche da parte del consumatore stesso. quando si parla di sicurezza, la farmacovigilanza è senza dubbio una delle attività maggiormente coinvolte.

Molti processi legati alla Farmacovigilanza presentavano ancora agli inizi degli anni Duemila lacune soprattutto in relazione agli obiettivi e ai metodi utilizzati. Con l'implementazione della Direttiva 2010/84/UE, resa effettiva nel 2012, che sono stati fatti sensibili passi avanti in materia. In questo modo anche la Farmacovigilanza ha ottenuto le sue "buone pratiche": Good Pharmacovigilance Practices (**GVP**). Queste linee guida si sono rivelate una svolta epocale per quanto riguarda la safety dei prodotti medicinali: un processo come la signal detection è diventato ancora più centrale rispetto al passato e ha permesso di fornire una soluzione efficace e immediata al processo di raccolta e valutazione delle segnalazioni.

- Con l'introduzione e l'espansione del concetto di Sistema di Qualità applicato alla Farmacovigilanza si è ottenuto una maggiore strutturazione dei dipartimenti interessati all'interno di aziende farmaceutiche, enti no profit e autorità regolatorie (l'esempio più illuminante è la creazione del Pharmacovigilance Risk Assessment Commitee, **PRAC**, presso l'Agenzia Europea dei Medicinali, EMA)

GRUPPO DI LINEE GUIDA RIGUARDANTI LA QUALITA' DEL PRODOTTO MEDICINALE (GxP)

Con il termine GxP ci si riferisce a un gruppo di linee guida riguardanti la qualità che sono focalizzate sul prodotto medicinale per ciò che concerne la sua sicurezza e destinazione d'uso. L'acronimo GxP venne introdotto per la prima volta all'interno delle regolamentazioni federali pubblicate dalla Food and Drug Administration (Code of Federal Regulations, CFR).

- Due sono gli aspetti centrali delle GxP:

- **traceability**, l'abilità di ricostruire la storia dello sviluppo di un farmaco (TRACCIABILITA')
- **accountability**, la capacità di risalire a chi ha contribuito a cosa e quando durante lo sviluppo di un farmaco.

La struttura di tutte le GxP è analoga e può essere riassunta attraverso le 5 "P":

- **People**: definire ruoli, responsabilità e modalità di training per le attività che devono essere svolte;
- **Procedures**: creare documentazione che vada a coprire tutti i processi e che consenta di investigare e riportare eventuali deviazioni;
- **Products**: definire specifiche per principi attivi, eccipienti, intermedi e prodotti finiti;
- **Premises** and **equipment**: avere a disposizione strumenti e locali idonei a svolgere le attività;
- **Processes**: definire gli step critici, gestire i cambiamenti attraverso adeguate procedure di change control

Le GxP che intendiamo comparare sono:

- **GLP** (BUONE PRATICHE DI LABORATORIO)
- **GMP** (BUONE PRATICHE DI PRODUZIONE)

- **GCP** (BUONE PRATICHE CLINICHE)
- **GDP** (BUONE PRATICHE DI DISTRIBUZIONE)
- **GVP** (BUONE PRATICHE DI FARMACOVIGILANZA)

GOOD LABORATORY PRACTIVE (GLP)

Le Buone Pratiche di Laboratorio (Good Laboratory Practice, GLP) sono un sistema di qualità relativo alle condizioni in cui sono pianificati, eseguiti, monitorati, registrati, archiviati e comunicati gli studi preclinici sulla salute e la sicurezza ambientale.

Lo **studio preclinico** sulla salute e la sicurezza ambientale è un esperimento o una serie di esperimenti in cui un elemento di test viene esaminato in condizioni di laboratorio o nell'ambiente per ottenere dati sulle sue proprietà e/o sulla sua sicurezza - Queste linee guida sono applicate ai test di sicurezza preclinici riguardanti i componenti di prodotti farmaceutici, prodotti antiparassitari, prodotti cosmetici, farmaci veterinari nonché additivi alimentari, additivi per mangimi e prodotti chimici industriali. - I principi delle GLP sono stati adottati dall'OCSE (Organizzazione per la Cooperazione e lo Sviluppo Economico) per promuovere la qualità e la validità dei dati sperimentali utilizzati per determinare la sicurezza di sostanze e prodotti chimici. Al di fuori dell'unione europea ci sono altre autorità regolatorie che richiedono studi da condurre in conformità con le GLP, per esempio FDA, AGENZIA PER LA PROTEZIONE AMBIENTALE

Le **GLP** prevedono l'ispezione e la verifica delle procedure organizzative e delle condizioni per le quali sono programmate, svolte, registrate e comunicate le ricerche di laboratorio. Per esempio per gli studi previsti nelle domande di AIC possono essere richieste delle ispezioni GLP per la sicurezza preclinica, la sicurezza tossicologica, farmacologica, possono essere richieste per tutta la durata del periodo di commercializzazione, infatti esistono ispezioni GLP pre autorizzazione e post autorizzazione. L'adozione e l'applicazione dei principi di Buona Pratica di Laboratorio sono importanti perché si propongono di valutare gli effetti che i prodotti chimici possono avere sull'uomo. I **requisiti** fondamentali delle GLP sono:

- organizzazione della struttura del test e del personale;
- programmazione dell'assicurazione di qualità;
- strutture; apparecchi, materiali e reagenti;
- test ed elementi di riferimento;
- procedure operative standard;
- esecuzione dello studio;
- presentazione dei risultati dello studio;
- archiviazione di documenti e materiali

- Lo scopo delle GLP è quello di testare sostanze chimiche, naturali o biologiche per ottenere dati sulle loro proprietà e/o sulla loro sicurezza rispetto alla salute umana e/o all'ambiente. Le indagini devono essere progettate e condotte da esperti; ove possibile, devono essere utilizzati metodi di prova e sistemi di test standardizzati e convalidati; i dispositivi e gli strumenti di prova devono essere adeguatamente calibrati e la loro accuratezza assicurata e, cosa più importante, tutti i dati, comprese le note grezze di laboratorio, dovrebbero essere disponibili per una revisione indipendente. - La valutazione della sicurezza di qualsiasi sostanza dovrebbe includere anche la revisione sistematica di tutti gli studi pertinenti

GOOD MANUFACTURING PRACTIVE (GMP)

Le Buone Pratiche di Fabbricazione (Good Manufacturing Practices, GMP) sono costituite da un insieme di regole che descrivono i metodi, i processi, le attrezzature, i mezzi e la gestione della fabbricazione dei medicinali per assicurarne standard di qualità appropriati.

Lo scopo per il quale tali linee guida sono state create è assicurare che un farmaco sia prodotto, analizzato e rilasciato in un regime di qualità controllata e certificata. In questo modo, è minimizzato il pericolo che vi siano rischi non previsti per il paziente. La produzione o l'importazione di medicinali è soggetta all'autorizzazione di fabbricazione o d'importazione. Il titolare dell'autorizzazione deve rispettare i principi e le linee guida delle GMP e utilizzare sostanze attive prodotte in conformità con esse

I **requisiti** fondamentali delle GMP prevedono che:

- tutti i processi di fabbricazione siano chiaramente definiti e si debba poter dimostrare che i medicinali prodotti presentino la qualità richiesta e risultino conformi alle specifiche ad essi applicabili;
- le fasi critiche dei processi di fabbricazione e le modifiche significative a detto processo siano convalidate;
- le istruzioni e le procedure siano scritte in forma esplicativa con un linguaggio chiaro, privo di ambiguità e applicabile alle strutture esistenti;
- gli operatori siano addestrati a eseguire in modo corretto le procedure;
- nel corso della fabbricazione si redigano documenti da cui risulti che tutte le fasi previste nelle procedure e istruzioni operative siano effettivamente svolte e che il prodotto soddisfi le aspettative in termini tanto di quantità che di qualità; eventuali deviazioni significative andranno registrate integralmente ed esaminate;
- i documenti di fabbricazione, distribuzione compresa, che consentono di tracciare la cronistoria completa di un dato lotto siano archiviati in forma comprensibile e accessibile;
- la distribuzione (all'ingrosso) dei prodotti minimizzi i rischi che potrebbero comprometterne la qualità;
- esista un sistema che consenta di ritirare qualunque lotto di prodotto dalla distribuzione o dalla vendita;
- si riesaminino i reclami relativi ai prodotti commercializzati, si ricerchino le cause dei difetti di qualità e si prendano misure adeguate riguardanti i prodotti difettosi nonché azioni correttive per evitare il ripetersi di tali inconvenienti.

La produzione di farmaci è un processo complesso e le Autorità Regolatorie richiedono ai produttori di conformarsi ai requisiti delle GMP per garantire la qualità, la sicurezza e l'efficacia del prodotto. Test, controlli e verifiche devono essere eseguiti a intervalli definiti. I produttori di medicinali devono quindi avere una persona qualificata (qualified person, QP)

GOOD CLINICAL PRACTIVE (GCP)

Le Norme di Buona Pratica Clinica (Good Clinical Practice, GCP) sono uno standard internazionale di etica e qualità scientifica per progettare, condurre, registrare e relazionare gli studi clinici che coinvolgono soggetti umani

Le GCP si pongono come obiettivo principale la tutela dei diritti, della sicurezza e del benessere dei pazienti che partecipano agli studi clinici e forniscono altresì assicurazioni circa l'attendibilità e l'accuratezza dei dati relativi agli studi clinici stessi. Infatti, le linee guida specificano come gli studi clinici devono essere condotti e definiscono il ruolo e le responsabilità degli Sponsor, degli Sperimentatori e dei Monitor (anche conosciuti come CRA, Clinical Research Associate)

Gli **aspetti** principali trattati dalle GCP sono:

> responsabilità del Comitato Etico Indipendente: deve salvaguardare i diritti, la sicurezza e il benessere di tutti i soggetti coinvolti in una sperimentazione clinica;

> responsabilità dello Sperimentatore: persona responsabile della conduzione dello studio presso il centro di sperimentazione;

> responsabilità dello Sponsor: individuo o organizzazione che inizia, dirige e/o finanzia uno studio;

> responsabilità del Monitor: persona designata dallo Sponsor, responsabile di assicurare che lo studio sia condotto e documentato in modo appropriato;

> contenuti del Protocollo della sperimentazione clinica: è un documento che descrive gli obiettivi, il disegno, la metodologia, le considerazioni statistiche e gli aspetti relativi all'organizzazione di una sperimentazione clinica;

> contenuti dell'Investigator Brochure: è un documento che raccoglie dati clinici e non clinici sui prodotti in fase di sperimentazione che sono rilevanti per la sperimentazione clinica .

L'obiettivo prioritario delle GCP è la necessità di assicurare che i dati relativi agli studi siano attendibili e accurati. Al pari di quanto descritto per le GLP e le GMP, questo avviene attraverso ispezioni da parte delle Autorità Regolatorie.

Le GCP, insieme alle altre normative di riferimento (Direttiva 2001/20/EC e Direttiva 2001/83/EC), costituiscono la vera e propria "Farmacovigilanza negli studi clinici": al pari delle GVP, all'interno delle GCP si trova il concetto di reazione avversa da farmaco (ADR) definita come reazione nociva e non voluta ad un prodotto medicinale. In caso di ADR, tutte le funzioni coinvolte in una sperimentazione clinica si devono comportare come segue:

a. gli Sperimentatori devono notificare prontamente allo Sponsor tutte le ADR serie e inattese;

b. lo Sponsor deve notificare prontamente tutte le ADR serie e inattese a tutti gli sperimentatori interessati, al Comitato Etico Indipendente e, dove richiesto, alle Autorità Regolatorie;

c. il Monitor deve verificare che gli eventi avversi siano stati correttamente registrati e riportati da parte dello sperimentatore;

GOOD DISTRIBUTION PRACTIVE (GDP)

Le Buone Pratiche di Distribuzione (Good Distribution Practice; GDP) riguardano qualsiasi attività consistente nel procurarsi, detenere, fornire o esportare medicinali. Salvo la fornitura di medicinali direttamente al pubblico. Queste attività coinvolgono produttori, depositi, importatori, distributori all'ingrosso e le persone autorizzate a fornire medicinali al pubblico nello Stato Membro interessato

Gli argomenti fondamentali trattati dalle GDP sono: - gestione della qualità; - personale coinvolto; - locali e attrezzature del distributore; - documentazione; - operazioni intraprese dai distributori al fine di garantire che l'identità del medicinale non venga persa; - reclami, restituzioni, sospetti di medicinali falsificati e richiami di medicinali; - attività esternalizzate; - auto-ispezioni; - trasporto; - disposizioni specifiche per i broker

Come le altre linee guida GxP, anche le GDP riportano i concetti di "Sistema di Qualità" e "Sistema di Gestione dei Rischi". 1) Sistema di Qualità: deve essere implementato un adeguato sistema di qualità a tutto il processo di distribuzione dei prodotti medicinali, includendo in esso struttura organizzativa, procedure, processi e risorse. Il sistema di qualità deve essere completamente documentato e la sua efficacia deve essere monitorata. È necessario redigere un manuale di qualità o una documentazione equivalente 2) Sistema di Gestione dei Rischi: la gestione dei rischi è un processo sistematico per la valutazione, il controllo, la comunicazione e il riesame dei rischi per la qualità dei medicinali. Esso deve garantire che la valutazione dei rischi connessi alla qualità sia basata su conoscenze scientifiche e abbia come obiettivo principale la protezione della salute del paziente. L'entità dell'impegno, la struttura e la documentazione del processo devono essere commisurati al livello di rischio

GOOD PHARMACOVIGILANCE PRACTIVE (GVP)

Le Buone Pratiche di Farmacovigilanza (Good Pharmacovigilance Practice, GVP) costituiscono uno standard di qualità per il monitoraggio della sicurezza dei farmaci con l'obiettivo di contribuire a ridurre i rischi e aumentare i benefici dei prodotti medicinali. Garantiscono che le reazioni avverse verificatesi dopo la somministrazione di prodotti medicinali siano individuate, raccolte e valutate allo scopo di prevenirne l'insorgenza.

Lo scopo delle GVP è quello di garantire che venga effettuato un monitoraggio continuativo del profilo di sicurezza di tutti i medicinali immessi in commercio, con l'obiettivo di intraprendere tutte le azioni appropriate al fine di ridurre i rischi e aumentare i benefici connessi con il suo utilizzo. Ciò include la raccolta e la valutazione delle ADR durante tutto il ciclo di vita del medicinale, la notifica di tali segnalazioni alle Autorità Regolatorie e conseguenti aggiornamenti del Riassunto delle Caratteristiche del Prodotto (RCP)/Foglio illustrativo (PIL). Con l'avvento delle GVP, i pazienti sono stati ulteriormente incoraggiati a segnalare le reazioni avverse: i consumatori possono riportare potenziali ADR al proprio medico, direttamente al titolare dell'AIC o tramite le modalità previste da ogni autorità competente (compilazione di moduli cartacei e/o elettronici).

Le **GVP** vengo divise nei seguenti moduli:

- GVP MODULO I: IL SISTEMA DI FARMACOVIGILANZA E IL SUO SISTEMA DI QUALITÀ
Il Titolare AIC deve garantire che sia presente un sistema di Farmacovigilanza in azienda e per gestire tale sistema deve nominare, a titolo stabile e continuativo, una Persona Qualificata per la Farmacovigilanza (QPPV). Il Titolare AIC deve assicurare alla QPPV sufficiente autorità per poter influenzare il sistema in accordo ai requisiti delle GVP.

- GVP MODULO II: PHARMACOVIGILANCE SYSTEM MASTER FILE Il Titolare AIC deve mantenere e rendere disponibile su richiesta un documento di riferimento del sistema di Farmacovigilanza (Pharmacovigilance System Master File, PSMF). Il PSMF è un documento che descrive il Sistema di Farmacovigilanza di un Titolare AIC e agisce da strumento di supporto per garantire la conformità ai requisiti delle GVP.

- GVP MODULO III: ISPEZIONI Il Titolare AIC può essere ispezionato dalle Autorità Regolatorie. Le ispezioni valutano la conformità delle aziende farmaceutiche con la normativa locale, la legislazione comunitaria e le GVP in materia di Farmacovigilanza.

- GVP MODULO IV: AUDIT Il Titolare AIC deve condurre regolarmente audit al proprio sistema di Farmacovigilanza: lo scopo di questi audit è di verificare e valutare l'appropriatezza e l'efficacia dei processi inclusi nel sistema di Farmacovigilanza. La pianificazione e la frequenza con cui devono essere organizzati questi audit deve seguire un approccio basato sul rischio.

-GVP MODULO V: SISTEMA DI GESTIONE DEL RISCHIO Un medicinale è autorizzato sulla base del fatto che i suoi benefici superano i suoi rischi per la popolazione target. Tuttavia, non tutte le reazioni avverse potenziali o reali sono identificate dal momento in cui viene concessa l'autorizzazione iniziale all'immissione in commercio. L'obiettivo del sistema di gestione del rischio è quello di monitorare il profilo di sicurezza per tutto il ciclo di vita del medicinale. Le aziende richiedenti l'AIC sono tenute a presentare un documento chiamato Risk Management Plan (RMP), che deve includere informazioni sul profilo di sicurezza di un medicinale e piani per l'attività di Farmacovigilanza finalizzati ad acquisire una maggiore conoscenza del prodotto. In questo documento devono anche essere riportate le attività proposte dal Titolare AIC per minimizzare i rischi riscontrati.

• **GVP MODULO VI: ADR** Ogni Titolare AIC deve avere in vigore un sistema per la raccolta e la registrazione diqualsiasi segnalazione di reazione avversa occorsa in UE o in Paesi terzi e ricevuta da qualsiasi fonte (es. consumatori, operatori sanitari, letteratura scientifica, ecc.).

• **GVP MODULO VII: Rapporti periodici di aggiornamento sulla sicurezza** Il titolare dell'AIC deve preparare e presentare Rapporti periodici di aggiornamento sulla sicurezza (PSUR) e Rapporto di valutazione del beneficio/rischio periodico (PBRER). Sono documenti di Farmacovigilanza destinati a fornire una valutazione completa del rapporto beneficio/rischio di un medicinale in un determinato intervallo di tempo. Questi documenti vengono sottomessi alle Autorità Regolatorie in accordo a quanto previsto dalle GVP.

• **GVP MODULO VIII: Studio Post Autorizzativo sulla Sicurezza** Lo Studio Post Autorizzativo sulla Sicurezza (PASS) è un qualsiasi studio (interventistico o non interventistico, imposto dalle Autorità o effettuato volontariamente) relativo a un medicinale autorizzato condotto allo scopo di identificare, caratterizzare o quantificare un rischio per la sicurezza, o per determinare l'efficacia delle misure di gestione del rischio.

-**GVP MODULO IX: Segnali di sicurezza** Un segnale di sicurezza è un'informazione su un evento avverso nuovo o noto che può essere causato da un medicinale e richiede ulteriori indagini. L'EMA, insieme alle Autorità Regolatorie negli Stati Membri e ai Titolari AIC sono responsabili della rilevazione e della gestione dei segnali di sicurezza. Questi possono essere rilevati da un'ampia gamma di fonti, come segnalazioni spontanee, segnalazioni da studio clinico e letteratura scientifica. La valutazione dei segnali di sicurezza stabilisce se esista o meno una associazione tra un medicinale e un evento avverso segnalato. Questa attività fa parte delle attività di Farmacovigilanza di routine ed è essenziale per garantire che le Autorità Regolatorie dispongano di informazioni aggiornate su benefici e rischi di un medicinale.

• **GVP MODULO X: Monitoraggio addizionale** L'UE ha introdotto un nuovo processo per etichettare il medicinale che viene tenuto sotto stretto monitoraggio di sicurezza da parte di una Autorità Regolatoria. Il farmaco sotto monitoraggio addizionale deve riportare un triangolo nero rovesciato nel PIL e nell'RCP, insieme a una breve frase che ne fornisce il significato. La presenza di questo simbolo significa che il farmaco deve essere monitorato con maggiore intensità rispetto agli altri prodotti medicinali, in quanto ci sono meno informazioni disponibili su di esso (per esempio perché è un prodotto nuovo sul mercato o perché esistono dati limitati sul suo uso a lungo termine). Questo non significa che il prodotto in questione non sia sicuro.

• **GVP MODULO XV: Comunicazioni di sicurezza** Il presente modulo fornisce orientamenti ai Titolari di AIC, alle Autorità competenti negli Stati Membri e all'EMA su come comunicare e coordinare le informazioni sulla sicurezza relative ai medicinali autorizzati nell'UE. La comunicazione di informazioni sulla sicurezza a pazienti e operatori sanitari è una responsabilità per la salute pubblica ed è essenziale per raggiungere gli obiettivi di Farmacovigilanza in termini di promozione dell'uso razionale, sicuro ed efficace dei farmaci, prevenzione dei danni da reazioni avverse, riduzione dei rischi e contributo alla protezione di pazienti e salute pubblica.

-**GVP MODULO XVI**: Misure di minimizzazione del rischio Questo modulo fornisce una guida sulle misure di minimizzazione del rischio, ossia interventi intesi a prevenire o ridurre l'insorgenza di reazioni avverse associate all'esposizione a un medicinale, e a ridurne la gravità o l'impatto sul paziente. Pianificare e attuare misure di minimizzazione del rischio e valutarne l'efficacia sono elementi chiave della gestione del rischio connesso all'uso di prodotti medicinali

Quindi i primi moduli coprono la maggior parte dei processi di farmacovigilanza (DA MODULO A 1 A MODULO 6), e poi abbiamo altri moduli aggiuntivi che sono un continuo aggiornamento di cui alcuni sono revisionati.

CAPITOLO 12
METODI PER L'ANALISI DELLA CORRELAZIONE TRA TRATTAMENTO FARMACOLOGICO ED EVENTO AVVERSO (CASUALITY ASSESSMENT)

La **farmacovigilanza** è l'insieme di tutte le attività che si occupano della identificazione di nuove reazioni avverse da farmaci e quindi di prevenire il verificarsi nel futuro di queste reazioni avverse.

L'obiettivo è quello di identificare dei **SEGNALI** che vengono considerati dei SEGNALI DI ALLARME. Secondo una definizione del CIOMS il **segnale** è una informazione che deriva da più fonti (es. osservazioni e esperimenti) che suggerisce (sostanzialmente una **ipotesi**) una nuova potenziale associazione causale, o un nuovo aspetto di una associazione nota tra un medicinale e un evento o gruppo di eventi, che è ritenuta essere sufficientemente possibile da giustificare ulteriori approfondimenti. Nell'ipotesi in cui il segnale sia confermato, è possibile intervenire con appropriate azioni regolatorie al fine di prevenire o minimizzare i rischi dei medicinali e renderne l'uso sempre più sicuro. Un segnale di allarme è stato quello che ha portato al ritiro dal commercio del VIOX cioè un coxib per gli eventi cardiovascolari associati al farmaco, quando furono sviluppati tutti i coxib sembravano dei farmaci molto promettenti in termini di rapporto rischio/beneficio, dovevano ridurre gli effetti collaterali causati dai fans classici, quindi il danno renale, gli effetti gastrici, in realtà si scoprì che i coxib, si sono farmaci potenti ed efficaci ma possono provocare complicanze cardiovascolari anche gravi e quindi alcuni dei coxib sviluppati sono stati dopo pochi anni ritirati dal commercio, questo indica il limite degli studi clinici randomizzati dei trials clinici che hanno una durata limitata e si occupano di analizzare l'effetto di un farmaco e il profilo rischio/beneficio in una popolazione selezionata che non è la popolazione che effettivamente utilizza il farmaco, ciò porta alla necessità di andare a raccogliere i dati di segnalazione spontanea e verificare se compaiono in questi dati dei potenziali segnali che vanno verificati.

La ricerca di un segnale, l'identificazione di una reazione avversa passa attraverso diversi step che partono dalla ricerca di un segnale, esso deve essere confermato e verificato. Il segnale viene cercato attraverso l'analisi delle schede dei dati di segnalazione spontanea, confermato in studi di epidemiologia. L'approccio descrittivo (segnalazione spontanea) risponde al principale obiettivo della farmacovigilanza, poiché si prefigge di identificare segnali d'allarme, mentre l'approccio analitico (farmacoepidemiologia) ha lo scopo di validare o meno questi segnali.

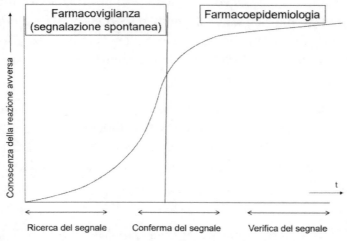

La conoscenza di una reazione avversa aumenta progressivamente passando dall'analisi delle schede di segnalazione spontanea fino ad arrivare agli studi farmacoepidemiologici che ci consentono di quantificare la relazione esistente tra l'esposizione a un certo farmaco e una reazione avversa.

La **segnalazione spontanea** è unanimemente riconosciuta come il metodo di base nell'ambito della sorveglianza post marketing dei farmaci. mentre la farmacovigilanza classica e quindi i sistemi di segnalazione spontanea servono ad identificare segnali, eventi molto rari soprattutto per farmaci nuovi messi in commercio, gli studi di farmacoepidemiologia hanno la capacità di quantificare un rischio legato all'esposizione di un certo farmaco.

Un **evento avverso** è un qualsiasi episodio sfavorevole che si verifica dopo la somministrazione di un farmaco o di un vaccino, ma che non è necessariamente causato dall'assunzione del farmaco o dall'aver ricevuto la vaccinazione;

una **reazione avversa**, invece, è una risposta nociva e non intenzionale a un farmaco o a un vaccino per la quale è possibile stabilire una relazione causale con il farmaco o la vaccinazione stessa.

Per distinguere, quindi, se siamo di fronte a un evento avverso o a una reazione avversa, dobbiamo valutare se è possibile risalire a una causa legata al prodotto medicinale. Non è sufficiente che l'evento si sia verificato a breve distanza dalla vaccinazione o dall'assunzione del farmaco.

Dobbiamo capire se il farmaco è la causa della reazione che abbiamo osservato e questo si fa partendo dai dati di segnalazione spontanea, quelli che arrivano in italia nella rete nazionale di farmacovigilanza, quelli che arrivano nel data base europeo (eudravigilance) e quelli che arrivano nel data base mondiale (vigibase gestito dall'OMS).

Esistono diverse tecniche per analizzare i segnali di allarme, esistono due tipi di approccio:

- **APPROCCIO QUALITATIVO**: è un'analisi di tipo clinico delle singole segnalazioni, è basata sui metodi di causality assessment cioè dobbiamo stabilire con dei criteri se c'è un nesso di causalità che non indica la certezza ma la probabilità che ci sia una relazione causale tra farmaco e evento. Di solito la valutazione è fatta sulle singole coppie farmaco-evento (case-by-case) e poiché i data base contengono tantissimi eventi, in genere le segnalazioni che vengono analizzate per prima sono quelle di eventi designati o quelli importanti o quelli fatali. Questo tipo di segnalazione viene integrata con un'analisi di tipo quantitativo
- **APPROCCIO QUANTITATIVO**, un'analisi di tipo statistico per poi cercare di quantificare il nesso di causalità tra farmaco ed eventi

Di solo si utilizzano entrambi.

ANALISI QUALITATIVA

Abbiamo tantissimi segnali, dobbiamo dare una certa priorità ad alcuni eventi segnalati, in genere viene effettuata caso per caso ma soprattutto per gli eventi che vengono considerati **DESIGNATED MEDICAL EVENTS (DME)** ovvero quegli eventi per i quali è nota già un'associazione causale con un medicinale per esempio eritema multiforme, un danno epatico, un danno renale, pancreatite acuta, encefalopatia acuta si sa che sono eventi correlati ad un fans, per cui soprattutto per farmaci nuovi immessi in commercio se ci sono segnalazioni di questo tipo, questi eventi vanno segnalati. Sul sito dell'EMA è presente una lista dei DME, quindi gli analisti sanno quali sono gli eventi che devono essere analizzati per prima. Oltre a questi tipi di eventi abbiamo gli **IMPORTAT MEDICAL EVENTS (IMEs)** che sono eventi severi anche se non portano immediatamente a morte o ospedalizzazione e per questo vanno analizzati. Questo viene fatto per la ricerca degli eventi avversi da vaccino. Così come i **casi di morte**, se arriva la segnalazione di morte di un paziente in seguito all'assunzione di un farmaco è necessario valutare qualitativamente tale evento. Anche qui abbiamo una lista di eventi suggerita dall'EMA. Questo è stato fatto anche nell'analisi degli eventi avversi dopo la somministrazione del vaccino covid, ci sono tutti gli eventi correlati al dolore in sede di iniezione, febbre e ci sono stati eventi avversi più seri, per cui la priorità è quella di analizzare gli eventi seri, le miocarditi e vedere se queste sono correlate al vaccino.

Causality assessment (analisi qualità)

Valutazione della relazione tra un trattamento farmacologico e la comparsa di un evento avverso, stimando la probabilità che il trattamento farmacologico possa esserne la causa. La valutazione del nesso di causalità tra farmaco ed evento avverso è fondamentale nell'analisi dei dati della segnalazione spontanea. Tutti i sistemi nazionali di raccolta delle segnalazioni spontanee di ADR prevedono un causality assessment.

E' un **approccio teorico** ma non è una soluzione pratica per la valutazione della relazione causale. Come si risolve il problema?

  ✓ **Negli studi clinici**: uso del gruppo di controllo
  ✓ **Nella valutazione di casi individuali**: modelli di causality assessment

Per i farmaci nuovi immessi in commercio per i quali non abbiamo tante informazioni, ma soprattutto per le reazioni avverse molto rare, è difficile stabilire se sono effettivamente correlate al farmaco. di solito si procede con una diagnosi differenziale, dobbiamo escludere tutte le cause non correlate al farmaco.

Perché le ADR possono essere difficili da identificare

Il causality assessment può essere complicato perché:

1. ADRs spesso sono complesse e quasi sempre causano una malattia che può avere altre cause (**reazioni aspecifiche**)
2. ADRs non avvengono in tutti i pazienti che prendono un farmaco (**Variabilità clinica individuale**)
3. Per molte ADRs eziologia e frequenza non sono note; alcune ADRs possono essere anche molto rare
4. Spesso pazienti assumono molti farmaci (politerapia) e presentano più patologie (comorbidità): **fattori di confondimento**
5. **Fattori predisponenti** (es. fattori di rischio)

Esempio di causality assessment

Un uomo di 55 anni è in terapia da più di tre anni per ipertensione con **atenololo** (beta bloccante) (50 mg/die) e per ipercolesterolemia con **simvastatina** (20 mg/die). Circa tre settimane fa si è lamentato con il medico dicendo di avere difficoltà di erezione nei rapporti sessuali. Il medico ha prescritto terapia al bisogno con **sildenafil**. Dopo 8-10 ore dalla prima assunzione del sildenafil il paziente comincia a soffrire di un forte dolore muscolare alle gambe proseguito per circa 3 giorni e torna dal medico. Il medico fa fare degli esami di laboratorio, si ha un aumento della creatina chinasi, un aumento dell'azotemia, della creatinina, del potassi, mentre gli altri parametri come transaminasi sono nella norma, anche la VES e esami delle urine sono nella norma. Il medico, a fronte dei risultati di laboratorio, propende per una **miopatia**. La miopatia può essere dovuta da attività fisica intensa? Da trauma? Da ustioni? Il paziente non dichiara di avere queste cose. Dobbiamo supporre che la miopatia sia causata da farmaci. Il medico fa sospendere la simvastatina e il sildenafil, monitorando il paziente. La miopatia scompare. In seguito, viene ripresa la simvastatina senza problemi per il paziente che però ritorna dal medico riportando ancora il problema dell'impotenza sessuale. È noto che le statine provocano danno muscolare, **rabdomiolisi**.

Un'altra reazione avversa nota è la colorazione della pelle indotta da **amiodarone** (antiaritmico), un'altra reazione da amiodarone che si presenta nelle segnalazioni spontanea è la fibrosi polmonare. Oppure la maculopatia da clorochina.

Il passaggio da evento avverso a reazioni avversa presuppone che consideriamo una serie di criteri di correlazione:

- Evento spiegabile sulla base del meccanismo d'azione del farmaco, caratteristiche farmacocinetiche del farmaco, nel caso dell'amiodarone esso provoca fibrosi polmonare perché è lipofilo e si accumula nei tessuti, oppure colorazione della pelle perché si accumula nei tessuti, o avendo una struttura analoga a quella dell'ormone tiroideo può provocare disfunzione tiroidea.
- Evento già descritto per farmaci della stessa classe
- Evento non spiegabile in base allo stato di malattia del paziente o in base ad altri farmaci assunti
- Dechallenge (ed eventuale rechallenge) positivo, nel caso della statina, dopo che essa viene ripresa non ci sono problemi, la reazione non compare, quindi questo fa supporre che la miopatia non sia causata dalla statina ma dal sildenafil.
- Plausibile intervallo temporale tra evento e somministrazione del farmaco

Nei modelli di causality assment si utilizzano i criteri di **Bradford-Hill,** dei criteri che servono per valutare se possiamo parlare di associazione o di nesso di causalità tra farmaco e effetto e valutano

- Forza dell'associazione (esposti vs riferimento), questo viene fatto negli studi di epidemiologia, non si può fare negli studi di analisi dei report di segnalazione spontanea
- Riproducibilità (osservazione ripetuta da persone diverse, in luoghi, tempi e circostanze differenti), se un evento avverso si verifica solo una volta con il farmaco, probabilmente l'analista non lo va ad analizzare è necessario che ci siano un certo numero di casi
- Specificità (l'associazione riguarda una specifica esposizione ed una particolare patologia)
- Temporalità (criterio cronologico – time to onset)
- Gradiente biologico (relazione dose-risposta)
- Plausibilità biologica, riguarda il meccanismo d'azione del farmaco, per esempio i fans provocano danno gastrointestinale, i fans associati a emorragia gastrica.
- Coerenza con la storia naturale della malattia
- Conferme da evidenze sperimentali o quasi sperimentali (ad esempio cessata l'esposizione, l'incidenza della malattia diminuisce)
- Ragionamento analogico, i farmaci della stessa classe provocano quell'evento avverso?

In ogni caso, come dice HILL, nessuno di questi 9 criteri può portare a una evidenza certa della correlazione tra farmaco e evento. Quello che loro fanno è aiutare a rispondere alla domanda fondamentale: ci sono altre cause che possono spiegare questo evento al di là del farmaco? la diagnosi che si fa è di tipo differenziale, escludiamo altre cause che possono portare all'evento avverso e quindi dobbiamo concludere che l'evento avverso molto probabilmente è causato dal farmaco.

I **metodi per la valutazione della causalità** sono molti e possono essere divisi in tre grossi gruppi:

- valutazione da esperti (singoli o in gruppi), soggettivi e poco riproducibili
- algoritmi decisionali
- approcci probabilistici, efficaci ma complicati

Il *metodo basato sugli algoritmi decisionali* è il più semplice ed è il metodo più frequentemente utilizzato nei sistemi della segnalazione spontanea.

- Algoritmi decisionali
- Specifiche domande in sequenza (step by step) per arrivare ad una classificazione standardizzata (flow-chart)

- Cercano di ridurre la soggettività e aumentare la riproducibilità
- Hanno alla base criteri quasi sempre comuni ai quali viene attribuito "peso" differente

Gli algoritmi utilizzano una serie di domande passo dopo passo, che si basano sui criteri di **Bradford-Hill** per arrivare a una classificazione della relazione farmaco-evento come probabile, possibile, molto probabile, non correlata.

Sono disponibili numerosi algoritmi (più di 30) che pur basandosi più o meno sugli stessi aspetti li valutano in maniera diversa portando a risultati anche molto diversi tra loro. In alcuni algoritmi si da molta importanza alla relazione temporale, in altri si da importanza alla plausibilità biologica.

Nessuno di questi algoritmi si è dimostrato nettamente superiore agli altri e tutti hanno comunque il problema della variabilità individuale nella loro applicazione. Gli **algoritmi** più diffusi sono quello di **Naranjo, utilizzato dall'AIFA e quello dell'OMS**

L'approccio di tipo algoritmico include criteri di base che sono condivisi dai vari metodi. Quello che cambia è il peso assegnato nei vari metodi ai singoli punti. Si valutano diversi aspetti, ponendosi delle domande:

- **associazione temporale**: l'intervallo temporale fra l'assunzione del farmaco e l'insorgenza dell'evento avverso è plausibile?
- **meccanismo d'azione**: il meccanismo d'azione del farmaco può rendere ragione della comparsa dell'evento avverso?
- **effetto di classe**: l'evento avverso osservato e attribuito al farmaco è già stato descritto per farmaci della stessa classe (con lo stesso meccanismo d'azione)?
- **dose risposta**: l'aumento della dose o la sua riduzione ha provocato un aumento della severità o una riduzione o la scomparsa dell'evento?
- **Dechallenge**: la sospensione del farmaco ha portato, entro un lasso di tempo plausibile, alla riduzione o alla scomparsa dell'evento avverso?
- **Rechallenge**: la nuova somministrazione del farmaco ha portato alla comparsa dello stesso evento avverso?
- **assenza di alternative**: l'evento può essere spiegato da altre possibili cause?

Ovviamente non sono sempre disponibili tutti gli elementi per rispondere alle domande nelle schede di segnalazione spontanea. Per cui nelle schede di segnalazione spontanea, uno dei problemi principali che chi deve fare analisi incontra è la qualità del dato.

L'algoritmo di Naranjo

Il sistema della segnalazione spontanea in Italia utilizza l'algoritmo di Naranjo per le segnalazioni da farmaci. L'algoritmo di Naranjo è in realtà una **scala di probabilità** che consiste in una serie di 10 domande. Sulla base delle risposte a ogni singola domanda (sì, no, non so/non applicabile) si ottiene un punteggio. Il punteggio totale (somma dei singoli punteggi) assegna una categoria di probabilità (>=9 molto probabile, 5-8 probabile, 1-4 possibile, <0 dubbia)

	SI	NO	?
1. Sono presenti in letteratura altre segnalazioni o studi che hanno confermato questa reazione?	+1	0	0
2. L'evento avverso è apparso dopo che il farmaco è stato somministrato?	+2	-1	0
3. La reazione avversa è migliorata quando il farmaco è stato sospeso?	+1	0	0
4. La reazione avversa è ricomparsa quando il farmaco è stato risomministrato?	+2	-1	0
5. Sono presenti cause alternative (al farmaco) che possono aver provocato la reazione avversa?	-1	+2	0
6. La reazione avversa è comparsa quando è stato somministrato il placebo?	-1	+1	0
7. E' stato trovato il farmaco nel sangue (o in altri fluidi) in concentrazioni tossiche?	+1	0	0
8. La reazione è stata più grave all'incremento della dose e meno grave con la sua diminuzione?	+1	0	0
9. Il paziente ha avuto una reazione simile in precedenza con lo stesso farmaco o con farmaci simili?	+1	0	0
10. La reazione avversa è stata confermata da dati oggettivi?	+1	0	0

nessuno degli algoritmi ci da una certezza. **L'algoritmo di Naranjo** è scritto in inglese, per cui ci sono delle linee guida per l'interpretazione della domanda stessa

le domande dalla 6 alla 9 si può rispondere solo quando siamo in presenza di un trials clinico

nella maggior parte dei casi l'algoritmo di Naranjo ci dice che la reazione è improbabile o possibile, quasi sempre probabile.

Naranjo √ Scala di probabilità √ Considera punti non presenti nella segnalazione spontanea √ Alcune domande si prestano a diverse interpretazioni √ Manca distinzione tra farmaci sospetti e concomitanti √ Porta facilmente alla classe "probabile" √ Per la sue caratteristiche si presta molto alla valutazione di case report

WHO-UMC √ Algoritmo √ Consente un uso più standardizzato √ Da meno importanza a quanto presente in letteratura √ Distingue tra farmaci sospetti e concomitati √ Forse più adatta alla segnalazione spontanea in cui molte informazioni sono mancanti. Può essere utilizzato per stabilire il nesso di causalità da vaccini.

Il profilo di rischio delle vaccinazioni

- I vaccini hanno un profilo di rischio
- E' molto più complicato studiare il profilo di rischio dei vaccini rispetto ai farmaci
- Combinazioni di vaccini
- Minore rilevanza di dechallenge e rechallenge
- Più difficile confronto tra esposti e non esposti (rilevanza delle definizioni di caso, del background rate delle patologie, ecc)

Per quanto riguarda le segnalazioni da vaccino l'OMS nel 2013 ha pubblicato una linea guida per la valutazione della causalità, che riprende e modifica una metodologia precedente. Gli eventi avversi da vaccino vengono chiamati **AEFI**. Sono delle linee guida che sono state aggiornate nel 2018 e nel 2019. C'è un manuale per effettuare il causality assessment. **L'AIFA** nel 2015 (e aggiornamenti) ha predisposto per gli operatori del settore un documento di indirizzo per l'applicazione di questo metodo alle segnalazioni da vaccino in Italia.

il Comitato Consultivo Globale per la Sicurezza dei Vaccini (GACVS) dell'Organizzazione Mondiale della Sanità ha messo a punto un algoritmo specifico per la ricerca di AEFI che tiene conto di:

- relazione temporale fra la vaccinazione e la reazione segnalata;
- presenza di possibili spiegazioni alternative;
- prove a favore dell'associazione tra la vaccinazione e la reazione;

- precedenti evidenze di letteratura;
- frequenza dell'evento segnalato nella popolazione generale, anche non vaccinata;
- plausibilità biologica.

Quando si fa l'analisi di causalità, nelle reazioni avverse da vaccino, otteniamo una scala di probabilità. La precedenza nell'analisi si da agli eventi avversi rari o a quelli che si presentano con maggiore frequenza o con una particolare severità .

AEFI causality assessment

La selezione dei casi per il causality assessment deve seguire questi criteri:

- AEFI gravi che determinano morte, mettono a rischio la vita, provocano ospedalizzazione, disabilità o anomalie congenite
- Per eventi che si verificano con una maggiore frequenza o severità inusuale
- Segnali generati da cluster

L'OMS raccomanda inoltre il Causality assessment per i seguenti casi Speciali:

- AEFI causati da errori di immunizzazione (es. Ascessi batterici, reazioni locali severe, febbre alta o sepsi, linfoadeniti da BCG, sindrome da shock tossico);
- Eventi concause non spiegabili chesi verificano fino a 30 giorni dopo la vaccinazione (non presenti nel RCP o FI);
- Eventi che causano grande preoccupazione nei genitori o nella comunità (es. HHE, convulsioni).

Causality assessment nella segnalazione spontanea

Nell'ambito della segnalazione spontanea la valutazione del nesso di causalità viene fatta da tutti i segnalatori quando decidono di inviare una scheda di segnalazione di sospetta reazione avversa. In realtà in tutti i sistemi di sorveglianza si invitano i segnalatori a compilare la scheda di segnalazione anche in presenza del solo sospetto, rimandando la valutazione dell'associazione farmaco-evento a una fase successiva. Nell'analisi delle segnalazioni la valutazione della causalità viene fatta singolarmente sulle segnalazioni ricevute e sull'insieme delle schede ricevute (in questo caso si parla di analisi dei segnali).

- Segnalatore (operatore sanitario / paziente)
- Autorità regolatoria (ASL, Centri Regionali, AIFA)
- Differente provenienza
- Analisi retrospettiva
- Mancanza di documentazione

La valutazione del nesso di causalità tra farmaco e reazione avversa è fondamentale nell'analisi dei dati della segnalazione spontanea in quanto consente una valutazione più approfondita della correlazione tra la reazione e il farmaco. Il causality assessment viene effettuato dal Centro Regionale (CRFV), in accordo alla "Procedura operativa per i centri regionali di farmacovigilanza/organismi/strutture regionali stabilmente definiti", o dall'AIFA, dando la priorità alle schede di segnalazione riportanti reazioni avverse gravi. Come per tutte le modifiche fatte alla segnalazione inserita nella RNF, il RLFV verrà informato dell'inserimento della valutazione del causality assessment, tramite una e-mail generata automaticamente dalla RNF. Qualora il causality assessment sia già stato fatto dal CRFV e il RLFV ottenga delle informazioni di follow-up rilevanti, si raccomanda al RLFV di avvisare il CRFV per una rivalutazione del caso in base alle nuove informazioni in quanto il risultato del causality assessment potrebbe cambiare.

Importanza e limiti del causality assessment nella ricerca dei segnali

- Molti centri nazionali adottano valutazioni del causality assessment che non distinguono tra probabile e possibile
- Mancano linee guida internazionali condivise
- Variabilità individuale
- Riproducibilità
- Nessun gold standard
- Pur tenendo presente i suoi limiti il causality assessment rimane di fondamentale importanza nello studio delle reazioni avverse
- Probabilmente la funzione più importante del causality assessment in questi sistemi è identificare ed escludere dall'analisi del schede "dubbie" o "inclassificabili"

Linee guida per l'utilizzo della scala di Naranjo nella RNF

Una scheda di segnalazione riporta uno o più farmaci sospetti e uno o più eventi avversi (che possono essere sintomi o diagnosi). La valutazione del nesso di causalità andrebbe fatta sulle singole coppie farmaco evento. In realtà nei sistemi di farmacovigilanza viene di solito assegnato un giudizio di causalità alla segnalazione valutando il collegamento tra l'insieme dei farmaci indicati come sospetti e l'insieme degli eventi/diagnosi segnalate. Nel caso in cui nelle risposte alle singole domande siano presenti punteggi diversi per i diversi farmaci sospetti va selezionato il punteggio più basso.

Domanda 10. Was the adverse event confirmed by any objective evidence? (Si +1 No 0 Non so 0 punti) "La reazione avversa è confermata da elementi oggettivi?" In una scheda di segnalazione possono essere riportati segni, sintomi e/o diagnosi. Per poter rispondere Sì (1 punto) devono essere riportati o segni, o dati di laboratorio (es valori di transaminasi in casi di epatite) e/o valori strumentali (es. indicazione del valore pressorio in caso di ipertensione) e/o indagini strumentali (es. risonanza magnetica o ecografia). Nei casi in cui viene riportato solo il sintomo senza altra indicazione la risposta è no/non so (0 punti) qualunque sia la fonte.

Esempi di causality assessment

✓ <u>Femmina 34 anni</u> ✓ Epatite acuta di natura non definita (forse iatrogena) e riscontro di valori pressori elevati insorta 21/5/14 ✓ Farmaci sospetti ketoprofene 25 mg per os dal 10/5 al 20/5 paracetamolo 1 gr/die dal 10/5 al 20/5 ✓ Paziente con sindrome di Gilbert (sindrome genetica autoimmune in cui è ridotta il metabolismo della bilirubina e il metabolismo di alcuni farmaci a livello del fegato) e allergia a Novalgina e Augmentin ✓ transaminasi elevata e bilirubina totale 2,22 mg/dl il 21/5 PA 180/100 il 21/5, ecografia del fegato evidenzia versamento ascitico ✓ Farmaci sospesi e miglioramento (c'è un fattore di confondimento)

<u>Uomo di 28 anni</u> ✓ Al paziente fu somministrato aripiprazolo (antipsicotico) per schizofrenia im 2 volte al giorno il 30/10 e la terapia im venne continuata fino al 03/11, poi terapia orale a 10mg/die. ✓ Segnalato bruciore in sede di iniezione alla prima somministrazione. Successivamente è comparso singhiozzo ✓ Il farmaco non è stato sospeso. Reazione si è risolta. ✓ Il farmaco non è stato ripreso ✓ Non segnalati farmaci concomitanti o condizioni predisponenti.

CAPITOLO 13
METODICHE DI FARMACOVIGILANZA
E FARMACOEPIDEMIOLOGIA

Abbiamo inteso la farmacovigilanza come l'insieme delle attività che hanno come fine l'identificazione, la valutazione, la comprensione, la prevenzione degli effetti avversi o qualsiasi altro problema che risulta correlato all'utilizzo dei medicinali, per assicurare un rapporto beneficio/rischio favorevole per la popolazione. i processi implicati nelle attività di sorveglianza sui rischi dei farmaci sono **l'analisi** quindi identificazione, quantificazione, valutazione quindi **gestione** (contenimento dei rischi, comunicazione dei rischi, prevenzione dei rischi).

Le principali fonti di informazione sulla sicurezza dei farmaci nella sorveglianza post-marketing sono rappresentate da:

in una descrizione più semplicistica la farmacovigilanza la si suddivide in **farmacovigilanza passiva e farmacovigilanza attiva** perché in Italia si effettua la farmacovigilanza passiva, cioè chiunque ritiene di aver subito un effetto collaterale in seguito all'assunzione di un farmaco, può segnalarlo autonomamente oppure attraverso il proprio medico all'AIFA. Le reazioni avverse non vengono indagata attivamente ma si attende che vengano denunciate da chi le ha subite ecco perché segnalazione passiva. Quando c'è anche un solo sospetto che un sintomo sia insorto in seguito all'assunzione di un medicinale, il cittadino o il medico di riferimento, il farmacista devono fare la segnalazione che deve essere valutata dalla commissione perché essa verificherà l'effettiva correlazione con il farmaco che è stato preso in considerazione. Ci saranno anche dei limiti alla farmacovigilanza passiva e ci sono delle lacune, innanzitutto le istituzioni non danno informazioni, non mettono a corrente il cittadino dei suoi diritti; quindi, spesso anche lo stesso medico minimizza le preoccupazioni dei pazienti. C'è un **decreto ministeriale del 30 aprile 2015** con cui l'Italia ha recepito le direttive europee e ha stabilito l'obbligo di segnalare tempestivamente le reazioni avverse da farmaci e da vaccini. Ci sono anche dei tempi entro cui gli operatori sanitari dovranno effettuare la segnalazione alla rete nazionale di farmacovigilanza a cui fa capo l'AIFA. Ci sono numerosi studi che vengono utilizzati per incoraggiare la segnalazione da parte degli operatori sanitari in determinate situazioni anche nelle strutture ospedalieri, ci sono metodi online, stimolazioni sistemiche. Accanto alla farmacovigilanza passiva, parliamo dell'importanza della **farmacovigilanza attiva** che consiste nel promuovere, coordinare accanto a una figura importante (ISS), studi, ricerche di farmacovigilanza attiva.

Quando si parla di **SORVEGLIANZA PASSIVA** si è soliti fare riferimento alla segnalazione spontanea, ma accanto ad essa ci sono anche i case series e case report ovvero rientrano in quella che è definita segnalazione aneddotica. **La segnalazione stimolata, la sorveglianza attiva**, i cosiddetti siti sentinella, Drug event monitoring , Registri di patologia e di esposizione. **Studi osservazionali comparativi** - Studi cross-sectional - Studi caso controllo - Studi di coorte. **Studi clinici e studi descrittivi** quindi la storia naturale della patologia e gli studi di utilizzazione del farmaco.

SEGNALAZIONE PASSIVA   SEGNALAZIONE SPONTANEA

E' una comunicazione non sollecitata fatta dagli operatori sanitari o dai consumatori ad un'autorità regolatoria che descrive una o più ADR in un paziente che ha assunto uno o più farmaci. il mezzo attraverso cui viene fatta questa segnalazione è la scheda di segnalazione. Ci sarà un accurato sistema di segnalazione per fornire i segnali di allarme precoci e contribuire a fornire un cospicuo numero di evidenze relative alla tollerabilità dei farmaci in modo tale da spingere le autorità a prendere delle decisioni regolatorie. Questo tipo di segnalazione è presente in Italia e in ben 70 paesi. È un modo importante per valutare e rilevare le reazioni avverse rare, quindi E' uno strumento semplice, pratico, ha un costo bassissimo e richiede risorse organizzative molto limitate. L'analisi delle segnalazioni provenienti dai sistemi di sorveglianza passiva può essere condotta mediante due diversi approcci:

1) valutazione del singolo caso riportato (case by case assessment);

2) analisi quantitativa e complessiva delle segnalazioni stesse (mediante delle tecniche che prendono il nome di data mining)

Limiti: under-reporting, sebbene la segnalazione spontanea rappresenta un caposaldo della farmacovigilanza è caratterizzata da limiti intrinseci come l'under reporting ovvero la sottosegnalazione, ovvero la mancata segnalazione di una sospetta ADR da parte del personale medico-sanitario o dal cittadino e la compilazione erronea o incompleta delle schede di segnalazione.

Nell'ambito della sorveglianza passiva rientrano i **CASE SERIES**, ovvero i casi serie che Descrivono l'esperienza e le caratteristiche di un singolo paziente, o di un gruppo di pazienti con la stessa diagnosi. Risultano generalmente più utili nel generare un'ipotesi piuttosto che verificare quella che è l'associazione tra l'esposizione al farmaco e l'effetto - Permettono di identificare nuove patologie e reazioni inaspettate ai farmaci e, pertanto, rappresentano il primo passo nell'identificazione di nuovi casi clinicamente significativi. - Consistono nell'invio ad una rivista di una breve comunicazione descrittiva di un evento avverso insorto in un paziente nel caso si sospetti che la causa sia da attribuire alla terapia farmacologica. Un esempio è rappresentato dalla segnalazione relative alle anormalità congenite a seguito dell'assunzione della talidomide, era una semplice comunicazione da parte del medico, invio ad una rivista di una breve comunicazione descrittiva, in cui era stato descritto l'evento avverso insorto nel paziente in seguito all'assunzione della talidomide. La stessa lettera la possiamo suddividere in diversi punti, c'è un'**ipotesi** ovvero la talidomide ha indotto delle anormalità congenite, la **prevalenza** ovvero approssimativamente è stato osservato sino al 5% dei bambini nascituri queste anomalie congenite, questi bambini con queste anomalie sono nati da donne che in gravidanza hanno assunto talidomide (**sospetto**) per uno scopo differente, come antiemetico, come sedativo, questo sospetto è avvalorato dalla descrizione dei casi, cioè queste anomalie si verificavano a livello degli arti inferiori, superiori, con accorciamento degli arti (focomelia). Quindi la domanda cioè queste anomalie effettivamente sono dovute da donne che in gravidanza hanno assunto questo farmaco che è un farmaco sospetto.

Il **case report** descrive una situazione clinica che viene osservata in un singolo individuo al fine di fornire le informazioni utili per riconoscere, descrivere una nuova malattia, si va ad approfondire i meccanismi, riconoscere le manifestazioni anche rare, individuare gli effetti sconosciuti dei farmaci. nell'ambito della farmacovigilanza il case report rappresenta la sintesi di uno o più effetti indesiderati insorti in un paziente dopo la somministrazione di un medicinale. È accompagnato da una discussione su quelle che sono le evidenze disponibili a sostegno o contro una eventuale reazione causale. Questi case report devono contribuire a identificare quelli che sono i rischi associati all'utilizzo del medicinale e generare un'ipotesi. Poiché spesso la descrizione del caso può essere sintetica, quindi priva di informazioni dettagliate, nel 2007 sono state pubblicate delle linee guida che devono rappresentare uno standard di riferimento per la pubblicazione del case report, indicando delle informazioni importanti, quali:

- **Titolo**: Deve essere coerente con il contenuto del report.
- **Paziente**: Devono essere fornite le caratteristiche del paziente almeno in termini di età e sesso. Deve essere riportata la patologia per la quale il paziente è stato trattato con il farmaco sospetto. Qualora è necessario bisogna aggiungere il peso l'etnia. Devono essere fornite le informazioni di tipo anamnessico, si effettua un'anamnesi remota, famigliare perché ci possono essere delle condizioni concomitanti (predisponenti).

- **Farmaco**: Le informazioni sul farmaco/i sospetto/i vanno dettagliate non solo per quanto riguarda la tipologia del prodotto, ma anche per ciò che concerne la posologia, la durata di trattamento, la via di somministrazione. Va specificato se il farmaco è stato sospeso dopo l'evento, cosa ha determinato questa sospensione. Qualora si tratti di prodotti contenenti delle erbe vanno descritti anche i componenti, le parti della pianta, come è stata preparata, tutte le terapie concomitanti.
- **Evento**: L'evento insorto va descritto dettagliatamente anche in ordine alla gravità e all'esito.
- **Discussione**: La discussione deve essere centrata sulla presenza/assenza di evidenze a sostegno di una relazione causale tra farmaco ed evento, tenendo conto della tempistica di insorgenza, di dechallenge e rechallenge. Vanno riportati anche dei casi similari
- **Conclusioni**: Va riportata l'opinione dell'autore sul caso osservato e descritto

Queste reazioni sospette devono anche essere notificate all'autorità competenti, ci sarà un codice di notifica, è importante da un punto di vista regolatorio che le autorità vengano poi informate in modo da poter intervenire in maniera tempestiva nei casi urgenti.

Importante anche il web, ci sono una serie di siti, come **farmacovigilanza.eu** dove vengono pubblicati delle lettere, dei focus. Esempio: **IPOGLICEMIA DEL PICCOLO OSVALDO**.

> Caso:
> Il piccolo Osvaldo ha 14 mesi ed è affetto dalla sindrome del QT Lungo, in trattamento dal primo mese di vita con nadololo 10 mg/die.
> Una mattina viene trovato dai genitori tutto sudato e immobile nel letto, con gambe e braccia ipotoniche. Viene immediatamente portato in Pronto soccorso, dove appare estremamente pallido, con coscienza ridotta (Glasgow Coma Scale: 9), chetonuria, ipoglicemia (11 mg/dl) e acidosi metabolica con lattati nella norma.
> Viene fatta una immediata somministrazione di glucosio, grazie alla quale l'ipoglicemia e la chetonuria vengono prontamente risolte.
> I numerosi accertamenti cui viene sottoposto Osvaldo escludono disturbi metabolici, endocrini, neurologici e infezioni come possibili cause dell'ipoglicemia. Si ipotizza quindi che l'episodio ipoglicemico sia correlato alla somministrazione di nadololo, per cui il farmaco viene sospeso e sostituito con propranololo, che risulta ben tollerato, senza ulteriori episodi ipoglicemici.[1]

SEGNALAZIONE STIMOLATA

- Comprende tutte le metodiche aventi lo scopo di incoraggiare e facilitare le segnalazioni di sospette ADR da parte degli operatori sanitari e dei cittadini, in ambienti specifici come ospedali, farmacie territoriali,…

Rete regionale di farmacie attive in farmacovigilanza - Progetto VIGIRETE

RAZIONALE

Vigirete è una rete di farmacie territoriali attive nel campo della farmacovigilanza e in diretta comunicazione sia con i Centri Regionali di FV sia fra di loro su alcune problematiche inerenti il farmaco e il suo uso. Ciascun farmacista partecipante svolge le seguenti attività: continuare ad informare e formare i cittadini sulle problematiche riguardanti il farmaco che il cittadino espone al farmacista o che il farmacista individua grazie alle sue conoscenze, promuovere e istruire il cittadino alla segnalazione dei danni da farmaco, segnalare delle reazioni avverse giudicate di particolare rilevanza o che il cittadino difficilmente è in grado di segnalare autonomamente.

RESPONSABILE SCIENTIFICO: Dott.ssa D. Ancona, Direttore Dipartimento Farmaceutico ASL BT

OBIETTIVI

Obiettivo primario dello studio : creare una rete di farmacie territoriali per aumentare la sensibilizzazione e l'educazione della popolazione e dei farmacisti sulla possibilità e sull'importanza della segnalazione spontanea delle sospette ADR.

Obiettivo secondario dello studio: implementare il rapporto di fiducia e l'interazione Farmacista/Cittadino sulla gestione complessiva del farmaco, ottimizzando la comunicazione sull'uso corretto e appropriato del farmaco.

STRUTTURE COINVOLTE

Sono state invitate a partecipare tutte le farmacie di comunità della Regione Puglia.

La segnalazione, viene fatta principalmente per nuovi farmaci e per periodi di tempo limitati da parte degli operatori sanitari e dei cittadini, in ambienti specifici come ospedali, farmacie territoriali. Tra questi metodi rientrano le segnalazioni on-line di eventi avversi e la stimolazione sistematica delle segnalazioni di eventi avversi mediante progetti di farmacovigilanza attiva. Sebbene questi metodi hanno migliorato il limite della segnalazione passiva, ovvero la sotto segnalazione, anche questo tipo di segnalazione non è priva di **limiti**, soprattutto perché uno di questi può essere la segnalazione selettiva ed incompletezza dell'informazione.

I progetti di farmacovigilanza attiva per esempio sul portale puglia salute è in corso un progetto sulla sorveglianza attiva degli eventi avversi dopo vaccinazione anti meningococco B, oppure progetto su farmaci originator e biosimilari, l'utilizzo di questi farmaci nell'area dermatologica, reumatologica, gastroenterologica, oncoematologica.

È un modo per promuovere la farmacovigilanza attiva, ovvero la realizzazione di progetti che hanno come fine la sensibilizzazione, la comunicazione.

SEGNALAZIONE ATTIVA: SITI SENTINELLA

- La sorveglianza attiva può essere realizzata anche attraverso la revisione delle cartelle cliniche o intervistando i pazienti e/o i medici, in modo da garantire dati completi e accurati sugli eventi avversi. - La sorveglianza in siti selezionati può fornire diverse informazioni, come i dati provenienti da specifici sottogruppi di pazienti, che non potrebbero essere ottenuti attraverso un sistema di segnalazione spontanea passivo, per esempio l'informazione sull'uso di un farmaco come l'abuso può essere indirizzato ai siti sentinella selezionati. - La sorveglianza attiva è più efficiente per quei farmaci usati principalmente negli ambienti istituzionali come gli ospedali, le case di cura, i centri di emodialisi ecc.

- **LIMITI**: problemi legati al bias di selezione, il piccolo numero di pazienti e i costi elevati.

DRUG EVENT MONITORING

-MONITORAGGIO INTENSIVO:

E' un metodo di sorveglianza attiva, nel quale i pazienti possono essere identificati da dati di prescrizione elettronici o da sistemi automatizzati a disposizione delle strutture sanitarie. Un questionario, può, inoltre essere spedito ad ogni medico prescrittore o ad ogni paziente ad intervalli pre-specificati, in modo che si possano ottenere ulteriori informazioni sugli esiti dell'evento. Nel questionario viene inclusa come informazione i dati anagrafici del pazienze, l'indicazione del trattamento, la durata, la terapia, le date di inizio, il dosaggio, gli eventi che si sono manifestati, le ragioni per cui è stato sospeso

LIMITI: basse percentuali di risposta da parte dei medici e dei pazienti, natura imprecisata della fonte da cui provengono i dati, mantenimento della privacy del paziente.

REGISTRI:

- Ci sono due tipologie di registro: di patologia e di farmaco. È una lista di pazienti che devono presentare le stesse caratteristiche che possono essere o patologia e parliamo di registri di patologia oppure una specifica esposizione (registro di esposizione ai farmaci). entrambe queste tipologie di registro possono raccogliere una serie di informazioni utilizzando dei questionari che sono standardizzati.

I **registri di patologia** possono aiutare la raccolta di dati sull'assunzione dei farmaci e di altri fattori associati alla condizione clinica. (registri per discrasie ematiche, reazioni cutanee gravi, malformazioni congenite). è uno strumento importante per raccogliere dati in un contesto di vita reale, in più questi registri permettono di generare una raccolta elevata di dati raccolti nel tempo in modo preciso.

- I **registri d'esposizione** ai farmaci riportano le popolazioni esposte ai farmaci d'interesse, per determinare se un farmaco ha un impatto speciale su questo gruppo di pazienti (pazienti con artrite reumatoide esposti a terapie biologiche): alcuni di questi registri riportano l'esposizione a farmaci in popolazioni specifiche come le donne in gravidanza, questi pazienti vengono seguiti nel tempo e possono essere inclusi in quelli che sono gli studi di coorte che serviranno a misurare l'incidenza.

Sistemi di sorveglianza e registri: il nuovo Dpcm

Sono 31 i sistemi di sorveglianza e 15 i registri di patologia di rilevanza nazionale individuati dal Decreto del Presidente del Consiglio dei Ministri (Dpcm) del 3 marzo 2017, pubblicato in Gazzetta Ufficiale il 12 maggio.

L'obiettivo: «garantire un sistema attivo di raccolta sistematica di dati anagrafici, sanitari ed epidemiologici per registrare e caratterizzare tutti i casi di rischio per la salute, di una particolare malattia o di una condizione di salute rilevante in una popolazione definita» per diverse finalità tra cui «prevenzione, diagnosi, cura e riabilitazione, programmazione sanitaria, verifica della qualità delle cure, valutazione dell'assistenza sanitaria e di ricerca scientifica in ambito medico, biomedico ed epidemiologico; allerta rapido, per lo scambio di informazioni su eventi passibili di provvedimenti urgenti per la tutela della salute pubblica a livello nazionale e internazionale, con le Autorità competenti, in conformità alla normativa europea e internazionale; allineamento alla rete di sorveglianza comunitaria».

Sancisce l'idea che i registri sono delle fonti importanti informative, fondamentali per la programmazione, per la ricerca in ambito sanitario ma anche per la prevenzione, alla cura

STUDI EPIDEMIOLOGICI

Si dividono in due grandi principali gruppi di studio:

- **studi osservazionali**: il ricercatore non interviene, osserva, si limita a selezionare il campione
- **studi sperimentali**: il ricercatore interviene per cambiare un determinante dell'evento, manipola le condizioni andando ad applicare delle strategie che possono essere terapeutiche, preventive su i due o più gruppi di soggetti

si differenziano per il ruolo dello sperimentatore. I **trials clinici** che sono i gold standard degli studi clinici si applicano ai singoli soggetti con una determinata patologia su cui vogliamo valutare l'esito di un eventuale intervento. Questo tipo di studi prevedono il reclutamento di almeno 2 gruppi di pazienti che vengono assegnati in maniera casuale a due strategie, ovvero la terapia verso una terapia A e una terapia B e la terapia verso il placebo. Il **field trials** si applicano ai singoli soggetti che sono potenzialmente a rischio di sviluppare una malattia su cui si devono studiare l'esito di interventi di prevenzione, per esempio soggetti su cui vengono studiati le vaccinazioni.

STUDI OSSERVAZIONALI

Si suddividono a loro volta in

- **Analitici** comprendono invece studi caso-controllo, studi di coorte e studi cross sectional o detti studi trasversali
- **Di correlazione o ecologici**: mettono in relazione la distribuzione di uno o più fattori di rischio e la patologia e richiedono una verifica da parte di altri studi

STUDI TRASVERSALI-CROSS SECTIONAL

Oppure studi di frequenza o di prevalenza. I dati di raccolta su una popolazione di pazienti ad un preciso istante temporale, senza considerare l'esposizione o lo stato della patologia, costituiscono uno studio di cross sectional. È una fotografia della popolazione in un determinato momento. Ci possono essere dei limiti, quello principale è il fatto che la relazione temporale tra l'esposizione e l'esito non può essere subito identificata. Questi studi sono meglio usati per esaminare la prevalenza di una malattia in un singolo istante oppure la tendenza nel tempo. quindi riconosciamo un PERIODO DI INDUZIONE cioè l'intervallo temporale tra l'esposizione e l'insorgenza della malattia. L'esposizione e la malattia sono stabilite e rilevate nello stesso istante, non si può dire se l'esposizione precede la malattia o ne è la conseguenza. Generalmente si fanno delle assunzioni sulla correlazione tra esposizione attuale, esposizione passata o tra esposizione attuale e reale.

STUDI CASO-CONTROLLO (RETROSPETTIVI)

In questi studi vengono identificati gli eventi, intesi come casi di patologia. I controlli sono i pazienti senza la malattia. Lo stato di esposizione dei due gruppi viene confrontato con quello che è definito come **odrazio**, il quale è la stima del rischio relativo della malattia ai due gruppi, lo possiamo rappresentare come un numero di volte in cui si verifica l'evento e il numero di volte in cui l'evento non si verifica. Ci sono dei dati che vengono raccolti in maniera specifica per questo studio di interesse. L'informazione viene cercata all'interno delle popolazioni speciali e questi controlli vengono identificati a seconda della popolazione che si va a studiare che può essere l'anziano, il bambino, la donna in gravidanza. Lo sperimentatore inizia a raccogliere i casi, e i controlli che sono i pazienti che non hanno verificato l'evento che devo andare a studiare, quindi i controlli sono selezionati dalla popolazione di origine dalla quale si sono verificati questi casi. Questi studi sono importanti quando voglio andare a studiare, ad indagare se c'è l'associazione tra il farmaco e l'evento avverso.

STUDIO DI COORTE

La popolazione che considero una popolazione a rischio per una patologia, per un evento deve essere seguita nel tempo. sono degli studi utili quando devo necessariamente conoscere il tasso di incidenza degli eventi avversi, accanto al rischio relativo degli eventi avversi.

STUDI	VANTAGGI	SVANTAGGI
Trasversali	- Veloci e semplici - Utili per la formulazione di ipotesi	- Non evidenziano relazioni temporali tra fattori di rischio e malattia - Non adatti per la verifica di ipotesi.
Ecologici	- Veloci e semplici - Utili per la formulazione di ipotesi	- Non permettono di trarre conclusioni su relazioni causali - Soggetti a *fallacia ecologica* - Non adatti per la verifica di ipotesi.
Coorte	- Prospettici o retrospettivi - Calcolo del rischio assoluto - Studiano più effetti contemporaneamente - Studio di esposizioni rare	- Tempi lunghi Costosi (specialmente quelli prospettici) Solo i fattori di rischio individuati all'inizio dello studio - Non adatti per patologie rare - Notevole drop out
Caso-controllo	- Veloci e semplici - Studiano più fattori di rischio contemporaneamente - Adatti per patologie rare	- Calcolo del rischio relativo - Inaccuratezza anamnestica - Selezione dei controlli difficile - Relazione tra esposizione e malattia poco chiara; - Una sola patologia (effetto) per volta
Studi controllati randomizzati	**Sono i migliori in assoluto per la valutazione di trattamenti (studi clinici) o di interventi di prevenzione (studi di popolazione): permettono al ricercatore di controllare al massimo le tappe della ricerca**	- Tempi lunghi Costosi si possono studiare solo interventi od esposizioni che possono essere controllati dal ricercatore - cambiamenti terapeutici - drop out - generalizzabilità dei risultati - problemi etici

STUDI INTERVENTISTICI CLINICAL TRIAL

Indagini cliniche mirate: quando nei trials clinici di premarketing vengono individuati dei rischi molto importanti bisogna condurre degli studi clinici per valutare il meccanismo d'azione e le reazioni avverse, in alcuni casi vengono condotti **Studi farmacodinamici e farmacocinetici** per determinare se una particolare posologia può porre i pazienti in una condizione di incrementato rischio di evento avverso. - **Studi genetici** possono fornire indizi relativi a quale gruppo di pazienti può andare incontro ad un incrementato rischio di reazioni avverse. ci sono degli imprevisti in delle popolazioni speciali e questi non possono essere quantizzati perché ci sono delle piccole dimensioni di campione in studio; quindi, Sulla base delle proprietà farmacologiche e dell'uso previsto del farmaco nella pratica generale, può essere richiesto di condurre degli studi specifici allo scopo di indagare le potenziali interazioni tra farmaci e le interazioni tra cibo e farmaci.

STUDI DESCRITTIVI

Gli **studi descrittivi** sono un'importante componente della farmacovigilanza. Sono principalmente usati per ottenere **il tasso di base** riguardo gli esiti degli eventi e/o stabilire la prevalenza dell'uso del farmaco nelle popolazioni specificate. Comprendono la **STORIA NATURALE DELLA PATOLOGIA:**

- Include le caratteristiche dei pazienti malati e la distribuzione della patologia in popolazioni selezionate, così come la stima dell'incidenza e della prevalenza dei potenziali esiti di interesse. Sono esaminati gli aspetti specifici degli eventi avversi, come il tasso d'incidenza di base o i fattori di rischio per gli eventi avversi di interesse. Uno studio epidemiologico può essere condotto usando i registri di patologia con l'obiettivo di comprendere la frequenza alla quale l'evento avverso si può verificare soprattutto in alcuni sottogruppi di pazienti, per esempio con patologie concomitanti.

DRUG UTILIZATION STUDY:

- Descrivono le modalità di commercializzazione, di prescrizione e di utilizzazione di un farmaco in una determinata popolazione, e come questi fattori possono influenzare gli esiti, inclusi quelli clinici, sociali ed economici. Forniscono dati su popolazioni specifiche, quali gli anziani, i bambini, o i pazienti con disfunzioni epatiche o renali, spesso stratificati per età, sesso, farmaci concomitanti e altre caratteristiche. Possono aiutare a determinare se un farmaco è a rischio d'abuso, esaminando se i pazienti stanno assumendo dei regimi crescenti della dose o se vi è evidenza di una ripetizione inappropriata della prescrizione.

- **LIMITI**: questi studi possono includere una mancanza di dati sugli esiti clinici o informazioni dell'indicazione per l'uso di un prodotto

CAPITOLO 14
REAZIONI AVVERSE AI FARMACI

Nessun farmaco può essere considerato completamente sicuro ma risulta tale quando il rischio di comparsa di reazioni non desiderate è ritenuto accettabile.

Il farmaco ha sempre accanto ad una azione benefica, anche un'azione dannosa sull'organismo nel quale viene introdotto. Solo un'attenta valutazione del rapporto rischio/beneficio ne deve guidare l'uso in ambito clinico, distinguendo tra:

- **azione farmacologica**: intesa come interazione biochimica con l'organismo non sempre automaticamente curativa o benefica
- **azione terapeutica**: intesa come capacità del prodotto di intervenire sulle cause della malattia, ad esempio, distruggendo gli agenti patogeni o in alternativa sopprimendo le manifestazioni sintomatologiche delle forme morbose, riducendo il dolore e migliorando realmente la qualità della vita del paziente.

Una terapia farmacologica è giustificata soltanto se i benefici attesi sono superiori ai potenziali rischi.

IL FARMACO E' DOTATO DI SVARIATI EFFETTI CHE SI MANIFESTANO SIMULTANEAMENTE

Quando somministriamo un farmaco aspiriamo ad un'azione primaria, quindi è indotta alle più basse dosi e deve essere anche un'azione utile alla terapia. **Un'azione primaria** può essere accompagnata anche da un'azione secondaria e hanno in comune il meccanismo. Ad esempio, **l'acetozolamide** (diuretico) che svolge un'azione non solo a livello renale ma anche a livello dell'occhio visto l'ubiquitarietà del target su cui questa va ad agire. Un **effetto secondario** lo possiamo definire come un effetto che è la conseguenza dell'azione primaria del farmaco, per esempio una carenza vitaminica, una superinfezione batterica a seguito di una alterazione della stessa flora batterica intestinale in seguito alla somministrazione di antibiotici ad ampio spettro. Accompagna un **terzo effetto** che è l'effetto collaterale indotta dal farmaco alle stesse dosi di quella primaria. Da non confondere con effetto indesiderato, il quale è prevedibile ma inevitabile, per esempio una diarrea è provocata da molti antibiotici che vengono assunti per via orale perché ci può essere distruzione della fisiologica flora batterica intestinale. Anche l'aspirina può irritare la mucosa gastrica, oppure la clorpromazina (neurolettico che blocca i recettori della dopamina e acetilcolina, quindi può indurre altri effetti collaterali tipo tachicardia, broncodilatazione o a livello dei recettori adrenergici può determinar ipotensione).

- **EFFETTO COLLATERALE**: qualsiasi effetto non intenzionale di un medicamento che insorga a dosi normalmente impiegate nell'uomo e che sia correlato alle proprietà farmacologiche del medicamento
- **EVENTO AVVERSO**: qualsiasi evenienza medica non voluta che può comparire durante un trattamento con un farmaco, ma che non necessariamente abbia una relazione di causalità con il trattamento stesso
- **REAZIONE AVVERSA**: una risposta ad un farmaco che sia nociva e non intenzionale e che avviene a dosi che normalmente sono usate nell'uomo per la profilassi, la diagnosi o la terapia di una malattia o che insorga a seguito di modificazioni dello stato fisiologico

- **REAZIONE AVVERSA INASPETTATA**: una reazione avversa, la cui natura o gravità non è riportata nella scheda tecnica o nella autorizzazione rilasciata per la commercializzazione o che sia inaspettata in base alle caratteristiche del farmaco.

Le reazioni avverse vengono classificate in diversi modi, in funzione del meccanismo, della gravità, della frequenza.

Una **reazione avversa da farmaci definita dall'OMS**: una risposta ad un farmaco che procuri un danno e che sia non intenzionale, e che si verifica alle dosi normalmente utilizzate nell'uomo per la profilassi, diagnosi o terapia o in seguito a delle modificazioni di uno stato fisiologico. Per esempio, gli **amminoglicosidi** ad alte dosi danno nefrotossicità, una dose eccessiva di **fenitoina** può dare dei sintomi cerebellari. Queste reazioni si verificano se la dose è troppo alta o se l'escrezione di un farmaco viene ridotta da una scarsa funzionalità renale o con interazione con altri farmaci.

Una **reazione avversa è grave** quando provoca la morte di un individuo, ne mette in pericolo la vita, ne richiede o prolunga l'ospedalizzazione, provoca disabilità o incapacità persistente o significativa, comporta un'anomalia congenita o un difetto alla nascita. È importante perché nel processo di segnalazione in cui c'è la compilazione di schede è chiaro che bisogna precisare se è stata grave, quanto è stata grave, cosa è successo al paziente.

CLASSIFICAZIONE DELLE ADRs IN BASE AL MECCANISMO

- **Effetti collaterali** (può chiedere di disegnare una curva dose risposta), esempio anticolinergici portano a secchezza delle fauci, antistaminici portano a sonnolenza
- **Effetti tossici**
- **Reazioni immuno-mediate** (ipersensibilità o allergie)
- **Reazioni farmacogenetiche** (idiosincrasia, iperattività)
- **Farmacodipendenza**
- **Teratogenesi** (embrio-fetotossicità)

Una necrolisi epidermica tossica per il 90% può essere causa da farmaci, agranulocitosi, eritema multiforme, l'asma, pancreatite acuta, cefalea da nitrati, nausea da digitale, ipokaliemia da diuretici (**effetti collaterali, ovvero effetti che accompagnano l'azione terapeutica del farmaco e che si verificano in organi o distretti diversi da quelli desiderati. Sono dovuti essenzialmente alla sua distribuzione in tutto l'organismo**), alcalosi respiratoria da aspirina, danno epatico da paracetamolo, aritmie da digitale (**effetti tossici, sono espressione della tossicità del farmaco e si possono verificare anche a dosi terapeutiche in particolari pazienti o in determinate condizioni cliniche**)

- **EFFETTI AVVERSI DI TIPO A**: quelle che sono le reazioni del farmaco, più frequenti, a dosi terapeutiche, in soggetti che sono predisposti, lesioni organo selettive, effetti tardivi, sono reazioni a volte comuni, a volte prevedibili anche evitabili basta utilizzare dei dosaggi più bassi e in generale sono rappresentate da un'azione farmacologica eccessiva principale, da un effetto collaterale, dalle interazioni farmacologiche che sono di tipo farmacocinetico o di tipo farmacodinamico. Anche se la loro incidenza, la morbilità possono essere elevate, è anche raro che questo tipo di reazione mettono in pericolo la vita del paziente. in presenza di un effetto farmacologico noto che può avere elevati rischi di mortalità, il farmaco non riceverebbe mai l'autorizzazione ad essere ammesso in commercio.
- **EFFETTI AVVERSI DI TIPO B**: sono dovute al paziente, idiosincrasia, reazioni immunologiche
- **EFFETTI AVVERSI DI TIPO C**: relativi al paziente.

EFFETTI AVVERSI DI TIPO A, AZIONE DEL FARMACO

Sono effetti non dovuti, sono frequenti, più frequenti e più gravi quando vengono assunti a dosi più elevate, quindi sono dose-dipendente. avvengono in situazioni speciali o in pazienti con aumentata suscettibilità, con disturbi metabolici dell'organismo che alterano la durata del farmaco nell'organismo, con stati fisiologici speciali o con concomitante uso di altre medicine o farmaci (interazioni). Sono riproducibili sperimentalmente. Sono lesioni selettive di organi, possono esserci degli effetti tardivi quali carcinogenicità, mutagenicità. I soggetti a rischio sono i bambini, anziani, soggetti che soffrono di patologie quali insufficienza renale, emodialisi o condizioni fisiologiche che possono essere gravidanza, allattamento. Per questo tipo di reazioni si utilizzano **metodi di studio** quali trial clinico, segnalazione spontanea, esperimenti, studi ospedalieri, monitoraggio di eventi connessi alle prescrizioni, studi di follow-up.

EFFETTI AVVERSI DI TIPO B, REAZIONI DEL PAZIENTE

Sono poco frequenti, acuti, inaspettati, gravi, inaspettate, gravi, possono essere la causa del ritiro dei farmaci dal mercato e sono difficili da studiare sperimentalmente. Sono reazioni immunologiche, idiosincrasia spesso rara, inaspettata, la causalità è incerta, il meccanismo è incerto, vi è un'assenza di relazione con la dose, non riproducibile sperimentalmente, può avere delle caratteristiche di gravità e una bassa frequenza di fondo. I metodi di studio sono segnalazione spontanea, monitoraggio di eventi connessi alle prescrizioni, la sorveglianza caso-controllo e database e record linkage. **Intolleranza ai farmaci o ipersensibilità** ovvero una risposta anomala o esagerata alla somministrazione di una dose normale di farmaco, le **reazioni immunologiche e allergie** che sono reazioni in cui è stato dimostrato un meccanismo immunologico, spesso imprevedibile e inevitabile.

REAZIONI ALLERGICHE

L'allergia ad un agente chimico è una reazione indesiderata di origine immunologica che deriva da una precedente sensibilizzazione ad una sostanza o ad altre strutturalmente simili.

La maggior parte dei farmaci o dei metaboliti (APTENI) deve dapprima legarsi ad una proteina dell'organismo prima di agire da antigene.

Tabella 1-XXIV. – Classificazione delle reazioni immunopatogene da farmaci secondo Gell & Coombs.		
Tipo di reazione		**Caratteristiche**
I	Anafilattica (IgE mediata)	Gli allergeni legano le IgE sulle mast cellule o sui basofili; rilascio di mediatori dell'infiammazione
II	Citotossica Ab	Antigene associato alla cellula; distruzione tramite Ab (IgM o IgG) specifici per l'antigene
III	Da immuno-complessi	Complessi antigene-anticorpo vengono depositati sulla parete del vaso sanguigno; attivazione del complemento
IV	Cellulo-mediata (ritardata)	Antigene-attivazione linfocitaria; rilascio di mediatori dell'infiammazione

Tabella 1-XXV. – Farmaci interessati nella comparsa di fenomeni allergici e pseudoallergici.	
Macromolecole	Sieri eterologhi, γ-globuline umane, destrani (compreso il Fe-destrano), estratti di allergeni, estratti di organo, vaccini, veleni
Agenti diagnostici	Alfazurina, bromosulfonftaleina, coloranti, fluoresceina, mezzi di contrasto iodati, rosso Congo, sodio deidrocolato, trifenilmetano
Chemioterapici	Antineoplastici, acido p-aminosalicilico, amfotericina B, bacitracina, cefalosporine, clindamicina, etambutolo, kanamicina, lincomicina, penicilline, penicillina-procaina, polimixina B, streptomicina, sulfamidici (cross-reattività con tiazidici, solfaniluree, furosemide), tetracicline, vancomicina, penicilline semisintetiche, monobactami, carbapenemi, macrolidi, aminoglicosidi
Enzimi	Asparaginasi, chimotripsina, tripsina, papaina, penicillinasi, streptochinasi
Ormoni	ACTH, insulina, calcitonina
Altri farmaci	Acido acetilsalicilico, alfaxolone, aminopirina, anestetici locali, teomicina, clorpropamide, colchicina, cromoglicato, dantrolene, eparina, gallamina, indometacina, meprobamato, oppiacei (eroina), ossido di etilene, probenecid, procaina, succinilcolina, tiopentale, d-tubocurarina, vitamine B₁ e B₁₂, anticoagulanti, FANS/analgesici, farmaci del SNC (barbiturici, diazepam, fenitoina), isoniazide, nitrofurani, plasma expanders, propofolo, ketamina, sali d'oro, ipnotici, curari miorilassanti, atropina, ioduri, clorpromazina, idantoina, levodopa, fenilbutazone, carbamazepina

contatto con il farmaco, il sistema immunitario viene sensibilizzato, i linfociti antigene specifici di tipo T e di tipo B proliferano nel tessuto linfatico ed alcuni di essi si trasformano in cellule della memoria. Questi processi avvengono in genere in modo clinicamente silente. Al secondo contatto sono già presenti gli anticorpi e le cellule della memoria proliferano rapidamente. Si sviluppa una reazione allergica che può essere di 4 tipi.

Le reazioni di ipersensibilità sono di 4 tipi:

- **le reazioni di tipo 1** sono quelle anafilattiche, immediate, mediate dalle IgE, le quali si legano a recettori presenti sulla superficie di mastociti o granulociti basofili, permettendo la degranulazione e questo porta a rilascio di mediatori quali istamina che portano a orticaria, angioedema. I bersagli sono il tratto gastrointestinale dettate dagli allergeni alimentari, la pelle, il sistema respiratorio con l'asma, rinite, a livello vascolare parliamo di shock anafilattico potenzialmente mortale con ipotensione, broncospasmo, edema laringeo, stimolazione della muscolatura intestinale e diarrea profusa. I farmaci responsabili di questa reazione di ipersensibilità sono le penicilline, vaccini. Nell'ipersensibilità immediata l'insorgenza dei sintomi si ha molto rapidamente da meno di un minuto fino ad un massimo di trenta minuti. Questa reazione è più comunemente nota come ALLERGIA ma il termine si riferisce solo a questo tipo di ipersensibilità e si determina in una certa quota importante della popolazione, circa più del 20%. Per motivi non integralmente noti, per questi individui si determina una formidabile risposta immunitaria di tipo Th2 caratterizzata da produzione aumentata di anticorpi di classe IgE nei confronti di sostanze varie e comuni dell'ambiente, antigeni chiamati ALLERGENI essendo responsabili dell'allergia

- **Reazioni di tipo 2:** citotossiche, mediate da IgG, IgM, gli anticorpi partecipano direttamente a un danno alle cellule, le predispongono a un processo di fagocitosi, di lisi. Questi complessi mediano l'attivazione del complemento che è una famiglia di proteine che circolano nel sangue in forma inattiva, ma che possono essere attivate mediante una serie di reazioni a cascata da stimoli idonei. Il sistema del complemento attivato (che agisce normalmente contro gli agenti eziologici dell'infezione) può danneggiare la membrana cellulare e causare necrosi della cellula, inoltre promuove la fagocitosi, attrae i granulociti neutrofili e scatena altre reazioni immunitarie. L'attivazione del complemento sulle cellule ematiche ne provoca la distruzione, con anemia emolitica, granulocitopenia e trombocitopenia. I principali tessuti bersaglio sono le cellule del sistema circolatorio, un esempio di risposta di tipo 2 è **l'anemia aplastica da cloramfenicolo** perché il gruppo nitro può subire reazioni di riduzione e trasformarsi in nitrosoderivato e derivato nitrossilamico responsabili della mielotossicità (determina anche la sindrome del bambino grigio nel neonato), le **penicilline possono dare anemia emolitica** in questo caso si ha un fenomeno di ipersensibilità di secondo tipo in cui il farmaco lega macromolecole situate sulla superficie dei globuli rossi formando una neostruttuara che viene riconosciuta dal sistema immunitario come antigenica. Gli anticorpi prodotti contro gli eritrociti portano a un'attivazione del sistema del complemento, promuovendo la fagocitosi macrofagica. Questo è un tipo di "allergia" alla penicillina. La metildopa può dare un'anemia emoltica autoimmune. I sulfamidici possono dare granulocitopenia.

- **Reazioni di tipo 3:** mediate da immunocomplessi farmaco anticorpo che precipitano a livello delle parete vasale e attivano il complemento. I frammenti del complemento attraggono i nutrofili, rilasciano enzimi lisosomiali, generano radicali liberi tossici, producono danno tissutale, tra i sintomi si annoverano febbre, esantemi, ingrossamento dei linfonodi, neuropatia, nefrite. Per esempio la malattia da siero con eruzioni cutanee, alcune vasculiti localizzate, **sindrome di steven johnson** da sulfamidici in particolare dalla sulfadoxina impiegata in associazione con pirimetamina nella profilassi e nella cura della malaria. Anche antiepilettici, barbiturici. Tra le malattie abbiamo il lupus eritematoso sistemico

- **Reazioni di tipo 4 cellulo mediate** caratterizzate da risposte cellulari mediate da linfociti T che sono sensibilizzati, causa principale del danno cellulare e tissutale, questi liberano messaggeri (linfochine) nell'ambiente circostante che attivano i macrofagi e scatenano una reazione flogistica. A livello cutaneo si può avere dermatite da contatto. Ciò può essere determinata da mercurio, FANS.

FARMACOALLERGIA

Si può verificare dopo un'esposizione a un farmaco che ha indotto una sensibilizzazione dell'individuo al farmaco stesso. i farmaci che inducono questa sintomatologia devono avere le caratteristiche di potersi comportare da allergeni, o devono potersi legarsi a delle proteine dell'organismo e funzionare da apteni. Questo fenomeno avviene su base immunologica, cioè porta alla produzione di anticorpi. In alcuni casi le reazioni possono interessare alcuni distretti però ci possono essere situazioni gravi, sistemi come lo shock anafilattico. Farmaci come ormoni, siero, destrano sono immunogeni, le penicilline che più frequentemente provocano allergie.

REAZIONE TIPO I	Penicilline, ormoni peptidici (insulina, ACTH), anestetici locali
REAZIONE TIPO II	Penicilline, FANS, cloranfenicolo, eparina, diuretici tiazidici
REAZIONE TIPO III	Penicilline, FANS, sulfamidici, sieri eterologhi, barbiturici
REAZIONE TIPO IV Dermatiti da contatto m. autoimmuni	anestetici locali, disinfettanti, creme

La **vasculite**, conosciuta anche come angioite o arterite, è un'infiammazione delle pareti dei vasi sanguigni (arterie, vene e capillari) presente in alcune malattie rare

La **necrolisi epidermica** (sindrome di Stevens-Johnson, **necrolisi epidermica tossica**) è una grave malattia cutanea indotta da un'allergia ad alcuni farmaci, caratterizzata dalla distruzione dell'epitelio cutaneo e delle membrane mucose. È estremamente rara (circa due casi ogni milione per anno) e può portare al decesso.

Cute
* Orticaria
* Rash maculopapulare
* Eritema nodoso
* Eczema
* Eruzione lichenoide
* Vasculite
* Sindrome di Stevens-Johnson
* Necrolisi epidermica tossica

Sangue
* Trombocitopenia
* Agranulocitosi
* Anemia emolitica
* Anemia aplastica

Fegato
* Epatite colestatica
* Epatite epatocellulare

Rene
* Nefrite interstiziale
* Glomerulonefrite

Polmone
* Polmonite (eosinofila, alveolare, interstiziale

Sistemiche
* Anafilassi
* Vasculiti
* Malattia da siero

Anafilassi
* Aspirina
* Cefalosporine
* Diclofenac
* Penicilline
* Streptochinasi
* Cotrimossazolo
* Suxametonio
* Tiopentale
* Tubocurarina

Discrasie ematiche
* Captopril
* Clorpromazina
* Penicilline
* Penicilline
* Sulfasalazina
* Cotrimossazolo
* Ac. Valproico
* Ticlopidina

Reazioni epatiche
* Carbamazepina
* FANS
* Alotano
* Fenitoina
* ACE-inibitori
* Amiodarone

Reazioni cutanee
* Carbamazepina
* Penicilline
* Lamotrigina
* Fenitoina
* Fenobarbitale
* Fluorochinoloni

La **colestasi** consiste nella riduzione o nell'arresto del flusso biliare. La bile è un fluido digestivo prodotto dal fegato. Le patologie che interessano il fegato, i dotti biliari o il pancreas possono indurre **colestasi**.

La **nefrite** tubulointerstiziale è un'infiammazione che interessa i tubuli dei reni e i tessuti che li circondano (tessuto **interstiziale**). Può essere provocata da varie condizioni, farmaci e tossine che danneggiano i reni. I soggetti possono presentare un eccesso di minzione, minzione notturna o febbre alta e/o eritema.

TEMPO DI COMPARSA DELLE REZIONI ALLERGICHE

Può essere immediato come lo shock anafilattico, una reazione acuta entro l'ora. Da 1 a 24 si possono manifestare delle reazioni subacute con angioedema, asma, febbre. Per arrivare a reazioni ritardate di varie settimane come esantema, malattia da siero e malattie di organo.

i farmaci somministrati possono scatenare una **fotodermite** attraverso due principali meccanismi

- **FOTOALLERGIA**: è una risposta immunologica che avviene quando una sostanza fotosensibilizzante, detta fotoallergene o fotoaptene, assorbe energia radiante e induce una risposta immune con produzione di anticorpi o formazione di linfociti T sensibilizzati. A successive esposizioni alla luce compare la risposta allergica. La più comune risposta allergica è di tipo eczematosa con eritema, prurito ed essudazione ma vi sono altre forme cliniche come semplice vasodilatazione ed edema

- **FOTOTOSSICITA'**: è una reazione non immunologica provocata da una sostanza chimica che interagisce con l'energia della luce di appropriata lunghezza d'onda. La più comune reazione di fototossicità è l'accentuazione esagerata di eritema accompagnata da prurito non correlata al tempo di esposizione. alcune reazioni sono immediate altre possono essere ritardate di ore o di giorni. mentre le reazioni foto allergiche possono interessare tutta la cute ad esempio l'orticaria solare, le reazioni fototossiche sono confinate nella sede di foto esposizione. in alcuni casi queste reazioni persistono per mesi o anni anche dopo la cessazione dell'esposizione alla sostanza chimica o alle radiazioni solari (sulfamidici e tetracicline). alcuni farmaci come contracettivi orali, antimicrobici, antidepressivi, diuretici, antiinfiammatori, antistaminici, antiaritmici possono dare reazioni di **fotosensibilizzazione**, cioè a impreviste manifestazioni cutanee sottoforma di macchie o eruzioni di tipo eczematoso. A seconda della sostanza in causa è diverso il meccanismo responsabile di questo fenomeno.

PRINCIPALI FARMACI FOTOSENSIBILIZZANTI	
Farmaci sistemici fotosensibilizzanti	
Classe terapeutica	Esempi
Anti-infettivi •Antibiotici •Cicline •Chinoloni •Sulfamidici •Antimicotici	Dossiciclina, Minociclina, Tetraciclina, Acido nalidissico, Flumechina, Acido ossolinico, Acido Pipemidico, Pefloxacina, Ciprofloxacina, Ofloxacina, Sulfametossazolo, Griseofulmina
Anti-infiammatori •Oxicam •Arilcarbossilici	Piroxicam, Acido tiaprofenico, Naprossene, Diclofenac, Ibuprofene, Ketoprofene
Oncologici	Bleomicina, Dacarbazina, Fluorouracile, Metotrexate, Vinblastina
Psicotropi •Antidepressivi triciclici •Neurolettici •Antiepilettici •Ansiolitici	Imipramina, Amitriptilina, Desipramina, Clomipramina, Tioridazina, Clorpromazina, Carbamazepina, Clordiazepossido, Alprazolam
Antiacneici	Isotretinoina
Psoraleni	8-MOP, 5-MOP
Farmaci cardiologici •Antiaritmici •ACE-INIBITORI •Diuretici •Metabolitici	Amiodarone, Chinidina, Captopril, Enalapril, Idroclorotiazide, Furosemide, Fenofibrato, Clofibrato
Diversi	Prometazina, Ematoporfirina

Antiacneici	Tretinoina, Isotretinoina, Benzoilperossido
Antisettici	
•Coloranti	
•Antibatterici	Eosina, Fluoresceina, Esaclorofene, Triclosan
•Salicilanilidi alogenate ESA	
•Sulfonamidi	
Oncologici	Fluorouracile
Psoraleni	8-MOP, 5-MOP
Diversi	
•Anestetici	
•Antistaminici	Bencaina, Prometazina, Benzidamina, ketoprofrene
•Antinfiammatori	

EFFETTI AVVERSI DI TIPO B

Definita come l'aumentata incidenza di una data malattia in pazienti che usano un particolare farmaco, in confronto con la frequenza (rischio relativo) nei pazienti non esposti. Hanno un meccanismo sconosciuto.

Effetto iatrogeno: farmaco che fa insorgere una determinata malattia, per esempio la discinesia tardiva indotta da neurolettici, farmaci impiegati nella schizofrenia in cui si ha iperfunzionamento del sistema dopaminergico e che quindi lo deprimono. I pazienti presentano movimenti stereotipati di bocca e faccia, movimenti involontari di tronco e arti, movimenti parkinson simile.

Anche **reazioni su base genetica** legate a variazioni che possono alterare la farmacocinetica (**iperattività**) o la risposta tissutale (**idiosincrasia** che è un fenomeno geneticamente predeterminato, dovuto nella maggior parte dei casi a delle deficienze enzimatiche ereditarie, le manifestazioni possibili sono varie a carico di qualsiasi apparato, organo con sintomi spesso imponenti infatti si può avere ipotensione, sudorazione, tachicardia, ha un'incidenza bassa nella popolazione, massimo 2%, interessa solo soggetti portatori di una anomalia genetica).

IPERATTIVITA': polimorfismi genetici a livello del sistema citocromo P450 o di altri enzimi farmaco-metabolizzanti (apnea da succinilcolina, neuropatie da isoniazide). **POLIMORFISMO** è una variazione all'elica di un gene che codifica per una determinata proteina, questa variazione va a variare la suscettibilità della proteina e quindi questo lavorerà molto più velocemente o meno velocemente.

IDIOSINCRASIA: carenza di G6PD (anemia emolitica da agenti ossidanti), carenza di metaemoglobina reduttasi (metaemoglobinemia da clorochina), carenza di glutatione (epatotossicità da paracetamolo). È una reazione che rientra in quelle **imprevedibili**, perché un altro modo per classificare le reazioni è la classificazione di reazioni imprevedibili e prevedibili. È una anormale reazione dell'organismo a determinate sostanze, variano a seconda del farmaco assunto, sono dose-dipendenti e possono insorgere dalla prima somministrazione. Le alterazioni genetiche responsabili di queste risposte tossiche/ imprevedibili seguono alcuni meccanismi come ridotta sintesi enzimatica, alterata sintesi enzimatica, alterazione di proteine trasportatrici , alterazione nella distribuzione del farmaco.

Possiamo parlare di *FARMACOIDIOSINCRASIA* perché è una espressione di una reazione anomala qualitativamente verso un farmaco per un'anomalia genetica. I farmaci che la provocano non hanno carattere di antigene, non è necessaria una precedente sensibilizzazione per aversi la manifestazione farmacoidiosincrasica. Le manifestazioni che vengono a manifestarsi sono diverse dal farmaco a farmaco e ripetono gli effetti specifici delle dosi tossiche. Il fenomeno non è riproducibile sperimentalmente.

Reazione idiosincrasica	Reazione allergica
Congenita	Acquisita
Manifestazione dose-dipendente	Manifestazione dose-indipendente
Non necessita della sensibilizzazione, in quanto esprime una caratteristica genetica individuale	Necessita della sensibilizzazione con il farmaco allergizzante, o con farmaci simili nella struttura (reattività crociata)
I processi di idiosincrasia variano da farmaco a farmaco; spesso mimano gli effetti da sovradosaggio	Manifestazioni cliniche allergiche uniformi (indipendenti dal farmaco)
I farmaci coinvolti sono privi di proprietà antigeniche	I farmaci coinvolti sono dotati di proprietà antigeniche o le acquisiscono
Se possibile, terapia da effettuarsi con antagonisti	Terapia standard (ad es., nello shock anafilattico: adrenalina, cortisonici, antistaminici)

Tabella 1. XXII. – Differenze fra reazioni allergiche ed idiosincrasiche.

ESEMPI DI REAZIONI IDIOSINCRASICHE

La carenza di glucosio 6 fosfato deidrogenasi è un difetto enzimatico, è molto frequente nei soggetti e può determinare emolisi dopo malattia acuta o assunzione di farmaci ossidanti perché dal punto di vista fisiopatologico il difetto genetico del glucosio-6-fosfato deidrogenasi rende i globuli rossi suscettibili allo stress ossidativo, ne riduce la sopravvivenza, l'emolisi può avvenire meno frequentemente a seguito di una esposizione a farmaci o sostanza che producono perossidi e questa condizione provoca ossidazione dell'emoglobina della membrana dei globuli rossi. I farmaci possono essere diversi, come salicilati, sulfamidici, antamalarici, paracetamolo, le fave che causa il favismo.

Il **favismo** è una malattia dovuta a un difetto congenito dell'enzima glucosio-e-fosfato deidrogenasi che normalmente è presente nei globuli rossi ed è fondamentale per la sopravvivenza. La carenza dell'enzima provoca una distruzione dei globuli rossi, se il soggetto è affetto da questo difetto genetico e assume alimenti tipo fave, piselli o farmaci come antipiretici, analgesici, antimalarici, cloramfenicolo, alcuni chemioterapici, chinidina, essi inibiscono l'attività di questo enzima, aggravando la situazione già carente di per sé. La crisi si manifesta da 12 a 48 ore dopo l'assunzione dell'agente scatenante.

C'è una malattia del metabolismo dovuta a un deficit della pseudocolina esterasi ed è caratterizzata da **apnea prolungata** dopo la somministrazione di alcuni anestetici come miorilassanti, succinilcolina o altri anestetici. La durata della condizione di apnea varia dall'entità del deficit enzimatico. L'enzima idrolizza la succinilcolina, farmaco che agisce sui recettori nicotinici inducendo un effetto miorilassante. In questa patologia l'enzima ha una minore affinità per il farmaco e quindi ha un effetto miorilassante prolungato fino ad avere apnea.

ACATALASIA che è connessa all'attività molto bassa della catalasi degli eritrociti che è un enzima antiossidante, questo va a scomporre il perossido di idrogeno in acqua e ossigeno. È una malattia genetica molto rara, ereditata in maniera autosomica recessiva. È causata da una mutazione del gene che codifica per la catalasi per cui una carenza dell'attività di questa catalasi provoca una eccessiva produzione di perossido di idrogeno.

CIANOSI: indotta da lidocaina, sulfamidici, antimalarici, dovuta a un difetto genetico sia della metaemoglobina reduttasi sia della NADH deidrogenasi.

Il **polimorfismo dell'acetiltransferasi** rientra in questo tipo di reazioni

PERTEMIA MALIGNA

Reazione catabolica iper-acuta scatenata nei muscoli scheletrici di individui geneticamente predisposti in seguito all'esposizione ad alcuni gas anestetici volatili come alotano e si può manifestare raramente anche dopo forti stress fisici. Colpisce sia l'individuo che l'animale e dal punto di vista diagnostico il segno significativo è un aumento di ossido di carbonio aspirato. La suscettibilità è ereditaria e trasmessa in modo autosomico dominante: l'incidenza è di circa 1/2000 persone in Europa Occidentale l'incidenza è di 1/50000 anestesia negli adulti, 1/10000 nei bambini. I fattori scatenanti sono farmaci come anestetici volatili come alotano, seguito dall'isoflurano o miorilassanti depolarizzanti come succinilcolina. **IPERTERMIA MALIGNA** è stata associata a mutazioni a carico del recettore della rianodina1 che si attiva inducendo rilascio di calcio $\Rightarrow$ massiccia e generalizzata contrazione muscolare, con un aumento della temperatura corporea fino a 46 °C. Questa condizione è potenzialmente letale: provoca un aumento incontrollato del metabolismo ossidativo del tessuto muscolare, che supera la capacità dell'organismo di fornire ossigeno e smaltire anidride carbonica, portando alla fine ad un collasso cardiocircolatorio e alla morte del paziente. si ha iperattività muscolare e metabolica, consumo di ATP dalla contrazione, attivazione del metabolismo aerobico quindi produzione di calore e CO_2, attivazione del metabolismo anaerobico con acidosi metabolica, rabdomiolisi e febbre, condizione di mialgia, mioglobinuria, ipercreatinemia, ipercalemia portano a danno renale, aritmie cardiache. **Intervento acuto**: - sospensione immediata del farmaco - iniezione e.v di **dantrolene**, inibitore del Rc rianodinico - mortalità ridotta a <10%

Diagnosi preventiva

Test funzionale

- IVCT: in vitro contracture test su biopsie di muscolo con caffeina e alotano
- rigidità e contrattura muscolare, aumento consumo di O2, rabdomiolisi

Test genetico

- Gly341Arg in RyR1 presente nel 10 % dei casi caucasici
- circa 60 mutazioni differenti nel gene RyR1 che codifica per il canale al Ca1.1
- non si conosce la mutazione nel circa 50 % di casi

ULTERIORI REAZIONI AVVERSE DA FARMACI

- **FARMACODIPENDENZA**: oppioidi, benzodiazepine, amfetamine, purganti
- **TERATOGENESI**: ACE-inibitori, carbamazepina, tetracicline, warfarin, fenitoina, ciclofosfamide, retinoidi, danazolo

VARIABILITA' INDIVIDUALE

CIASCUNO INDIVIDUO RISPONDE IN MODO SPECIFICO ALLA SOMMINISTRAZIONE DEI FARMACI

- **Variabilità Quantitativa**: La risposta farmacologica è più o meno accentuata
- **Variabilità Qualitativa**: La risposta farmacologica è diversa perché ci sono i **fattori di variabilità** che sono inerenti al farmaco, interazioni tra farmaci, inerenti al paziente

FATTORI DI VARIABILITA' INERENTI AL FARMACO

- **Formulazione farmaceutica**

La stessa quantità di principio attivo somministrata per la stessa via può produrre risposte farmacologiche diverse secondo la formulazione farmaceutica che ne modifica biodisponibilità.

L'importanza dello schema terapeutico: Stabilisce la via di somministrazione, le dosi, l'intervallo tra 2 assunzioni e la durata del trattamento

A proposito di... | **Errori nella somministrazione di farmaci** |

Quanto sono frequenti gli errori di somministrazione dei farmaci, specialmente quando la vita dei pazienti è a rischio? Una recente ricerca multicentrica[1] condotta in 27 Paesi fornisce risposte preoccupanti. Nello studio, relativo alla somministrazione di medicinali per uso parenterale nelle unità di terapia intensiva, sono stati osservati 861 errori, corrispondenti a 74,5 eventi/100 pazienti-giorni (IC 95% 69,5 – 79,4), che hanno coinvolto 441 pazienti su 1328.

L'errore, occorso nel 7% delle somministrazioni, è stato senza conseguenze per la salute nel 71% dei casi ma, per 12 pazienti (0,9% del totale), ha comportato un danno permanente o la morte. Gli autori sottolineano come questo tipo di errori sia comune e rappresenti un grave problema per la sicurezza dei pazienti in terapia intensiva. •

1. Valentin A, Capuzzo M, Guidet B, et al. Errors in administration of parenteral drugs in intensive care units: multinational prospective study. BMJ 2009; 338: b814.

- **Tolleranza**

- La tolleranza è assimilabile alla desensibilizzazione farmacologica, caratterizzata da un decrescere della intensità e/o durata di un effetto farmacologico. Può condurre ad una riduzione dell'indice terapeutico, perché è necessario aumentare dose per ottenere l'effetto terapeutico. In alcuni casi è un effetto positivo (caso del fenobarbital: la tolleranza riduce gli effetti sedativi mentre vengono preservati gli effetti anticonvulsivanti). La soppressione di un farmaco che ha sviluppato tolleranza può condurre a crisi di astinenza più o meno grave.

- **Accumulo**

- L'accumulo corrisponde ad un progressivo aumento della permanenza del farmaco nell'organismo con possibilità di comparsa di effetti avversi. Le cause dell'accumulo possono essere: somministrazioni troppo ravvicinate accumulo nei grassi corporei insufficienza metabolica dei pazienti inibizione metabolica

INTERAZIONI TRA FARMACI

Modificazione quantitativa o qualitativa degli effetti di un farmaco causata dalla precedente o contemporanea somministrazione di altri farmaci. possono essere favorevoli perché c'è un aumentata tossicità, diminuita tossicità, ma anche sfavorevoli perché possiamo avere la diminuita efficacia o l'aumentata tossicità.

Interazioni farmacologiche

Farmacocinetiche
- Assorbimento
- Distribuzione
- Metabolismo
- Escrezione

Farmacodinamiche
- Dirette
  - Agonismo/antagonismo recettoriale
- Indirette
  - Agonismo/antagonismo funzionale

FATTORI DI VARIABILITA' INERENTI AL PAZIENTE

☐ Età

- **Neonato**: assorbimento modificato (pH gastrico più elevato, svuotamento gastrico rallentato, peristalsi intestinale irregolare); ridotta capacità di legame alle proteine plasmatiche; ridotta attività di alcuni enzimi metabolici; minore flusso ematico renale e ridotta filtrazione glomerulare

- **Anziano**: incremento del grasso corporeo e riduzione dell'acqua corporea; riduzione della concentrazione di albumina; ridotta attività di alcuni enzimi epatici e ridotta funzionalità renale; ipersensibilità recettoriale nel SNC; ipersensibilità adrenergica del SNA; riduzione dei riflessi cardiovascolari (rischi di ipotensione ortostatica)

☐ **Gravidanza** Stato ormonale in grado di modificare l'attività di enzimi metabolici Disturbi della funzione epatica e renale

☐ **Fattori dietetici – Stile di vita**

- **Interazioni farmacocinetiche**: assorbimento modificato degli alimenti (chelazione da cationi divalenti di alcuni antibiotici); inibizione dell'isoforma CIP450 3A4 dal succo di pompelmo (eritromicina, diidropiridine)

- **Interazioni farmacodinamiche**: assunzione di vitamina K (cavolo, broccoli) con farmaci anticoagulanti (warfarin); dieta ricca di sali di potassio può alterare la risposta ai digitalici; dieta iperproteica può saturare i sistemi di trasporto degli aminoacidi (levodopa)

☐ **Stati patologici**

- **Insufficienza epatica**: ridotti metabolismo ed escrezione biliare
- **Insufficienza renale**: ridotta filtrazione glomerulare, ridotta capacità di legame plasmatico, variazione del pH sistemico e dei volumi di distribuzione
- **Patologie gastrointestinali**: variazioni di pH nel lume intestinale in caso di pancreatite cronica
- **Insufficienza cardiaca**: alterato flusso ematico verso i tessuti muscolari, cutanei e gatsrointestinali
- **Insufficienza polmonare**: ipossia con conseguenti alterazioni emodinamiche
- **Ipertiroidismo**: influenza la farmacocinetica di vari farmaci

Fattori genetici:

- **Farmacogenetica**: lo studio della variabilità di risposta ad un farmaco dovuta a fattori genetici ereditari, negli individui o a livello di popolazione
- **Farmacogenomica**: la determinazione e l'analisi del genoma e dei suoi prodotti allo scopo di correlare queste informazioni con la risposta al farmaco presente a livello cellulare, tessutale, di individuo o di popolazione, al fine di individuare nuovi bersagli terapeutici, scoprire e sviluppare farmaci o studiare la risposta ad essi

Il **polimorfismo** predispone l'individuo alla mancanza di risposta farmacologica o all'insorgenza di reazioni avverse, quindi riguarda geni coinvolti nei processi farmacocinetici o farmacodinamici del farmaco in esame

-IN BASE AL MECCANISMO D'AZIONE

EFFETTI COLLATERALI: legati all'azione terapeutica del farmaco e sono dovuti principalmente alla sua distribuzione in tutto l'organismo. Si manifestano anche alle dosi terapeutiche. Ad esempio cefalea da nitrati, nausea da digitale. Distinguiamo gli **EFFETTI TOSSICI** del farmaco che compaiono a dosi sovraterapeutiche, ma possono verificarsi anche a dosi terapeutiche come il danno epatico da paracetamolo, aritmie da digitale. Abbiamo distinto le reazioni in base al meccanismo, in **REAZIONI IMMUNO MEDIATE** (ipersensibilità o allergia) di tipo 1,2,3,4 indotte da penicillina, orticaria da amoxicillina. **IDIOSINCRASIA, IPER ATTIVITA'** che possono alterare la farmacocinetica (iperattività) o la risposta tissutale (idiosincrasia) ai farmaci, le principali cause sono i polimorfismi genetici a livello del sistema del citocromo P450, **FARMACODIPENDENZA** desiderio irrefrenabile di assumere un farmaco, alla sospensione si può manifestare una sindrome d'astinenza come la dipendenza da oppioidi, da benzodiazepine, **EMBRIO E FETO TOSSICITA'** ovvero la capacità di un farmaco, somministrato a una gestante, di provocare malformazioni nel feto, il tipo di malformazione dipende dal periodo di esposizione, ad esempio la focomelia da talidomide, malformazioni ossee da tetracicline, ipotensione fetale da enalapril.

-IN BASE ALLA NATURA

Tipo di ADR	Caratteristiche del tipo	
ADR di tipo A (augmented)	• Sono le più comuni/frequenti • Sono definite dall'OMS come effetti collaterali • Sono dose-dipendenti (più frequenti e gravi con dosi più elevate) • Sono in gran parte prevedibili e talvolta evitabili utilizzando dosi inferiori • Possono rappresentare un eccesso dell'azione farmacologica (es. cefalea da nitroderivati, secchezza delle fauci da antimuscarinici) o di una attività secondaria (es. diarrea da penicilline, costipazione da oppiacei) • Hanno una incidenza ed una morbilità elevata, ma raramente mettono in pericolo la vita del paziente **Esempio: sanguinamenti da warfarina**	AUMENTATE
ADR di tipo B (bizarre)	• Sono spesso di natura idiosincrasica • Insorgono in una minoranza di pazienti e sono di solito gravi • Sono spesso imprevedibili ed inaspettate • Hanno scarsa o nulla relazione con la dose • Sono indipendenti dalla azione farmacologica • Sono difficili da identificare soprattutto durante la sperimentazione clinica che conduce alla autorizzazione in commercio del farmaco **Esempio: nefrite interstiziale da FANS**	
ADR di tipo C (chronic)	• Sono conseguenti all'uso di un farmaco per periodi prolungati e possono caratterizzarsi come una vera e propria malattia o come una aumentata incidenza di una malattia verso cui esiste già una predisposizione individuale (es. aumento di incidenza di tumori della mammella, complicanze tromboemboliche indotte da contraccettivi orali) • La tardiva insorgenza della malattia può rendere difficile riconoscerla come una patologia causata dal farmaco • Può essere talvolta difficile dimostrare la coincidenza e la causalità **Esempio: discinesia tardiva da un uso protratto di neurolettici**	CRONICO

CLASSIFICAZIONE DELLE REAZIONI AVVERSE PROPOSTA DA AROSON ED EDWARDS
(secondo Rawlings e Thompson)

ADR di tipo D (delayed)	• Sono ADR ad insorgenza tardiva, • Non è possibile osservarle nelle fasi della sperimentazione pre-marketing e non è facile riconoscerne l'origine farmacologica **Esempio: linfoma da farmaci immunosoppressivi**	RITARDATE

ADR di tipo E
(end of use)
	• Sono reazioni poco frequenti e causate dalla sospensione brusca della assunzione del farmaco. In genere tali ADR si verificano quando:
	  a) l'emivita del farmaco sospettato è sufficientemente breve
	  b) il trattamento con esso è stato sufficientemente prolungato da determinare meccanismi di dipendenza fisica
	  c) la sospensione del farmaco è brusca
	
	Esempio: convulsioni da benzodiazepine
		DA SOSPENSIONE
		
		Astinenza di oppiacei, fintanto che l'individuo fa utilizzo di morfina, se la utilizza a scopo voluttuario sta bene, il problema è che si ricade nell'abitudine, per cui per avere lo stesso effetto deve aumentare la dose, ma per farmaci di questo tipo non si

ADR di tipo F
(failure)
	• Rappresentano gli inaspettati fallimenti di una terapia con un farmaco. Le cause più frequenti di questo insuccesso sono:
	  a) le interazioni tra farmaci
	  b) gli errori nel processo di produzione di un lotto di farmaco
	  c) i polimorfismi genetici influenzanti la farmacocinetica o la farmacodinamica
	
	Esempio: ridotto effetto anticoagulante dall'uso associato di warfarina e carbamazepina	

può aumentare la dose perché si può osservare depressione respiratoria e quindi morte.

ADR DI TIPO F: FALLIMENTO: anche fenomeno di resistenza, uso non indicato, insufficienza nella informazione, nel monitoraggio, un uso inappropriato.

CLASSIFICAZIONE DELLE REAZIONI AVVERSE DA FARMACI (ADR) IN BASE ALLA DIPENDENZA DELLA DOSE, DEL TEMPO E DELLA SUSCETTIBILITA' DEL PAZIENTE

Tabella 5. Esempi di patologie e relativa classificazione DoTS.

Esempi	Classificazione DoTS
Osteoporosi da corticosteroidi	• Collaterale per la dose (Do) • Tardiva in base al tempo di comparsa (T) • Dipendente dall'età e dal sesso in base alla suscettibilità (S)
Anafilassi da penicilline	• Ipersensibilità per la dose (Do) • Da prima dose in base alla comparsa (T) • Non compreso perché richiedente una prima sensibilizzazione (S)
Epatotossicità da isoniazide	• Collaterale per la dose (Do) • Intermedio per il tempo di comparsa (T) e dipendente da corredo genetico (metabolismo del farmaco) • Età, sesso, fattori esogeni (alcol) e patologie (malnutrizione) (S)

È una classificazione con l'acronimo **DoTS** è stata proposta da due studiosi e prende in considerazione la dose dipendenza (Do) in relazione al fatto che gli effetti sia che siano benefici sia che siano avversi sono sempre correlati alla dose, T il tempo è il tempo di insorgenza di una reazione, indipendentemente dalla durata del trattamento. S è la suscettibilità dipendente dall'età, dal sesso e in base alla suscettibilità.

CLASSIFICAZIONE DELLE REAZIONI AVVERSE DA FARMACI (ADR) IN BASE ALLA FREQUENZA

Tabella 6. Scala del Council for International Organizations of Medical Sciences (CIOMS)

Frequenza ADR	N. casi /N. esposti	Esempi
Molto frequente	>1/10	Edema da glitazoni, ipoglicemia da antidiabetici orali, disturbi gastrointestinali da FANS
Frequente	>1/100 – <1/10	Mialgia da statine
Non frequente (occasionale)	>1/1.000 – <1/100	Miopatia da statine, ipotensione ortostatica da alfa-bloccanti.
Rara	>1/10.000 – <1/1.000	Rabdomiolisi da statine, perdita dell'udito da fluorochinoloni
Molto rara	<1/10.000	Rottura del tendine di Achille da fluorochinoloni, osteonecrosi della mandibola da bifosfonati

IN BASE ALLA GRAVITA'

Tabella 7. Criteri di severità secondo Hartwig et al (11).

Grado di severità	ADR
1	Insorge, ma non comporta nessuna modifica nel trattamento con il farmaco sospettato
2	Richiede la sospensione del farmaco o la modifica della sua dose. Non è richiesto nessun trattamento aggiuntivo né un antidoto. Nessun prolungamento della degenza
3	Richiede la sospensione del trattamento con il farmaco sospettato sia interrotto, sospeso o che la terapia venga cambiata o che ci sia bisogno di un antidoto
4	Che sia di livello 3 con un aumento della durata della ospedalizzazione di almeno un giorno o che la stessa ADR sia la causa del ricovero in ospedale
5	Che sia una ADR di gravità 4 che comporti una terapia medica intensiva
6	Richiede che essa rappresenti un pericolo permanente per il paziente
7a	Sia stata causa indiretta della morte del paziente
7b	Sia stata causa diretta della morte del paziente

Una reazione avversa è grave quando causa morte, ospedalizzazione, prolungamento dell'ospedalizzazione, può portare a una invalidità grave, una invalidità permanente. Quando causa una anomalia congenita, un difetto alla nascita.

IN BASE ALLA PREVEDIBILITA'

Secondo torton.

Tabella 8. Classificazione delle ADR in base alla prevedibilità/evitabilità.

Scala di evitabilità	Condizioni
ADR sicuramente evitabile	Quando si è verificata una o più delle seguenti condizioni: • Presenza di anamnesi di allergia o di precedenti reazioni al farmaco • Il farmaco coinvolto era inappropriato per il paziente • La dose, la via e la frequenza di somministrazione erano inappropriate per età, peso o patologie concomitanti
ADR probabilmente evitabile	Quando si è verificata una o più delle seguenti condizioni: • Non sono stati effettuati i test di laboratorio necessari • Era presente una documentata interazione • Scarsa compliance • Esisteva una misura di prevenzione (per esempio: monitoraggio) non applicata al paziente • Se una misura di prevenzione era stata applicata, ma era inadeguata o non appropriata.
ADR non evitabile	Quando non si è verificata nessuna delle condizioni sopra elencate.

131

IN BASE ALLA SPECIFICITA'

Tabella 9. Esempi di patologie con percentuale di casi attribuibili a farmaci sulla base di dati di letteratura

Patologia	% di casi associati a farmaci
Necrolisi epidermica tossica	90
Agranulocitosi	70
Eritema multiforme	50
Anafilassi	45
Emorragia gastrointestinale	40
Anemia aplastica	20
Asma	10
Pancreatite acuta	<10

Una reazione avversa può essere definita specifica o aspecifica a seconda che la reazione sia causata solo dal farmaco (detta specifica) oppure se esistono altre possibili cause che possono andare ad interessare un organo o apparato e prende il nome di reazione aspecifica, per esempio durante un trattamento farmacologico si manifesta la nausea e vomito e in questo caso essi possono essere indotti dalla terapia e quindi le ADR sono considerate specifiche ma possono essere anche dovuti da altre cause e quindi non c'è una specificità. Quando si parla di ADR aspecifiche è difficile identificarla, ci vuole una diagnosi più particolare, differenziale e in questo è di aiuto la farmacoepidemiologia.

RELAZIONE DI CAUSALITA' FARMACO-ADR

È importante individuare il nesso di causalità, quando un soggetto assume un farmaco, si manifesta un effetto nocivo questo è un effetto avverso, una sospetta reazione avversa è una situazione avversa in cui si sospetta una relazione. Questa relazione deve essere segnalata con un sistema adatto. Le ragioni per cui un segnalatore può sospettare che un farmaco possa aver causato la reazione avversa sono :

- **associazione temporale**: esiste un intervallo di tempo plausibile fra l'assunzione del farmaco e l'insorgenza della reazione avversa
- **dechallange**: la sospensione del farmaco entro un latto di tempo plausibile ha portato alla riduzione o alla scomparsa della reazione avversa
- **dose-risposta**: l'aumento della dose o la sua riduzione ha provocato un aumento della severità o una riduzione o la scomparsa della reazione
- **rechallange**: l'eventuale nuova somministrazione del farmaco ha portato alla ricomparsa della reazione avversa. Io sospendo il farmaco e il sistema rientra, lo risomministro per vedere se è il farmaco la causa della reazione avversa
- **meccanismo d'azione**: il meccanismo d'azione del farmaco può rendere ragione della comparsa della reazione avversa
- **effetto di classe**: la reazione avversa che si ritiene imputabile a quel farmaco che è stata già descritta per farmaci della stessa classe
- **assenza di alternative**: la reazione non è spiegabile in base allo stato di malattia del paziente o in base ad altri farmaci assunti nel presente o nel passato.

Si parla di **CRITERI DELL'IMPUTABILITA'** cioè criteri utilizzati per identificare le reazioni avverse e quindi il nesso di causalità evento-farmaco. i criteri sono :

1) **Relazione temporale** cioè mi devo assicurare che il farmaco prescritto sia quello acquistato dal paziente. la scrittura del medico sulla ricetta può essere confusa o i nomi dei farmaci sono simili, per cui può capitare che il farmacista dispensi un farmaco per un altro e quindi il paziente possa assumere un farmaco con un'altra indicazione terapeutica e si genera una reazione avversa. Per esempio un paziente soffre di

cefalea, non si può associare la causa al farmaco perché magari ne soffriva prima dell'assunzione, se invece non ha mai sofferto di cefalea e inizia a evidenziare questo disturbo post assunzione del farmaco questa reazione si deve segnalare. Per esempio prendo per la prima volta un farmaco e si presenta un'allergia, sicuramente quell'allergia non è dovuta al farmaco perché devo sensibilizzare l'organismo, non è detto che si manifesti subito alla prima dose, quindi non è certo che è dovuta alla somministrazione del farmaco, però anche un evento del genere bisogna sempre segnalarlo.

2) **Dechallenge ed eventuale rechallenge**: la reazione migliora con la sospensione del farmaco? per esempio prendo un farmaco A mi viene l'orticaria, sospendo il farmaco e l'orticaria svanisce, per essere più sicura di questa relazione di causalità tra farmaco e evento riprendo il farmaco, quindi rechallenge, la reazione riappare. Se quella reazione è realmente attribuibile al farmaco. l'orticaria dovrà ricomparire.

3) **Esistenza di spiegazioni alternative**: possono essere spiegazioni farmacologiche, cioè dovuta alla contemporanea assunzione di altri farmaci, si può verificare fenomeno di interazione tra farmaci, oppure possono essere spiegazioni non farmacologiche cioè la presenza di una patologia che può creare confusione.

4) **Dati della letteratura**: nel momento in cui una persona competente che sia anche un medico, un farmacista, deve valutare il nesso di causalità, va ad effettuare una ricerca su motori di ricerca specifici per esempio pubmed dove sono riportati gli articoli scientifici.

5)**Utilizzo di algoritmi**

L'AIFA definisce **l'algoritmo**: procedimento che risolve un determinato problema attraverso una serie di domande a cui si può rispondere e in seguito alle risposte si effettua uno score, a seconda del risultato di questo score si può dire che si questa è una reazione avversa, no questa non è una reazione avversa. Sono dei metodi di valutazione standardizzata e generalmente alle singole risposte corrispondono dei valori prefissati. Il punteggio cumulativo definisce una categoria di causalità, le principali categorie sono:

- probabile
- improbabile
- possibile
- certo

ci sono anche dei **LIMITI**

- A volte le risposte sono formulate in termini "si" o "no" e quindi sono poco flessibili in situazioni intermedie (ad esempio in presenza di dati parziali)

- A volte le risposte richiedono la conoscenza di concentrazioni ematiche di un farmaco, dato che potrebbe essere disponibile per le segnalazioni relative a pazienti ospedalizzati ma non per i casi provenienti da altre fonti

- Rispetto ai giudizi di esperti hanno un maggiore grado di consistenza e riproducibilità, ma nessun algoritmo/metodo è considerato come GOLD STANDARD per la presenza di difetti e mancanza di concordanza tra i diversi strumenti

ALGORITMO DI KARCH - LASAGNA

È costituito da 3 tavole, sono dette tavole decisionali semplici e compatte e sono suddivise in quadranti, nei quadranti superiori è riportata una serie di condizioni, nei quadranti inferiori vengono descritte una serie di azioni da intraprendere o decisioni. Partendo dal quadrante superiore di sinistra occorre selezionare l'evento avverso, in quelle di destra le aree si e no a seconda che si sia verificata più o meno la condizione. Una volta poi soddisfatte tutte queste condizioni si andrà a delineare una colonna verticale che determina in una area del quadrante contrassegnata con una X la quale a sua volta rimanda alla corrispondente azione indicata. per esempio una tabella serve per discriminare se l'evento avverso possa essere potenzialmente considerato una reazione avversa da farmaci, si escludono da questo tipo di analisi gli avvelenamenti accidentali o i tentativi di suicidio, la non compleance del paziente, gli eventi comparsi prima della somministrazione del farmaco. tutti questi eventi avversi vengono rimandati per ulteriore valutazione alla seconda tabella, che costituisce la parte più importante di tutto l'algoritmo in quanto serve ad identificare il rapporto di causalità tra reazione avversa e il farmaco. questo rapporto probabilistico di correlazione può essere espresso come definito, probabile, certo, possibile, condizionale e non condizionale. Le reazione classificate come non correlate sono escluse dalle analisi e vengono rimandate alla terza tabella che esamina le cause possibili della reazione avversa.

Esempio

Paziente di 60 anni di sesso femminile; affetta da iperuricemia asintomatica in terapia con allopurinolo (ZYLORIC) 300 mg/die per os dal 01/08/2003 al 21/08/2003 ed indapamide (NATRILIX) da oltre 2 anni (2,5 mg/die) per una ipertensione arteriosa.
In data 17/08/2003 comparsa di rash cutaneo e febbre; la paziente si rivolge al medico curante che sospende la terapia con allopurinolo. A domicilio, dopo la sospensione del trattamento, si assiste ad una progressiva scomparsa dei sintomi e completa "*restitutio ad integrum*".

Reazione classificate come PROBABILE, si passa alla tabella 3

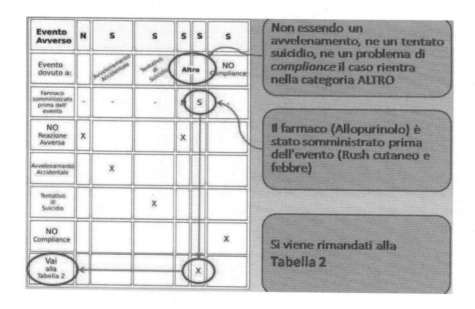

L'intervallo di tempo tra evento e farmaco è appropriato e la reazione avversa (rush e febbre) è già nota per allopurinolo

L'evento non è spiegato dallo stato clinico del paziente o da altre terapie ed il DECHALLENGE (sospensione del farmaco) è stato effettuato

Il paziente è migliorato dopo il DECHALLENGE ma il farmaco non è stato risomministrato (RECHALLENGE)

L'evento non è stato causato da problemi di *compliance* ne da problemi di tipo posologico

Il farmaco è indicato per la patologia e non ci troviamo di fronte ad una malattia terminale

Non è in causa una interazione farmacologica e nemmeno un errore di trattamento

Siamo in presenza di una ADR (REAZIONE AVVERSA DA FARMACI)

ALGORITMO DI NARANJO

Ci sono precedenti segnalazioni di questa reazione?

L'evento è apparso dopo che il farmaco è stato somministrato?

La reazione avversa è migliorata quando il farmaco è stato interrotto o quando è stato somministrato un antagonista specifico?

La reazione avversa è riapparsa quando il farmaco è stato di nuovo somministrato?

Ci sono altre cause (oltre il farmaco) che possono aver causato la reazione?

È riapparsa la reazione quando è stato dato il placebo?

Il farmaco è stato rilevato nel sangue (o in altri fluidi) in concentrazioni conosciute come tossiche?

La reazione era più severa quando la dose era aumentata, era meno severa quando la dose era diminuita?

Il paziente aveva avuto una reazione simile ad una precedente esposizione allo stesso farmaco o ai farmaci simili?

Veniva confermata la reazione avversa da un'analisi obiettiva?

Tutti hanno sempre preso come riferimento i parametri proposti da KARCH. Tra quelli più recenti maggiormente utilizzati e approvati dalla AIFA, EMA dobbiamo ricordare quello proposto da NARANJO. È un semplice questionario che viene descritto per descrivere la causalità e si articola in 10 domande alle quali si può rispondere con si o no o non so. Ad ogni risposta viene dato un punteggio numerico in modo che al termine della compilazione si ottiene un punteggio totale e questo stabilisce il rapporto di causalità tra evento patologico e il farmaco sospettato.

Il punteggio può essere maggiore o uguale a 9 e quindi il rapporto di causalità è certo, può essere compreso tra 5 e 8 e quindi è probabile, oppure compresa tra 1 e 4 (inclusi) è possibile oppure minore o uguale a 0 ed è dubbio.

ALGORITMO DI OMS

Sono delle linee guida che prevedono un percorso a tappe. Bisogna ricercare una forte causa-alternativa oppure un'altra causa che spiega la patologia, l'evento avverso e in questo caso l'evento avverso è giudicato non correlabile. La seconda tappa è la valutazione di altri aspetti (anamnesi, clinici,) a sostegno di una plausibilità biologica della finestra terapeutica, la valutazione della letteratura, se la letteratura dimostra che quella malattia non può essere provocata dal vaccino e quindi l'evento avverso è giudicato non correlabile, il nesso di causalità viene escluso. Per arrivare a una sintesi finale in cui si considerano tutti gli elementi disponibili per determinare se c'è o no una correlazione o se il caso resta indeterminato.

CAPITOLO 16
TIPOLOGIE DELLE SEGNALAZIONI

L'obiettivo della farmacovigilanza è evidenziare i segnali di allarme. Segnalare una possibile relazione causale tra un evento avverso e un farmaco, non nota o non completamente documentata in precedenza. Quindi farmacovigilanza= a prevenzione. Il principale scopo della segnalazione di un evento avverso è quello di imparare dall'esperienza e condividere tale esperienza in modo che altri possano evitare che lo stesso evento indesiderato accada.

Si parla anche molto si **SOTTOSEGNALAZIONE**, non è detto che tutti segnalino o che segnalino bene, nel senso che un medico, un farmacista può non riconoscere una ADR come tale, non sospetta la relazione con il farmaco, oppure dove sospetta una reazione avversa non la segnala. Di qui si parla di sottosegnalazione che rappresenta il limite più importante dei sistemi di segnalazione spontanea delle reazioni avverse.

Si parla dei **7 PECCATI DELLA SOTTOSEGNALAZIONE** scritti da William Inman, ovvero l'erronea convinzione che vengono commercializzati solo farmaci sicuri, il timore di essere coinvolti in cause legali. Senso di colpa per aver causato danni al paziente a causa del trattamento prescritto. Ignoranza delle procedure per la segnalazione, desiderio di raccogliere e pubblicare una casistica personale, timore di segnalare sulla base di sospetti che potrebbero rivelarsi infondati , Un insieme di tendenza a procrastinare la segnalazione, disinteresse, mancanza di tempo, indisponibilità del modulo di segnalazione, ecc. che vanno sotto il nome di letargia. Questi 7 peccati sono supportati da una serie di dati

UN SEGNALE EMERGE QUANDO?

Motivi che possono influire positivamente sulla decisione di segnalare una ADR:

- elevato grado di certezza nell'attribuzione di un rapporto causale tra assunzione di un farmaco ed insorgenza di un'ADR
- si evidenzia un rischio precedentemente non noto (reazioni gravi inattese)
- aumenta la frequenza o la gravità di un rischio noto (reazioni gravi attese)
- coinvolgimento di un nuovo farmaco

UN SEGNALE EMERGE DA:

- Pubblicazioni scientifiche (case report, case series, ecc.)
- Clinical trial (fase IV)
- Segnalazione spontanea
- Risk Management Plan, il piano di gestione del rischio
- Studi di farmacoepidemiologia
- Data mining su banche dati, estrazione di dati che derivano da banche dati

GESTIONE DELLE SEGNALAZIONI

Le sospette reazioni avverse a medicinali devono essere segnalate da operatori sanitari o cittadini utilizzando i modelli di ''scheda elettronica'' o ''scheda cartacea'' da inviare previa compilazione al RLFV della propria struttura di appartenenza via e-mail o fax. Sono scaricabili dal portale dall'AIFA. È preferibile che il responsabile di farmacovigilanza consigli ai segnalatori di usare una scheda in versione elettronica in quanto più completa. È inoltre possibile segnalare utilizzando il sistema web-based ''**Vigifarmaco**'' dal sito www.vigifarmaco.it seguendo la procedura guidata. In alternativa, l'operatore sanitario o il cittadino possono inviare la segnalazione di sospetta reazione avversa direttamente al Titolare AIC del medicinale sospetto. Tutte le segnalazioni spontanee di sospette reazioni avverse ricevute in qualsiasi formato e da qualsiasi segnalatore devono essere gestite dai RLFV. Il CRFV effettua attività di supporto ai RLFV nella gestione delle segnalazioni. In caso di transitoria difficoltà organizzativa delle strutture sanitarie locali dovuta ad esempio a carenza/assenza straordinaria del RLFV , il CRFV fa fronte all'attività di gestione delle segnalazioni delle strutture stesse in modo trasparente e assicurando la tracciabilità dei vari interventi effettuati.

IL PROCESSO DI GESTIONE DEI SEGNALI

Le fasi di questo processo sono: individuazione del segnale, la validazione, conferma, analisi, prioritizzazione, valutazione, raccomandazioni, verifica dell'avvenuta implementazione. Il processo di svolge tramite una metodologia riconosciuta, che tiene conto della rilevanza clinica, della forza quantitativa dell'associazione farmaco-evento, della coerenza dei dati, della relazione esposizione-risposta, della plausibilità biologica, dei risultati delle sperimentazioni, delle possibili analogie e della natura e della qualità dei dati.

TEMPISTICA DELLE SEGNALAZIONI

Gli inserimenti delle segnalazioni in RNF, così come le loro validazioni in Vigifarmaco, vanno effettuati, previa verifica della congruità delle informazioni e della completezza dei dati forniti dal segnalatore, entro 7 giorni dalla data di ricevimento della scheda di segnalazione da parte del RLFV della struttura sanitaria d'appartenenza del segnalatore, così **come previsto dall' art 22 . comma 5 del DM 30 aprile 2015**. Il rispetto della tempistica è necessario anche per consentire l'invio ad EV della segnalazione nei tempi previsti dalla normativa europea (15 giorni per le segnalazioni con reazioni gravi e 90 giorni per quelle non gravi). Le schede cartacee di segnalazione in originale devono essere conservate presso la struttura sanitaria che le ha ricevute, e, se richiesto, inoltrate in copia all'AIFA, alla regione di appartenenza o al Centro Regionale individuato dalla regione, nei tempi e con le modalità da loro indicate (art 22 comma 6 DM 30 aprile 2015).

Al fine dell'inserimento in RNF vanno fatte alcune precisazioni:

- Vanno inserite in RNF tutte le **segnalazioni spontanee, le segnalazioni provenienti da studi osservazionali, da registri, da progetti di FV attiva** o relative a casi osservati nell'ambito di uso compassionevole e ''named patient program''.
- Le segnalazioni di reazioni avverse verificatesi in corso di sperimentazione clinica non devono essere inserite in RNF ma ad esse si applicano le disposizioni del DLgs 24 giugno 2003 n 211 e successive modificazioni.

Vanno inserite in rete solo le segnalazioni valide in accordo alle GVP ed è importante che la segnalazione contenga questi 4 requisiti minimi:

- **Segnalatore identificabile**: qualifica, nome e cognome e, se non sono presenti, almeno l'informazione sul numero di telefono o indirizzo email o indirizzo completo.
- **Paziente**: almeno un'informazione riguardante: il sesso, età o la data di nascita.
- **Reazione avversa**: almeno un evento avverso (sintomo o diagnosi) occorso al paziente ritenuto dal segnalatore potenzialmente correlabile al trattamento farmacologico.
- **Farmaco sospetto**: medicinale o principio attivo

SEGNALAZIONI SPONTANEE

Per segnalazione spontanea di sospetta reazione avversa a medicinali ad uso umano, si intende, una "Comunicazione non sollecitata che descrive una o più sospette reazioni avverse in un paziente che ha ricevuto uno o più farmaci al di fuori di uno studio o di una sistema di raccolta di dati organizzato". Si parte dalla

Ricerca del segnale, sulla base di tutte quelle che sono le informazioni cliniche e farmacologiche, tutti gli studi che convalidano, rafforzano il segnale per poi entrare nella farmacoepidemiologia e quindi verificare quel segnale con delle evidenze statistiche. Come la conoscenza della reazione avversa aumenta, si inizia a ricercare il segnale con gli studi di farmacovigilanza, via via maggiori sono le evidenze, maggiori sono gli studi, maggiore è la trasparenza della comunicazione, la divulgazione che conferma il segnale, per arrivare a verificarlo grazie agli studi, alla statistica.

QUANDO UNA REAZIONE AVVERSA E' 'NOTA'?

- Invio di una segnalazione spontanea e questa segnalazione ha un iter
- Presenza nel foglietto illustrativo del farmaco
- Pubblicazione di un case report in una rivista scientifica
- Presenza di almeno uno studio caso-controllo o di coorte con definizione e quantificazione del rischio
- Reazione conosciuta da tutti i prescrittori

Nell'identificazione di nuove reazioni avverse l'esperienza ci insegna che i sistemi di segnalazione spontanea non possono ancora essere sostituiti da nessun'altra metodologia. Quasi tutto quello che si sa delle ADR di un farmaco parte dalla segnalazione spontanea. E' l'unico modo per tenere facilmente sotto controllo tutti i farmaci in commercio. Dagli anni '60 in avanti tutti i Paesi nel mondo hanno un sistema di segnalazione spontanea delle reazioni avverse

VANTAGGI DELLA SEGNALAZIONE SPONTANEA

- Rappresenta l'uso del farmaco nella vita reale
- Raccoglie I fatti ma anche l'interpretazione dei fatti da parte del segnalatore
- E' l'unico metodo praticabile per identificare reazioni rare o molto rare
- Alta sensitività, bassa specificità
- Molti limiti e fattori confondenti ma nonostante questi si è dimostrata efficace nel sorvegliare I farmaci

Identificazione di un segnale, verificare questo segnale per poter regolare questo segnale. dopo la tragedia della talidomide, la segnalazione spontanea da non sistemica quindi non organizzata, non sollecitata, non regolamentata è diventata sistemica quindi organizzata, sollecitata e documentata.

SEGNALAZIONI DA STUDI

- Possono essere inserite in RNF le segnalazioni provenienti da segnalazioni da studi osservazionali, da registri, da progetti di FV e da uso compassionevole e usi speciali.

- L'informazione del tipo di segnalazione deve essere inserita in RNF utilizzando l'apposito campo (Tipo segnalazione) che prevede tre opzioni: spontanea, da studio o altro. Solo l'opzione da studio prevede due ulteriori specifiche: da usi individuali (uso compassionevole, named patient basis), e non interventistico.

- Tutte le sospette reazioni avverse rilevate da fonti primarie durante lo svolgimento di studi non interventistici (inclusi i progetti di farmacovigilanza attiva, siti sentinella, monitoraggio intensivo, Registri) dovranno seguire la normale procedura di segnalazione delle reazioni avverse a farmaci e vaccini, nel rispetto delle modalità previste dalla normativa vigente (DM 30 aprile 2015).

1) **progetti di FV attiva** che non prevedono lo studio di farmaci specifici/classi di farmaci o di reazioni specifiche, sono condotti senza raccolte sistematiche dei dati (ad esempio questionari) e sono raccolti senza un intervento attivo (compilazione della segnalazione) da parte di un monitor con obiettivi di sensibilizzazione al reporting: le segnalazioni provenienti da tali progetti sono da considerare come segnalazioni

spontanee e come tali vanno gestite anche quando si riferiscono ad una fascia di popolazione nel suo complesso (età pediatrica, anziani etc) senza una selezione dei singoli pazienti. La segnalazione deve essere inserita in RNF come "tipo segnalazione: spontanea" .

2) **studi post autorizzativi non interventistici** con disegno basato sulla raccolta di dati primari direttamente dagli operatori sanitari o da un monitor dedicato (gli eventi di interesse sono raccolti quando si verificano durante lo studio) riferiti a farmaci specifici/classi di farmaci o a specifiche tipologie di reazioni. Gli eventi avversi raccolti nello studio non identificati come sospette reazioni avverse a farmaci o vaccini non devono essere segnalati. Gli eventi identificati nello studio come sospette reazioni avverse a farmaci o vaccini dovranno invece essere trasmessi dai Centri operativi al RLFV della ASL di appartenenza e registrati in Rete Nazionale di Farmacovigilanza.

A tal riguardo si potrà verificare che:

a) i casi di reazioni avverse sospettate di essere correlate ai farmaci e vaccini in studio. Queste segnalazioni sono da considerarsi **sollecitate** e devono essere trasmesse al responsabile di farmacovigilanza dell'ASL di appartenenza indicando che si tratta di segnalazioni da studio, vanno inserite nella rete nazionale, si compila il campo "tipo di segnalazione" e lo studio. Il nome dello studio viene inserito e viene riportato un menù a tendina dove viene indicato la descrizione del caso

b) i casi di reazioni avverse sospettate di essere correlate a farmaci o vaccini diversi da quelli in studio, in cui la reazione avversa non sia attribuita a una possibile interazione tra loro. Dovranno essere considerate queste segnalazioni come segnalazioni spontanee e come tali devono essere trasmesse sempre al responsabile della farmacovigilanza di appartenenza e inserite nella rete nazionale.

Per segnalazione spontanea di sospetta reazione avversa a medicinali ad uso umano, si intende, una "Comunicazione non sollecitata che descrive una o più sospette reazioni avverse in un paziente che ha ricevuto uno o più farmaci al di fuori di uno studio o di una sistema di raccolta di dati organizzato"

SEGNALAZIONI DA USO COMPASSIONEVOLE O NAMED PATIENT PROGRAMME

Nel caso in cui il medicinale sia usato ai sensi della legge 648/96 o del DM 07 settembre 2017 o di altri usi speciali, al momento dell'inserimento della scheda nella RNF, il RLFV dovrà compilare il campo "tipo segnalazione" scegliendo il valore "da studio" dal relativo menu a tendina e successivamente specificare che si tratta " da usi individuali (uso compassionevole, named patient basis)". - **Nella RNF non devono essere inserite segnalazioni provenienti da sperimentazioni cliniche di tipo interventistico.**

COME SI INSERISCONO QUESTI DATI?

Viene effettuato tramite la compilazione di cartelle via web, possono sussistere alcune discrepanze tra i campi previsti per la compilazione online nella rete di farmacovigilanza rispetto a quelle delle schede cartacee o elettroniche. In rete non sono riportate tutte le singole voci, quindi ci saranno dei formati specifici. Per esempio nella parte destinata al paziente, devono essere inserite le iniziali del nome e del cognome, il sesso, l'età, la data di nascita, possono anche essere inserite altre informazioni come peso, altezza, nel caso di una donna gravida la settimana di gestazione. Poi c'è la sezione delle malattie o interventi e questa rientra nella parte della scheda che prende il nome di storia clinica rilevante del paziente oppure condizioni concomitanti, predisponenti che racchiudono sia le patologie o interventi che sono stati subiti in precedenza dal paziente. laddove è possibile, è importante indicare la data di inizio e della fine della malattia o dell'intervento per una questione di cronologia degli eventi. Nella sezione della **storia della specialità medicinale (SM) / principio attivo (PA) assunti** vanno riportati i farmaci che sono stati assunti in passato e che non sono considerati farmaci presi in maniera concomitante.

C'è una parte specifica dove bisogna descrivere la **REAZIONE AVVERSA** e quindi specificare. Con la legislazione del 2010 è stata cambiata la definizione di reazione avversa, intesa ora come "Effetto nocivo e non voluto conseguente all'uso di un medicinale". Ciò comporta un allargamento dell'ambito di applicazione della segnalazione spontanea, per cui possono essere oggetto di segnalazione anche le reazioni avverse derivanti da errore terapeutico, abuso, misuso, uso off label, sovradosaggio ed esposizione professionale. Sono dei requisiti che vengono riportati nell'ambito di una documentazione collegata a quelle che sono le GVP e quindi secondo esse vengono definiti alcuni termini:

Overdose: somministrazione di una quantità di medicinale, assunta singolarmente o cumulativamente, superiore alla massima dose raccomandata secondo le informazioni autorizzate del prodotto.

Uso off-label: impiego del medicinale usato intenzionalmente per finalità mediche non in accordo con le condizioni di autorizzazione.

Misuso: situazione in cui il medicinale è usato intenzionalmente ed in modo inappropriato non in accordo con le condizioni di autorizzazione.

Abuso: intenzionale uso eccessivo del medicinale, sporadico o persistente, accompagnato da effetti dannosi fisici o psicologici

Esposizione occupazionale: esposizione ad un medicinale come risultato di un impiego professionale o non professionale.

Errore terapeutico: fallimento involontario e prevenibile nel trattamento farmacologico che può portare, o ha il potenziale di portare, ad un pericolo per il paziente.

In relazione al significato di off-label, va precisato che questa condizione riguarda l'uso del prodotto non in accordo con le condizioni di autorizzazione, non solo nelle indicazioni terapeutiche, ma anche nella via di somministrazione e nella posologia.

Va evidenziato, inoltre, che non è richiesta la segnalazione di casi di sovradosaggio, interazioni tra farmaci, abuso, misuso, uso off-label, errori terapeutici **non** correlati a una reazione avversa.

La **cartella della reazione avversa** è stata recentemente modificata aumentando a 12 il numero massimo di reazioni avverse compilabili. Le reazioni avverse vanno riportate in rete nel campo testo ''Descrizione delle Reazioni e Diagnosi'', così come descritte dal segnalatore senza apportare modifiche o interpretazioni personali al testo. Vanno poi codificate attraverso la selezione dei termini appropriati dal **MedDRA**.

Nel campo **"Descrizione Esame"** andrà riportata solo la denominazione dell'esame (ad esempio glicemia e non glicemia aumentata) riportando il valore del risultato nell'apposita sezione. Un'importante novità riguarda l'inserimento del sistema di descrizione delle unità di misura dei test di laboratorio secondo la nuova versione dello standard Unified Code for Units of Measure (UCUM) per le segnalazioni che arrivano dal re-routing di Eudravigilance mentre, per l'inserimento in RNF, verrà mantenuto il sistema di unità di misura utilizzato finora

La vigente normativa richiede di porre particolare attenzione a definire la **gravità** della reazione segnalata in quanto, a seconda della gravità, cambia la tempistica di trasmissione elettronica delle schede alla banca dati Eudravigilance (EV). - Le segnalazioni di ADR hanno un proprio peso in relazione alla gravità del danno provocato. Il criterio di gravità non è stabilito su base soggettiva, per cui non hanno senso le affermazioni media gravità, gravità moderata ecc. Una **reazione è definita grave quando**: - è fatale - ha provocato o prolungato l'ospedalizzazione - ha provocato invalidità grave o permanente - ha messo in pericolo la vita del paziente - ha causato anomalie congenite e/o difetti alla nascita, delle infezioni, neoplasie. Una reazione è grave quando riporta un evento clinicamente rilevante a prescindere dalle conseguenze. Per facilitare questa valutazione, l'ema ha pubblicato sul suo sito una lista di eventi considerati rilevanti. Viene riportata la mancanza di efficacia per alcuni prodotti come farmaci salvavita, contraccettivi, vaccini. Si tratta di una qualunque reazione riconducibile a disturbi congeniti, famigliari e genetici, neoplasie benigne, maligne, infezioni infestazioni, trasmissione di un agente infettante attraverso un medicinale.

Se il Responsabile di FV verifica che è presente uno dei criteri di gravità sopra indicati la segnalazione va inserita in RNF come grave, anche se il segnalatore ha riportato la reazione come non grave. Nel campo "Gravità" va selezionata in questi casi la voce "altra condizione clinicamente rilevante" ed il motivo del cambiamento deve essere indicato nel campo "Commento del sender" (cartella ''Sintesi del caso'') che in questo caso specifico corrisponde al commento del RLFV. - In caso di reazioni segnalate come gravi, la valutazione della gravità da parte del segnalatore non dovrà essere modificata , non è possibile infatti effettuare una correzione da grave a non grave. Nel caso in cui il RLFV non condivida la valutazione di gravità espressa dal segnalatore, non modificherà quanto riportato sulla scheda, ma potrà inserire la sua valutazione ed il motivo del cambiamento nel campo "Commento del Sender", sezione "Sintesi del caso". Il CRFV può cambiare la gravità (da non grave a grave) di una segnalazione, qualora siano presenti le condizioni sopra descritte.

3. SM/PA SOSPETTO

In RNF è possibile inserire il medicinale per nome commerciale o per principio attivo, tuttavia è fortemente raccomandato di inserire il nome commerciale del prodotto e nel caso di prodotti biologi anche il numero di lotto. Questo è importante perché se c'è un difetto di produzione, se il problema è relativo solo a quel lotto è chiaro che il discorso cambia. Se il farmaco sospetto è un <u>vaccino</u>, oltre al numero di lotto è rilevante ottenere ed inserire nel campo "Descrizione del Caso" anche il numero di dose (I, II III) e/o di richiamo, l'ora della somministrazione. Nel caso di <u>medicinali equivalenti</u> si raccomanda di riportare anche il nome dell'azienda farmaceutica; pertanto, andrà selezionato il medicinale dalla lista specialità medicinale e non dalla lista principio attivo. Il nome commerciale del medicinale sospetto andrà selezionato in base alle informazioni in possesso (forma farmaceutica, dosaggio, etc.) all'interno della lista presente nella sezione "S.M./P.A. Sospetto"

Nel caso in cui nella lista della Banca Dati del Farmaco dell'AIFA non sia presente nemmeno il principio attivo (come potrebbe capitare nel caso di alcuni farmaci omeopatici) si dovrà contattare l'AIFA per richiederne l'inserimento. Se non si trova nella lista si deve procedere a inserire il corrispondente p.a. con il relativo codice ATC (è un sistema di classificazione anatomico, terapeutico, chimico e viene utilizzato per la classificazione sistematica dei farmaci), sistema controllato dall'organizzazione mondiale della sanità. "**Azioni intraprese**" rispetto all'utilizzo del farmaco sospetto : è stata inserita una nuova funzione "azione intraprese" nella cartella "SM/PA sospetto" con un apposito menù a tendina da cui è possibile selezionare 6 differenti opzioni. Il segnalatore può riportare nella scheda di segnalazione se la reazione deriva da interazione, abuso, off label, errore terapeutico, misuso, overdose, esposizione professionale. Una interazione avviene quando una somministrazione contemporanea di due o più farmaci porta a un potenziamento o antagonismo degli effetti di un farmaco da parte di un altro o occasionalmente dalla comparsa di reazioni indesiderate. La compilazione della cartella "**S.M. / P.A. Concomitante**" fornisce informazioni utili per la valutazione del caso e per la valutazione del nesso di causalità in quanto può indicare la presenza di cause alternative al farmaco sospetto nel determinare la reazione avversa. - Sono per definizione **concomitanti tutti i farmaci** che sono assunti dal paziente al momento dell'insorgenza della reazione avversa e che non sono ritenuti responsabili della reazione stessa. Per facilitare questa valutazione del nesso di causalità, viene consigliato al segnalatore di inserire tra i farmaci concomitanti, anche quelli sospesi da circa una settimana prima dell'insorgenza della reazione. Talvolta il segnalatore riporta anche farmaci assunti in passato (anamnesi farmacologica remota), informazione che può essere comunque molto utile nella valutazione di quanto segnalato. All'interno della RNF i farmaci assunti in passato vanno riportati nella sezione "Storia delle SM\PA Assunti" che si trova nella cartella "Paziente".

4. ALTRE SOSTANZE UTILIZZATE

Tutte le informazioni relative ad altre sostanze utilizzate dal paziente, come ad esempio nutraceutici o altre tipologie di prodotti, e non codificabili nella sezione SM/PA medicinale sospetto o SM/PA medicinale concomitante, andranno inserite nel campo "Descrizione del caso". In particolare, andrà specificato:

- Prodotto (specificare la denominazione e la composizione come riportata in etichetta)
- Qualifica della sostanza
- Se la reazione è migliorata dopo la sospensione della sostanza (dechallenge)
- Dosaggio, frequenza di somministrazione, durata della terapia

- Motivo di assunzione sostanza
- Eventuali osservazioni

5.SEGNALATORE

Gli utenti possono specificare all'interno della scheda di reazione avversa, nella sezione del "Segnalatore", i dati informativi relativi alla **fonte primaria** che costituisce la fonte che ha riscontrato per primo la reazione avversa, al **receiver** ovvero la figura che riceve la segnalazione e al **sender** che costituisce la figura che ha il compito di trasmettere la segnalazione di sospetta reazione avversa all'interno della rete di farmacovigilanza. La **fonte primaria** è il medico, il farmacista, infermiere, avvocato, il paziente cittadino, una figura professionale anche non sanitaria. Dal 22 novembre 2017 sono state rimosse le voci ''letteratura'' e "azienda farmaceutica" perché in adeguamento alle nuove disposizioni europee le segnalazioni provenienti da queste fonti saranno inserite direttamente in Eudravigilance.

Per '**receiver**' si intende quel soggetto che riceve la segnalazione di sospetta reazione avversa dalla fonte primaria. La sottosezione relativa al receiver è composta dai seguenti campi informativi:

- o **Tipologia**: costituisce la tipologia del receiver. Il valore viene sempre preimpostato con il valore "Azienda Sanitaria Locale" o "Azienda Ospedaliera" o "IRCSS", in funzione del profilo associato all'utenza di login.
- o **Denominazione**: contiene la denominazione della struttura a cui appartiene l'utenza.
- o **Indirizzo**: contiene l'indirizzo della struttura a cui appartiene l'utenza.
- o **Responsabile**: contiene il nome e il cognome del responsabile della farmacovigilanza della struttura a cui appartiene l'utenza

Selezionando come tipologia del receiver il valore "Responsabile Farmacovigilanza", o "Centro Regionale" il sistema preimposta i campi "Denominazione" e "Indirizzo" con i dati informativi delle strutture di riferimento

Per "**sender**" si intende quel soggetto che, a fronte di una segnalazione di sospetta reazione avversa, ha il compito di trasmettere la segnalazione di sospetta reazione avversa all'interno della RNF. La sottosezione relativa al sender è composta dai seguenti campi informativi:

- ➢ **Tipologia**: costituisce la tipologia del sender. Il valore viene sempre preimpostato con il valore "Azienda Sanitaria Locale" o "Azienda Ospedaliera" o "IRCSS", in funzione del profilo associato all'utenza di login.
- ➢ **Denominazione**: contiene la denominazione della struttura a cui appartiene l'utenza.
- ➢ **Indirizzo**: contiene l'indirizzo della struttura a cui appartiene l'utenza.
- ➢ **Responsabile**: contiene il nome e il cognome del responsabile della farmacovigilanza della struttura a cui appartiene l'utenza.

La scheda di segnalazione prevede il campo con la firma del segnalatore. Considerato, tuttavia, che la scheda può essere inviata in formato elettronico, la firma non è di fatto considerata vincolante per l'inserimento. Tuttavia, il segnalatore deve essere identificabile (Nome, cognome, indirizzo, etc.) per poter essere contattato se necessitano chiarimenti o informazioni aggiuntive. Non sono accettabili schede anonime.

SINTESI DEL CASO (EX FOLLOW-UP

La sezione è stata rinominata "**Sintesi del caso**" e strutturata in 3 campi di testo libero

- In questo campo andranno inserite le informazioni iniziali e di follow up relative al decorso clinico del paziente, le misure terapeutiche impiegate, l'esito e informazioni addizionali rilevanti ai fini della valutazione del caso.

La sezione "**commento del segnalatore**" È un campo di testo libero dove è opportuno inserire la valutazione del segnalatore in merito alla diagnosi, alla valutazione del nesso di causalità o altre questioni ritenute rilevanti.

La sezione "**commento del sender**" È un campo di testo libero dove inserire l'eventuale valutazione del caso da parte del sender (RLFV/CRFV) ed eventuali opinioni divergenti in merito alla valutazione fatta dal segnalatore

RICHIESTE DI INFORMAZIONI DI AGGIUNTIVE (FOLLOW-UP) SULLE SEGNALAZIONI DI SOSPETTE REAZIONI AVVERSE REGISTRATE NELLA RNF

- L'aggiornamento di una scheda già inserita in RNF si rende necessario per acquisire ulteriori informazioni, specialmente se significative, ai fini della valutazione scientifica dei casi (monitoraggio di eventi di particolare interesse, esiti di esposizione durante la gravidanza, decesso, casi che riportano nuovi rischi o cambiamenti in relazione ad un rischio già noto) o per permettere di risalire al Titolare AIC, identificando il numero di lotto e la denominazione completa del medicinale stesso in caso di medicinali biologici o vaccini. Le informazioni di follow-up vanno inserite in RNF entro 7 giorni dal ricevimento di segnalazioni con reazioni avverse ad esito fatale.

Le segnalazioni provenienti da Eudravigilance non potranno essere aggiornate o eliminate da parte degli RLFV. Si fa presente che con le nuove disposizioni le segnalazioni di sospette reazioni avverse registrate nella RNF saranno rese disponibili alle aziende farmaceutiche titolari dell'AIC dei farmaci sospetti per il tramite del database eudravigilance. Nonostante la richiesta dei follow-up per tutte le segnalazioni registrate nella RNF non sia più prevista come attività di routine da parte delle aziende farmaceutiche qualora il titolare della AIC ritenesse rilevanti e necessarie le informazioni aggiuntive, queste potrebbero essere richieste per il tramite del responsabile della rete di farmacovigilanza.

Nelle informazioni inserite nel sistema è importante rispettare le **norme sulla privacy**. Nel caso in cui venga fornito dal segnalatore un documento (es. relazione clinica), questo deve essere caricato nella RNF come "allegato" alla scheda di sospetta reazione avversa corrispondente.

Su questo sistema web ci sono altre caselle, per esempio *SCHEDA MADRE FIGLIO* perché in casi di esposizione durante la gravidanza o durante il periodo dell'allattamento sono da segnalare/inserire nella rete nazionale di farmacovigilanza solo se sono riconducibili a una sospetta reazione avversa che è avvenuta o nella mamma, o nel figlio o in entrambi. Vanno segnalati soprattutto anomalie congenite, ritardi nello sviluppo nel feto o nel bambino, morte fetale, aborto spontaneo, sospette reazioni avverse nel neonato. Non sono da segnalare, in assenza di una reazione avversa, i casi relativi alla solo esposizione del farmaco in gravidanza. In riferimento ai casi di segnalazione madre/figlio devono essere considerati i seguenti principi: nel caso in cui un neonato o un lattante sia esposto a una o più farmaci attraverso il genitore (importanza della barriera placentale, l'allattamento) e manifesti una o più reazioni avverse dovranno essere indicate nella stessa scheda sia le informazioni del genitore (madre o padre) che quelle del bambino. C'è questa cartella con le iniziali perché è in forma anonima. Le informazioni riportate nella cartella "**Paziente**" si applicano solo al bambino. - Le informazioni che riguardano il genitore (madre o padre) e che costituiscono la fonte dell'esposizione al farmaco sospetto dovranno essere fornite nel campo **"Relazione genitore"**, presente nella cartella "Paziente". - Se entrambi i genitori hanno assunto il farmaco sospetto il caso dovrà contenere le informazioni della madre. Il caso dovrà essere descritto interamente, fornendo anche le informazioni del papà, nella sezione contenente la parte descrittiva del caso.

CONFERMA DELLE OPERAZIONI E CONTROLLO DEI MESSAGGI

Al termine delle operazioni di inserimento si potrà visualizzare l'anteprima della scheda compilata per verificare la presenza di eventuali errori di inserimento prima di validare e chiudere il caso. Con la chiusura del caso, il sistema rilascerà un codice numerico identificativo della scheda ed invierà un messaggio automatico per informare dell'avvenuto inserimento la regione ed il centro regionale. Il sistema, inoltre, avviserà l'utente se qualche destinatario non sia stato raggiunto.

VALUTAZIONE DEL NESSO DI CAUSALITA' (CAUSALITY ASSESSMENT) FRA FARMACO ED EVENTO

La valutazione del nesso di causalità tra farmaco ed evento avverso è fondamentale nell'analisi dei dati della segnalazione spontanea in quanto consente una valutazione sulla probabilità che un certo evento avverso sia collegato alla terapia. Il **causality assessment** viene effettuato dal Centro Regionale (CRFV), dando la priorità alle schede gravi. Un avviso del ricevimento della segnalazione dovrà essere fornito al segnalatore, operatore sanitario o cittadino (GVP Module VI Rev 2) anche se si tratta di un semplice riscontro. Solo nel caso di segnalazione via web il sistema VigiFarmaco invia automaticamente una mail di avvenuta ricezione e una di inserimento in RNF al segnalatore. Il messaggio, a contenuto minimo, deve riportare che la segnalazione è stata:

- ricevuta
- valutata per completezza e congruità
- inserita in RNF

GESTIONE SCHEDE DI SEGNALAZIONE IN RNF

Le informazioni acquisite devono essere inserite nella scheda di segnalazione utilizzando la sezione "**Aggiornamento**" nella sezione **"Gestione schede"** dell'applicazione richiamando la scheda d'interesse attraverso il codice identificativo. Nella scheda di segnalazione, tutte le nuove informazioni ricevute dal segnalatore, devono essere riportate nella descrizione del caso, specificando se si tratta di un'informazione follow up, nel caso in cui il segnalatore non fornisce una risposta, arriva un sollecito entro un mese e se non da risultati questo sollecito si consiglia di riportare nella scheda la chiusura del caso anche se non si sono avute le informazioni richieste. Per annullare la scheda è necessario digitare il rispettivo codice RNF e documentare il motivo dell'annullamento compilando il campo apposito 'motivo dell'annullamento' e cliccando 'cancellazione'. Un messaggio di operazione correttamente eseguita conferma il buon esito dell'operazione. Se viene ad essere annullata la scheda, la regione, il centro regionale, i responsabili di farmacovigilanza devono essere informati mediante un messaggio di posta elettronica che viene generato in automatico nella rete nazionale di farmacovigilanza. Le schede annullate restano in memoria per un certo periodo di tempo. L'inserimento in rete delle sospette reazioni avverse può avvenire anche attraverso upload di file e in questo caso le schede saranno elaborate entro un'ora dall'acquisizione. La funzione è particolarmente utile nel caso in cui (ad esempio per uno studio osservazionale) i casi vengano raccolti in un altro database e trasferiti in rete. Una "**richiesta di nullificazione**" è una richiesta, proveniente da una organizzazione (per es. azienda titolare AIC, struttura sanitaria, etc) di annullamento di una scheda di segnalazione presente in RNF. Nell'eventualità in cui l'Azienda ritenga di annullare il proprio caso in EV effettuerà una "richiesta di nullificazione" che verrà automaticamente inoltrata alla RNF.

VIGIFARMACO leggere

Perché vanno segnalate le reazioni avverse dei farmaci?

Al momento della commercializzazione di un nuovo farmaco il suo profilo rischio/beneficio è noto solo in parte in quanto le evidenze sono limitate agli studi registrativi che, generalmente, sono di breve durata. In questo modo sono conosciute le reazioni avverse *(Adverse Drug Reaction, ADR)* più frequenti ma non quelle a più bassa incidenza che, talora, possono essere anche gravi e determinare la revisione del foglietto illustrativo o, in alcuni casi, portare al ritiro del farmaco anche dopo anni dalla sua immissione in commercio.

In questo ambito è di fondamentale importanza la cosiddetta *"segnalazione spontanea"* in quanto consente di raccogliere importanti informazioni sulla sicurezza dei medicinali e di rilevare precocemente possibili segnali di allarme correlati al loro uso.

Gli studi clinici hanno lo scopo di valutare l'efficacia e la sicurezza del medicinale. Tuttavia gli studi precommercializzazione coinvolgono un numero ridotto di pazienti (escludono i bambini, gli anziani), hanno una durata breve. Capita che nuovi farmaci vengano ritirati dal commercio in seguito alla successiva identificazione di reazioni avverse. Quindi la segnalazione spontanea che è il metodo principale per individuazione di reazioni avverse causate da medicinali sul mercato. si tratta di un sistema attraverso cui gli operatori sanitari, pazienti e industrie farmaceutiche possono inviare in modo volontario segnalazioni di sospette reazioni avverse da farmaci alla autorità intesa come agenzia italiana del farmaco. non esiste solo la segnalazione spontanea ma una serie di segnalazioni.

Le sospette reazioni avverse da medicinali vanno segnalate entro 2 giorni da quando il medico o l'operatore sanitario ne viene a conoscenza. L'obbligo di segnalazione scende a 36 ore in caso di ADR da medicinali di origine biologica (inclusi i vaccini).

Al momento, una segnalazione di ADR può essere effettuata attraverso la "vecchia" scheda di segnalazione cartacea o, <u>preferibilmente</u>, attraverso la nuova piattaforma VigiFarmaco che permette di inviare online la segnalazione al Responsabile locale di Farmacovigilanza. Vigifarmaco può essere utilizzata sia da personale sanitario sai da cittadini perché è un modo veloce. Si accede al sistema, andando sul sito registrandosi. Si inseriscono i dati anagrafici e personali, il codice fiscale, la regione della ASL di appartenenza, l'ASL di appartenenza e il telefono. il sistema distingue il segnalatore tra *"operatore sanitario"* e *"cittadino"*.

Vengono inseriti i dati, il paziente, le iniziali, la data di nascita, l'età, il sesso, l'altezza, origine etnica, se ci sono delle condizioni predisponenti, concomitanti alla reazione avversa (anche neoplasie). La reazione avversa va descritta ribadendo la gravità o meno, l'esito della reazione, le azioni intraprese nonché qualsiasi esame di laboratorio o strumentale utile alla definizione della reazione. Nella scheda **farmaco**, riportare quale farmaco assunto, se sono stati assunti altri farmaci concomitanti, Nel caso di vaccini o farmaci biologici, devono essere inseriti anche il numero di lotto e la data di scadenza per rendere possibile una più esatta identificazione del prodotto. Nella parte finale della scheda farmaci (figura 11) è importante indicare se vi sono informazioni aggiuntive rispetto alla reazione osservata, ossia se l'evento verificatosi è da riferirsi ad esempio ad *errore terapeutico* (<u>uso non intenzionale</u> non in accordo con le informazioni autorizzate del prodotto), *esposizione professionale* (esposizione non intenzionale ad un medicinale a causa di un suo impiego professionale o non professionale), *misuso* (<u>abuso od uso improprio dovuto ad un uso intenzionale</u> non in accordo con le informazioni autorizzate del prodotto), *overdose* (uso non intenzionale di una quantità di medicinale, data singolarmente o cumulativamente, superiore alla dose massima raccomandata secondo le informazioni autorizzate del prodotto), **uso *off-label*** (uso intenzionale per finalità mediche non in accordo con le informazioni autorizzate del prodotto).

La piattaforma vigifarmaco è attualmente raggiungibile tramite il sito. I segnalatori possono segnalare con o senza registrazione. I responsabili di farmacovigilanza devono registrarsi alla piattaforma. Consente ai segnalatori di compilare online e inviare una scheda di segnalazione, Ai responsabili di farmacovigilanza di validare, codificare e registrare la segnalazione nella rete, di archiviare in formato digitare le segnalazioni compilare su carta.

Al termine della segnalazione la scheda viene inviata come allegato pdf a segnalatore, al responsabile di farmacovigilanza. Il sistema gestisce automaticamente il feedback al segnalatore con un email elettronica di avvenuto inserimento.

LA SEGNALAZIONE ATTRAVERSO IL WEB

Tutte le schede inserite in vigifarmaco vengono validate dal responsabile della farmacovigilanza. Solo quelle considerate valide vengono registrate e trasferite alla rete nazionale di farmacovigilanza. Ci sono due diversi codici di registrazione della scheda: 1 codice vigifarmaco e 1 codice della rete nazionale di farmacovigilanza. Il segnalatore entro le 36 ore invia questa scheda alla piattaforma di vigifarmaco. nel formato XML verrà inviato alla rete nazionale di farmacovigilanza, entro 7gg il responsabile di farmacovigilanza ha il tempo per validare questa reazione avversa e capire se è valida o meno.

Sono molto valide le **SCHEDE CARTACEE DI SEGNALAZIONE**. Le schede cartacee di segnalazione da inviare al responsabile di farmacovigilanza della struttura di appartenenza sono:

- SCHEDA PER OPERATORE SANITARIO
- SCHEDA PER CITTADINO

SCHEDA DI SEGNALAZIONE DI SOSPETTA REAZIONE AVVERSA (a cura di medici ed altri operatori sanitari)

Il medico si deve preoccupare di riportare le iniziali del paziente.

INFORMAZIONI SUI FARMACI

12. FARMACO/I SOSPETTO/I (*indicare il nome della specialità medicinale o del generico*). Riportare il numero di lotto per vaccini e medicinali biologici*

A) ⬚   13. LOTTO ⬚   14. DOSAGGIO/FREQUENZA (*specificare*) ⬚

15. VIA DI SOMMINISTRAZIONE ⬚   16. DURATA DELL'USO: DAL ⬚ AL ⬚

17. IL FARMACO E' STATO SOSPESO? ☐ SI ☐ NO   18. LA REAZIONE E' MIGLIORATA DOPO LA SOSPENSIONE? ☐ SI ☐ NO

19. IL FARMACO E' STATO RIPRESO? ☐ SI ☐ NO   20. SONO RICOMPARSI I SINTOMI DOPO LA RISOMMINISTRAZIONE? ☐ SI ☐ NO

B) ⬚   13. LOTTO ⬚   14. DOSAGGIO/FREQUENZA (*specificare*) ⬚

15. VIA DI SOMMINISTRAZIONE ⬚   16. DURATA DELL'USO: DAL ⬚ AL ⬚

17. IL FARMACO E' STATO SOSPESO? ☐ SI ☐ NO   18. LA REAZIONE E' MIGLIORATA DOPO LA SOSPENSIONE? ☐ SI ☐ NO

19. IL FARMACO E' STATO RIPRESO? ☐ SI ☐ NO   20. SONO RICOMPARSI I SINTOMI DOPO LA RISOMMINISTRAZIONE? ☐ SI ☐ NO

C) ⬚   13. LOTTO ⬚   14. DOSAGGIO/FREQUENZA (*specificare*) ⬚

15. VIA DI SOMMINISTRAZIONE ⬚   16. DURATA DELL'USO: DAL ⬚ AL ⬚

17. IL FARMACO E' STATO SOSPESO? ☐ SI ☐ NO 18. LA REAZIONE E' MIGLIORATA DOPO LA SOSPENSIONE? ☐ SI ☐ NO

19. IL FARMACO E' STATO RIPRESO? ☐ SI ☐ NO 20. SONO RICOMPARSI I SINTOMI DOPO LA RISOMMINISTRAZIONE? ☐ SI ☐ NO

* Nel caso di vaccini specificare anche il numero di dosi e/o di richiamo, l'ora e il sito della somministrazione

---

21. INDICAZIONI O ALTRO MOTIVO PER CUI IL FARMACO È STATO USATO (*le lettere fanno riferimento ai farmaci indicati precedentemente*):

A: ⬚

B: ⬚

C: ⬚

22. FARMACO/I CONCOMITANTE/I (*indicare il nome della specialità medicinale o del generico*). Riportare il numero di lotto per vaccini e medicinali biologici*

A) ⬚   23. LOTTO ⬚   24. DOSAGGIO/FREQUENZA (*specificare*) ⬚

25. VIA DI SOMMINISTRAZIONE ⬚   26. DURATA DELL'USO: DAL ⬚ AL ⬚

27. IL FARMACO E' STATO SOSPESO? ☐ SI ☐ NO   28. LA REAZIONE E' MIGLIORATA DOPO LA SOSPENSIONE? ☐ SI ☐ NO

29. IL FARMACO E' STATO RIPRESO? ☐ SI ☐ NO   30. SONO RICOMPARSI I SINTOMI DOPO LA RISOMMINISTRAZIONE? ☐ SI ☐ NO

B) ⬚   23. LOTTO ⬚   24. DOSAGGIO/FREQUENZA (*specificare*) ⬚

25. VIA DI SOMMINISTRAZIONE ⬚   26. DURATA DELL'USO: DAL ⬚ AL ⬚

27. IL FARMACO E' STATO SOSPESO? ☐ SI ☐ NO   28. LA REAZIONE E' MIGLIORATA DOPO LA SOSPENSIONE? ☐ SI ☐ NO

29. IL FARMACO E' STATO RIPRESO? ☐ SI ☐ NO   30. SONO RICOMPARSI I SINTOMI DOPO LA RISOMMINISTRAZIONE? ☐ SI ☐ NO

* Nel caso di vaccini specificare anche il numero di dosi e/o di richiamo, l'ora e il sito della somministrazione

31. INDICAZIONI O ALTRO MOTIVO PER CUI IL FARMACO È STATO USATO (*le lettere fanno riferimento ai farmaci indicati qui sopra*):

A: ⬚   B: ⬚

32. USO CONCOMITANTE DI ALTRI PRODOTTI A BASE DI PIANTE OFFICINALI, INTEGRATORI ALIMENTARI, ecc. (*specificare*):

⬚

33. CONDIZIONI PREDISPONENTI e/o CONCOMITANTI (*se il farmaco sospetto è un vaccino riportare l'anamnesi ed eventuali vaccini somministrati nelle 4 settimane precedenti alla somministrazione*)

⬚

34. ALTRE INFORMAZIONI

⬚

INFORMAZIONI SULLA SEGNALAZIONE E SUL SEGNALATORE

35. INDICARE SE LA REAZIONE E' STATA OSSERVATA NELL'AMBITO DI: ☐ Progetto di Farmacovigilanza Attiva   ☐ Registro Farmaci

☐ Studio Osservazionale, *specificare*: titolo studio ⬚   tipologia ⬚   numero ⬚

36. QUALIFICA DEL SEGNALATORE	37. DATI DEL SEGNALATORE (*i dati del segnalatore sono trattati in modo confidenziale*)
☐ MEDICO OSPEDALIERO ☐ MEDICO MEDICINA GENERALE ☐ PEDIATRA LIBERA SCELTA ☐ SPECIALISTA ☐ MEDICO DISTRETTO ☐ FARMACISTA ☐ INFERMIERE ☐ CAV ☐ ALTRO (specificare): ⬚	NOME E COGNOME: ⬚ INDIRIZZO: ⬚ TEL E FAX: ⬚ E-MAIL: ⬚
38. ASL DI APPARTENENZA: ⬚	**39. REGIONE:** ⬚
40. DATA DI COMPILAZIONE: ⬚	**41. FIRMA DEL SEGNALATORE** ⬚

Cosa è specialità medicinale? Farmaco generico?

SCHEDA DI SEGNALAZIONE DI SOSPETTA REAZIONE AVVERSA (a cura del cittadino

1. Informazioni sul paziente che ha avuto la reazione avversa

Chi ha avuto la reazione? Io ☐ Mio figlio/a ☐ Altra persona ☐

Iniziali (Nome e cognome) Data di nascita o età Sesso M ☐ F ☐

Peso (kg) Altezza (cm) Data ultima mestruazione

Gravidanza: 1° trimestre ☐ 2° trimestre ☐ 3° trimestre ☐ Sconosciuta ☐ Allattamento SI ☐ NO ☐

2. Informazioni sulla sospetta reazione avversa

Quale reazione avversa è stata osservata?

La reazione avversa deriva da un errore (es. sbaglio di farmaco, di dose, via di somministrazione) ☐
La reazione avversa deriva da un uso eccessivo del farmaco ☐

Quando sono iniziati i sintomi? *(indicare la data)*

Quanto grave è stata la reazione? ☐ Non grave

☐ Ricovero in ospedale ☐ Pericolo di vita ☐ Invalidità permanente

☐ Difetto alla nascita ☐ Morte

Quanto ha influito la reazione sulla qualità di vita? Indicare un valore da 1 (per niente) a 10 (moltissimo):
Scegliere valore

Quanto è durata?

Ha utilizzato dei farmaci o altro per curare la reazione?

Adesso la reazione avversa è?
☐ Risolta ☐ Risolta con conseguenze ☐ Migliorata ☐ Non ancora risolta ☐ Non so

3. Informazioni sui farmaci assunti

Informazioni sul/i farmaco/i che possono aver causato la reazione
Se i farmaci sospettati sono più di due usare un foglio aggiuntivo

1. Nome del farmaco N. Lotto (se conosciuto)

Prescritto dal medico? ☐ Sì ☐ No

Data inizio assunzione Data fine assunzione

Quante volte al giorno? Come (per bocca, iniezione, uso cutaneo, ecc)?

Per quale motivo?

Il farmaco è stato sospeso a causa della reazione avversa? ☐ Sì ☐ No

Il farmaco era stato preso in passato? ☐ Sì ☐ No Era avvenuta la stessa reazione? ☐ Sì ☐ No

2. Nome del farmaco N. Lotto (se conosciuto)

Prescritto dal medico? ☐ Sì ☐ No

Data inizio assunzione Data fine assunzione

Quante volte al giorno? Come (per bocca, iniezione, uso cutaneo, ecc)?

Per quale motivo?

Il farmaco è stato sospeso a causa della reazione avversa? ☐ Sì ☐ No

Il farmaco era stato preso in passato? ☐ Sì ☐ No Era avvenuta la stessa reazione? ☐ Sì ☐ No

Oltre al farmaco/i indicati in precedenza riportare eventuali altri farmaci o prodotti (es: integratori, erbe medicinali) assunti contemporaneamente:

4. Informazioni sul medico curante

Il medico curante è stato informato di questa reazione? ☐ Sì ☐ No

Nel caso in cui fosse necessario approfondire il suo caso, ☐ Sì ☐ No
possiamo contattare il suo medico curante?

Se Sì, potrebbe indicare le seguenti informazioni relative al suo **medico curante**:

Nome Cognome

Indirizzo Numero di telefono

5. Altre informazioni mediche rilevanti

Indicare eventuali altre malattie del paziente (per esempio allergie, malattie croniche)

6. Informazioni sul compilatore della scheda

Nome Cognome

Indirizzo e telefono

Indirizzo e-mail

ASL di appartenenza Regione

Data compilazione Firma

Queste schede cartacee vanno inviate per email o per posta al responsabile della farmacovigilanza della propria ASL, indirizzi che sono presenti sul sito dell'AIFA.

FLUSSO DI SEGNALAZIONE

La reazione avversa viene riscontrata dal segnalatore, indipendentemente di chi sia il segnalatore, compila la scheda cartacea, fornisco un follow up, tempestivamente la comunico al responsabile di farmacovigilanza, il quale controlla la completezza e congruità dei dati, codifica le reazioni e patologie, inserisce la scheda nella rete nazionale di farmacovigilanza, invia un feedback al segnalatore. Questa scheda entro 7 gg deve essere inviata alla rete nazionale di farmacovigilanza. Essa la via sia all'azienda farmaceutica sia alle regioni. Nello stesso tempo invia il modulo all'eudravigilance, la quale informa EMEA e gli stati membri.

Nel caso di reazione avversa grave che determini: ospedalizzazione, prolungamento di ospedalizzazione, pericolo di vita o decesso i professionisti sanitari compilano ed inviano tempestivamente la segnalazione al Responsabile di FV e forniscono di volta in volta gli aggiornamenti che potranno essere richiesti dal Responsabile di FV sull'andamento della sospetta ADR inoltre, in caso di decesso, entro 15 giorni trasmettono al Responsabile di FV relazione clinica dettagliata. Segue una fase di validazione della scheda da parte del responsabile di FV della struttura sanitaria. Il responsabile di FV controlla:

- la segnalazione ricevuta,
- la congruità dei dati,
- la completezza delle informazioni
- contatta direttamente il segnalatore per acquisire elementi mancanti e relazioni cliniche nei casi gravi e/o fatali.

Procede l'inserimento della segnalazione nella banca dati della RNF entro sette giorni dalla data di ricevimento della segnalazione. La RNF invia in automatico un messaggio di avviso alla regione, al centro di riferimento regionale e all'azienda farmaceutica titolare del prodotto indicato come farmaco sospetto. Questo processo è di importanza fondamentale poiché consente la tempestiva condivisione delle informazioni tra gli operatori di FV, sia a livello nazionale che internazionale. La segnalazione inserita in rete, se relativa a un caso grave, viene trasferita in modo automatico nel database europeo di **EUDRAVIGILANCE** a cui hanno accesso le autorità regolatorie dei singoli Stati Membri e quelle europee come l'EMEA. Quindi, in media dopo 10-15 giorni dalla compilazione della scheda da parte del professionista i dati sono visibili a tutte le agenzie europee.

IL NUOVO SISTEMA EUDRAVIGILANCE PER LA SEGNALAZIONE DI SOSPETTE REAZIONI AVVERSE AI MEDICINALI

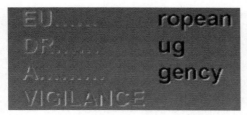

L'Agenzia Europea per i Medicinali (EMA) gestisce il sistema di regolamentazione dei medicinali dell'Unione europea (UE). EudraVigilance (EV) è il sistema per gestire e analizzare i dati relativi alla sicurezza, sulle sospette reazioni averse, dei medicinali autorizzati o degli studi clinici, all'interno dello Spazio Economico Europeo (SEE).

Il Sistema EudraVigilance

a. sostiene un uso sicuro ed efficace dei farmaci facilitando lo scambio elettronico degli ICSR (Individual Case Safety Report) tra EMA, le autorità nazionali competenti (ANC), i titolari di AIC e gli sponsor delle sperimentazioni cliniche nel SEE;
b. favorisce l'identificazione precoce e la valutazione dei possibili segnali sulla sicurezza;
c. fornisce una migliore informazione sul prodotto medicinale autorizzato nel SEE

Il sistema EV prevede un meccanismo completamente automatizzato per la sicurezza e l'elaborazione delle comunicazioni, utilizzando una messaggistica basata su XML, un ampio database di farmacovigilanza con funzioni di ricerca e tracciamento conforme ai formati e agli standard dell'ICH (International Council for Harmonisation of Technical Requirements for Pharmaceuticals for Human Use). Il **22 maggio 2017**, il consiglio di amministrazione dell'EMA ha confermato che il database EV ha raggiunto la sua piena funzionalità e che il sistema soddisfa le specifiche funzionali elaborate ai sensi dell'articolo 24, paragrafo 2, primo comma, del regolamento (CE) n. 726/2004. Il 22 novembre 2017, è entrato in vigore il nuovo Sistema Eudravigilance, con conseguenti cambiamenti epocali per l'intero Sistema di Farmacovigilanza.

I principali miglioramenti e i benefici annunciati con il nuovo sistema sono:

- segnalazione semplificata delle relazioni sulla sicurezza dei casi individuali (Individual Case Safety Report, ICSR), per la quale i titolari delle autorizzazioni all'immissione in commercio (AIC) non dovranno più fornire i rapporti alle autorità nazionali competenti, ma direttamente sottometterle ad EudraVigilance;
- migliore individuazione di problemi di sicurezza nuovi o in evoluzione, per consentire un'azione rapida da parte delle Autorità al fine di proteggere la salute pubblica;
- interoperabilità migliorata sulla base dell'uso dello standard concordato ISO/ICH per le relazioni sulla sicurezza dei singoli casi;
- analisi dei dati più efficiente grazie al nuovo Sistema di signal detection messo a disposizione dei titolari di AIC da EV (EudraVigilance Data Analysis System, EVDAS);
- maggiore capacità del sistema di supportare grandi volumi di utenti e report;
- **collaborazione più efficiente con l'Organizzazione Mondiale della Sanità (OMS), in quanto EMA invierà le segnalazioni dei singoli casi di sospette ADR all'interno del SEE al Centro di monitoraggio Uppsala dell'OMS direttamente da EV, sollevando gli Stati membri dallo svolgere questo compito.**

Al sistema sono anche state aggiunte **due nuove funzionalità**: • funzione di re-routing (re-intradamento) da EV verso le Autorità regolatorie nazionali, • funzione di scarico da EV per le aziende titolari di AIC delle schede di segnalazione riguardanti i propri principi attivi.

Le nuove disposizioni di "Simplified Electronic Reporting" entrate in vigore dal 22 novembre 2017 hanno determinato profondi cambiamenti sul sistema italiano di FV. Questi coinvolgono in particolar modo le Agenzie Regolatorie degli Stati Membri e i titolari di AIC, e hanno comportato delle necessarie modifiche anche alla Rete Nazionale di Farmacovigilanza (RNF).

SECONDO LA NUOVA NORMATIVA...

• Le aziende titolari di AIC hanno l'obbligo di trasmettere i report di segnalazione unicamente ad EV e non più all'Autorità nazionale (in Italia, AIFA). Le aziende titolari di AIC avranno come unico obbligo legale di monitorare le segnalazioni presenti in EV. EMA a sua volta si impegna a trasmettere contemporaneamente all'WHO Uppsala Monitoring Centre e alle Autorità regolatorie nazionali le segnalazioni inserite in EV

IL FLUSSO DI SEGNALAZIONE IN ITALIA FINO AL 22 novembre 2017

Prima del 22 novembre del 2017 gli operatori sanitari segnalavano all'AIFA le reazioni sospette osservate sul territorio nazionale, a sua volta queste informazioni venivano trasferite dall'AIFA all'eudravigilance. secondo il decreto legislativo del 2006 la scheda veniva compilata dal segnalatore, e doveva essere inviata al responsabile della farmacovigilanza della struttura di appartenenza entro 2 gg, poi questo entro 7gg dal ricevimento di questa scheda provvedeva all'inserimento nella rete internazionale di farmacovigilanza. Questi titolari dell'AIC inviano le segnalazioni direttamente a eudravigilance, che attraverso la funzione di re-routing le inoltrerà alle autorità regolatorie competenti. Questo dopo il 22 novembre del 2017.

COSA E' CAMBIATO?

Fino al 22 novembre 2017 – Le aziende sono tenute a comunicare tutte le sospette reazioni avverse ad un farmaco all'autorità competente della nazione dove si è verificata la reazione avversa.

Dal 22 novembre 2017 – Le aziende comunicano tutte le sospette reazioni avverse ad un farmaco direttamente al portale europeo del farmaco chiamato Eudravigilance (Database ufficiale dell'EMA-European Medicine Agency) e non saranno più tenuti a inviare le segnalazioni di sospette reazioni avverse ad un farmaco alle autorità nazionali competenti.

Le tempiste per le segnalazioni restano invariate :

- **Reazioni GRAVI**: entro i 15 giorni solari successivi al giorno in cui il l'azienda titolare dell'autorizzazione all'immissione in commercio del farmaco interessato viene a conoscenza dell'evento avverso.

- **Reazioni NON Gravi**: entro i 90 giorni solari successivi al giorno in cui l'azienda titolare dell'autorizzazione all'immissione in commercio del farmaco interessato viene a conoscenza dell'evento avverso.

Rimane invariata la segnalazione delle sospette reazioni avverse da parte dei pazienti e degli operatori sanitari (es. Medici- Farmacisti- Infermieri etc.) alle autorità nazionali competenti: direttamente all'ASL di competenza , o al sito https://www.vigifarmaco.it/ , o all'azienda

Il maggior numero di sospette ADR si riscontra negli anni 2012, 2017, 2018, 2019 periodo in cui sono stati avviati i Progetti di Farmacovigilanza attiva.

Complessivamente, in Puglia, nel 2019 il 59%(N=744/1257) delle segnalazioni sono spontanee, mentre il 41% (N=513/1257) sono riconducibili a segnalazioni "da studio" che includono sia segnalazioni provenienti da "usi individuali" che, provenienti da progetti di farmacovigilanza attiva. Si denota un sostanziale incremento delle segnalazioni spontanee (+32%) rispetto all'anno precedente ed invece, un decremento delle segnalazioni da studio (-20%,).

La distribuzione delle sospette ADR/AEFI inserite nella RNF classificate per gravità nell'anno 2019 è descritta nella Figura 7: il 77% delle sospette ADR (968 schede) sono risultate "NON GRAVI" e il 23% (289 schede) "GRAVI" e infine, nessuna segnalazione è risultata "non definita

DISTRIBUZIONE SEGNALAZIONI PER QUALIFICA SEGNALATORE

I farmacisti, maggiormente coinvolti nei progetti di farmacovigilanza attiva, rappresentano la categoria che ha contribuito maggiormente al raggiungimento del Gold Standard, con il 48% delle segnalazioni, mentre al secondo posto si collocano i medici, con il 40% delle segnalazioni; molto esiguo risulta essere, invece, il numero di segnalazioni pervenute da "altro operatore sanitario" e da "paziente/cittadino" (rispettivamente 7.6% e 4.1%)

CAPITOLO 17
VACCINOVIGILANZA

I vaccini come tutti i farmaci presentano dei benefici tra cui la prevenzione della malattia. Hanno anche dei rischi di insorgenza degli effetti avversi, come anche i farmaci. un vaccino come i farmaci deve essere sorvegliato e questa sorveglianza è diversa? Come tutti i farmaci, un vaccino entra in commercio solo quando le autorità regolatorie internazionali (EMA, FDA) hanno verificato che i benefici superano i rischi. La sorveglianza di quello che è il profilo beneficio-rischio deve continuare anche dopo l'immissione in commercio per verificare se siano presenti degli eventi avversi rari che non è possibile evidenziare nella fase che precede la commercializzazione a causa della relativa limitatezza del numero dei soggetti che sono coinvolti negli studi. in questa fase post commercializzazione, si devono ridurre i margini di incertezza che sono ancora presenti al momento della registrazione. La vaccinazione contro il vaiolo ha ottenuto dei risultati straordinari perché si evita la malattia nei vaccinati e si elimina la circolazione del virus, grazie a questo non c'è il rischio di epidemie del vaiolo ma non è necessaria più la vaccinazione. Malattie come poliomielite, difterite oggi sembrano essere assenti nei paesi dove si è raggiunta una copertura vaccinale elevata, ad oggi questo tipo di patologie possono riemergere li dove per varie ragioni si riduce il livello di immunizzazione.

La **Vaccinovigilanza** si definisce come «la scienza e le attività relative all'identificazione, valutazione, comprensione e comunicazione degli eventi avversi a seguito di immunizzazione, o altre problematiche correlate a vaccino o immunizzazione, e alla prevenzione degli effetti indesiderati del vaccino o dell'immunizzazione».

Riveste un ruolo importante per le aziende e le autorità, poiché le tematiche tipiche di vigilanza richiedono particolare attenzione. Il livello di rischio delle vaccinazioni, reale o presunto, è oggetto frequente di dibattito: la comunicazione, dunque, è spesso difficile e la stessa soglia di accettabilità del rischio potenziale è limitata. La **vaccinovigilanza** ha degli **obiettivi** ovvero identificare reazioni avverse non note e/o rare, identificare cambiamenti di frequenza di reazioni avverse note, l'identificazione di fattori di rischio per l'insorgenza di specifiche reazioni, riconoscere associazioni causali, quantificazione dei rischi, l'adozione di misure di minimizzazione dei rischi, la comunicazione agli operatori sanitari e ai cittadini.

PERCHE' VACCINARSI?

Le vaccinazioni sono uno dei più diffusi ed efficaci interventi di prevenzione delle malattie. Nel secolo scorso esse hanno determinato miglioramenti importanti della salute pubblica, come per esempio l'eradicazione totale del vaiolo o la scomparsa della poliomielite in numerosi Paesi del mondo. I vaccini sono una misura preventiva somministrata di solito a soggetti sani, spesso in primissima età. L'esposizione del soggetto è breve e le risposte benefiche attese sulla salute sono a lungo termine. Inoltre, parallelamente alla riduzione dell'incidenza della malattia prevenibile per effetto dell'aumentata copertura vaccinale, gli eventi avversi correlati alla vaccinazione o, comunque, concepiti come associati a essa, vengono progressivamente ritenuti più rilevanti. Tutti questi fattori influenzano la gestione della farmacovigilanza dei vaccini.

STORIA DEI VACCINI

La storia dei vaccini rappresenta un capitolo ricco ed avvincente della storia della medicina. La scoperta e lo sviluppo dei vaccini hanno cambiato lo scenario medico e l'incidenza di alcune malattie. Il **vaccino antivaiolo** fu il primo a essere scoperto, a fine Settecento, da Edward Jenner. La pratica era piuttosto rischiosa, perché poteva causare la malattia vera e propria e, determinare l'emergenza di epidemie iatrogene. Jenner, notò che i mungitori che entravano a contatto col pus del vaiolo vaccino, una malattia che colpiva le mammelle delle vacche con pustole simili a quelle del vaiolo umano, di solito erano immuni al virus che colpiva l'uomo. Prima della scoperta di Jenner, esisteva già una pratica secolare che potremmo definire "proto-vaccinale", quella cioè della "variolizzazione", basata sull'osservazione secondo la quale chi guariva dalla malattia poi ne restava immune. Si inoculava nel paziente sano del pus o della polvere delle cicatrici prelevate da un individuo affetto da una forma lieve di vaiolo, pensando, così, che potesse contrarre anch'egli una forma lieve e risultare, poi, immune per tutta la vita alla malattia, lieve o grave che fosse. E in effetti oggi sappiamo che vaiolo umano e vaiolo vaccino sono causati da virus simili, appartenenti alla famiglia dei "poxvirus", e quindi il virus animale può immunizzare contro la temibile malattia umana. Si trattò, di una rivoluzione squisitamente "empirica", cioè basata sull'osservazione e sulla sperimentazione in soggetti sani e ammalati, in cui la ripetuta e verificata efficacia della procedura era sufficiente a giustificarne l'utilizzo, dato che non erano disponibili, all'epoca, conoscenze microbiologiche e immunologiche basilari per comprendere i meccanismi d'azione del vaccino. In Italia, Luigi Sacco, il Jenner italiano, sperimentò su sè stesso il vaccino del vaiolo. La prima "campagna vaccinale" fu sostenuta intorno al 1803. Fra il 1967 e 1979, l'Organizzazione mondiale della Sanità condusse una campagna di vaccinazione a livello mondiale grazie alla quale, il 9 dicembre **1979**, questa malattia fu trionfalmente dichiarata "eradicata" perché la vaccinazione era stata resa obbligatoria. Data la eradicazione della malattia, la vaccinazione obbligatoria è stata sospesa nel 1981. Si noti che, ancora oggi, il vaiolo è la sola e unica malattia del tutto scomparsa nella popolazione umana. Il vaiolo è stata una malattia infettiva causata da due varianti del virus Variola, la **Variola maior** con cui si manifestavano febbre elevate, pustole ulceranti su tutto il corpo e la **Variola minor** meno pericoloso. Il virus del vaiolo si localizza a livello della piccola circolazione della cute, del cavo orale e della faringe. A livello cutaneo si manifesta con un'eruzione maculo-papulare e, successivamente, con vescicole sollevate piene di liquido. La Variola maior è causa di manifestazioni cliniche più rilevanti ed è caratterizzata da una letalità del 30-35%. Le complicanze a lungo termine includono cicatrici caratteristiche, soprattutto al volto. Il vaccino che viene ad essere sperimentato era composto da un virus simile a quello del vaiolo, il virus vaccino di origine bovina, contiene il virus vivo e quindi quando veniva effettuata la vaccinazione bisognava utilizzare molto cautela per evitare una diffusione del virus nelle zone che erano lontane dal sito di inoculazione. Anche questa vaccinazione aveva degli effetti collaterali. La vaccinazione antivaiolosa ad oggi garantisce una elevata immunità contro il vaiolo anche fino ai 5 anni, dopo di chè però il livello di protezione decresce, sono necessari dei richiami. Il soggetto viene nuovamente vaccinato e se c'è la dose di richiamo la vaccinazione dura più a lungo.

Colera

Il colera è una tossinfezione dell'intestino tenue da parte di alcuni ceppi del batterio gram-negativo, a forma di virgola, Vibrio cholerae o vibrione. Per il colera, all'inizio c'erano dei vaccini utilizzati per via parenterale, poi si è visto che conferivano una protezione transitoria e scarsa per alcuni casi. Louis Pasteur, che fu fra i primi a dimostrare la "teoria dei germi" – cioè la teoria secondo la quale le malattie infettive erano causate da un agente microscopico "vivente" – rappresenta un altro fondamentale capitolo nella storia della vaccinazione. Con Pasteur, si sviluppa il concetto di "attenuazione" secondo il quale, il "germe" poteva essere attenuato in vari modi – passandolo serialmente in animali diversi, o in colture cellulari, o "aggredito" con calore od ossigeno – per renderlo innocuo, ma, allo stesso tempo, capace di suscitare la risposta immunitaria. Pasteur riuscì ad attenuare, in primo luogo, il bacillo del colera dei polli.

Pasteur ha creato un vaccino contro la **rabbia**, dimostrò che questo agente patogeno non risiedeva solo nella saliva del cane, ma anche a livello del SN.

La **poliomelite** è causata da un enterovirus, nello specifico noto come poliovirus.). Questi virus a RNA colonizzano il tratto gastrointestinale, specificamente l'orofaringe e l'intestino. La poliomielite è una grave patologia infettiva e contagiosa dovuta al poliovirus che colpisce le cellule neurali del sistema nervoso con conseguente paralisi, talvolta irreversibile. La trasmissione è per via feco-orale: il virus passa tramite le feci che possono contaminare acqua, alimenti, mani e attraverso le goccioline di saliva emesse da persone ammalate o portatrici sane. Nello stesso periodo, Jonas **Salk e Albert Sabin** lavorarono a un vaccino percorrendo strade diverse da un punto di vista tecnico-scientifico. **Salk** ottenne un vaccino basato su virus inattivato, che è ancora utilizzato. Alber **Sabin**, invece, ottenne il vaccino attraverso la cultura in vitro di cellule utilizzate come substrato per la replicazione del virus ,tentò la strada del vaccino virus attenuato. Il virus attenuato in 1 caso su 750 mila può dar luogo a una paralisi flaccida. Nonostante dia un immunità molto più efficace, è stato sostituito con il vaccino a virus inattivato (nella versione originale del vaccino l'inattivazione veniva fatta tramite formalina). L'OMS nel 2000 ha certificato che la poliomielite era stata eradicata dall'europa.

Nel 1901, il Nobel per la medicina era stato assegnato a Emil von Behring e Shibasaburo Kitasato per i vaccini contro la **difterite e il tetano**. In questo caso, non si trattava di iniezione di "germi" attenuati, ma di vaccinazioni attraverso preparazioni di siero sanguigno di animali infettati che avevano sviluppato gli "anticorpi" alla malattia. Nasceva, la sieroterapia.

I **vaccini** sono medicinali biologici che hanno lo scopo di prevenire una o più malattie infettive attraverso la stimolazione del sistema immunitario (produzione di anticorpi, attivazione di specifiche cellule) e la conseguente acquisizione dell'immunità attiva.

Le sostanze attive dei vaccini sono rappresentate da:

- **microrganismi (batteri o virus interi)** opportunamente inattivati o uccisi in maniera tale da stimolare il sistema immunitario senza causare la malattia;
- **antigeni**, parti specifiche dei microrganismi che sono coinvolte direttamente nella risposta del sistema immunitario a quel patogeno;
- **tossine**, sostanze prodotte dal microrganismo stesso e coinvolte nel meccanismo con cui quel patogeno determina la malattia, rese sicure ed efficaci attraverso il processo di produzione del vaccino.

Oltre alla componente attiva, alcuni vaccini contengono nella loro composizione sostanze **adiuvanti**, cioè in grado di facilitare un'adeguata risposta del sistema immunitario con minori quantità di antigene o sostanze conservanti e/o stabilizzanti che sono necessarie a mantenere inalterate le caratteristiche chimiche, fisiche e biologiche dei prodotti.

CLASSIFICAZIONE DEI VACCINI

In base al tipo di componente attiva da cui sono formati, i vaccini si distinguono in:

- **vaccini vivi attenuati**, prodotti a partire da microrganismi resi non patogeni;
- **vaccini inattivati**, prodotti a partire da microrganismi uccisi tramite esposizione al calore oppure con specifiche sostanze;
- **vaccini ad antigeni purificati**, prodotti attraverso raffinate tecniche di purificazione di quelle componenti del batterio o del virus che interagiscono con l'organismo;
- **vaccini ad anatossine/tossoidi**, prodotti nella maggior parte dei casi da quelle proteine rilasciate dal microrganismo (tossine) che sono in grado di determinare la malattia;
- **vaccini a DNA ricombinante** (biotecnologici), prodotti a partire dalle porzioni del DNA dei microrganismi che codificano per un determinato antigene attraverso un procedimento biotecnologico.

Inoltre, i vaccini possono essere differenziati, a seconda di quante componenti attive contengono:

- **vaccini monocomponenti o monovalenti** (un solo antigene), in grado di prevenire una sola malattia;

- **vaccini multicomponenti o multivalenti** (più antigeni) per la prevenzione di più malattie con una sola somministrazione.

RUOLO DEI VACCINI

I vaccini rientrano fra le strategie di prevenzione primaria delle malattie infettive prevenibili. Vengono somministrati in soggetti a rischio di esposizione a un determinato microrganismo prima che questa esposizione avvenga, per evitare che la malattia si manifesti nel peggiore dei modi. Per esempio il vaccino del tetano o per la rabbia vengono utilizzati come strategia di prevenzione secondaria, dopo che si è venuti a contatto con l'antigene patogeno, è una **profilassi post-esposizione** per limitare la gravità della malattia. Ci sono alcuni vaccini che rappresentano una forma di prevenzione contro alcuni tipi di tumore di origine infettiva e quindi vaccinazioni antivirus dell'epatite B e antipapilloma virus umano che prevengono rispettivamente il carcinoma a livello epatico da cronicizzazione del virus e il carcinoma a livello del collo dell'utero.

MECCANISMO DI AZIONE DEI VACCINI

- I vaccini inducono una risposta del sistema immunitario nella persona vaccinata, chiamata **immunizzazione**, simile a quella causata dall'infezione naturale o più in generale dal contatto con il virus o il batterio presente in natura, senza innescare i meccanismi che sono alla base dei segni e dei sintomi della malattia naturale. Per **immunità attiva** si intende quel processo attraverso il quale il nostro sistema immunitario impara a riconoscere i microrganismi e a rispondere alla loro presenza in maniera rapida ed efficace al fine di neutralizzarne gli effetti nocivi. Principalmente per i vaccini inattivati, è necessario fare dei richiami, ripetere la somministrazione a distanza di tempo, il numero di richiami necessari, la frequenza con cui vengono effettuati questi richiami dipendono dalle caratteristiche del vaccino e dell'agente patogeno.

I VACCINI FORNISCONO VARI LIVELLI DI PROTEZIONE A SECONDA DELLA PATOLOGIA CHE VOGLIONO PREVENIRE

Per le **malattie non trasmissibili da uomo a uomo** (es. tetano), i vaccini garantiscono la protezione della persona vaccinata (protezione individuale);

Per quelle **trasmissibili da uomo a uomo** (es. morbillo), i vaccini non solo proteggono la persona vaccinata, ma garantiscono la protezione della comunità, riducendo la diffusione di malattie trasmissibili all'interno di una popolazione e creando quella che viene definita **immunità di gregge o di gruppo o di comunità**

Se il numero di persone immuni supera un valore soglia si interrompe la trasmissione e questo si verifica prima del raggiungimento di una copertura vaccinale del 100%. La percentuale di individui immuni in una popolazione sopra la quale una malattia non si propaga è la cosiddetta soglia dell'immunità di gregge. Questa percentuale varia a seconda di una serie di fattori tra cui la virulenza e la trasmissibilità di un determinato agente infettivo, l'efficacia e la copertura complessiva del vaccino e la copertura vaccinale della popolazione a rischio.

IMMUNITA' DI GREGGE

La vaccinazione ha un effetto protettivo anche sui soggetti che non sono vaccinati. È un effetto indiretto. Si intende un fenomeno importante per cui una popolazione una volta che ha raggiunto un livello di copertura vaccinale si possono considerare relativamente al sicuro anche le persone non vaccinate. Se la maggior parte dei soggetti è immune nei confronti di un virus, i contagi diminuiscono e indirettamente vengono protetti i soggetti che per vari motivi (perché sono affetti da importanti patologie concomitanti e quindi ci sono delle controindicazioni, neonati troppo piccoli, i soggetti immunocompromessi, soggetti immunosenescenti) non possono beneficiare direttamente dalle vaccinazioni, e gli individui con minore accesso al programma di assistenza sanitaria e di vaccinazione.

COME SI SVILUPPANO I VACCINI?

La costruzione di un vaccino non è che il primo passo verso l'allestimento di un preparato che deve essere utilizzato nella pratica quotidiana. un nuovo vaccino, prima di un suo impiego, deve affrontare un lungo periodo di ricerca e questo periodo deve essere in grado di dimostrare la sicurezza, la tollerabilità degli effetti collaterali, l'efficacia nel determinare un'ottima risposta immunitaria e quindi proteggere contro la malattia per la quale ci si è andati a vaccinare. I farmaci sono farmaci biologici altamente complessi, la cui scoperta richiede un lungo e costoso processo di ricerca, caratterizzato da ingenti investimenti e da un elevato rischio d'impresa. Lo sviluppo di un nuovo prodotto dura tra gli 8 e12 anni e anche più, e attraversa 4 stadi: una prima fase preclinica a cui seguono 3 fasi cliniche con sperimentazione sulle persone che richiedono un numero sempre crescente di soggetti man mano che si avanza negli studi. Come per tutti i farmaci le fasi di registrazione e autorizzazione avvengono sia a livello europeo da parte dell'EMA sia da parte dei singoli paesi membri (in Italia dall'AIFA). Lo sviluppo di un vaccino richiede l'acquisizione continua di conoscenze anche dopo l'immissione in commercio.

LE FASI DI SVILUPPO DI UN VACCINO

Le fasi preliminari si svolgono in vitro, in laboratorio per studiare i microorganismi in toto che deve essere in grado di stimolare la risposta migliore nel sistema immunitario. In vitro si studia attraverso l'utilizzo delle colture cellulari e talvolta si fa anche attraverso somministrazioni del possibile vaccino in animali da laboratorio, ma questo successivamente. Con l'avvento delle nuove tecniche di ingegneria genetica questa parte della sperimentazione si svolge sul computer, in silicio, attraverso l'uso di modelli informatici, dove è possibile prevedere quali componenti del microorganismo sono in grado di interagire con le cellule del sistema immunitario. Dopo questa fase preliminare viene costruito una forma di vaccino che è simile a quella che potrebbe essere utilizzata nella pratica quotidiana. la sicurezza, la tollerabilità, l'efficacia del preparato vengono studiate nell'ambito degli studi clinici e quindi nell'uomo. La ricerca nell'uomo viene suddivisa nelle 3 fasi che coinvolgono un numero crescente di volontari e quindi ogni fase della ricerca viene poi approvata, controllata dalle agenzie regolatorie, dai comitati etici. Negli studi di fase 1 partecipano piccoli gruppi di volontari con lo scopo di confermare nell'uomo la sicurezza del preparato che abbiamo dimostrato nelle fasi preliminari della ricerca di base e questi sono concetti importanti per valutare la tollerabilità intesa come la frequenza, la gravità degli effetti collaterali del vaccino, entriamo nella fase 2 dove passiamo a centinaia di volontari con lo scopo di confermare la sicurezza e tollerabilità del vaccino, per dimostrare l'immunogenicità. Arriviamo agli studi di fase 3 dove partecipano migliaia di volontari, questi studi sono condotti in numerosi centri di ricerca e hanno l'obiettivo di confermare definitivamente la tollerabilità, l'immunogenicità del vaccino su una popolazione molto più ampia di soggetti. Terminate positivamente queste fasi, il vaccino ottiene l'autorizzazione all'utilizzo da parte delle agenzie regolatorie internazionali e nazionali che devono valutare in maniera indipendente tutti i risultati di questo studio. La fase 4 è rappresentata dagli studi post commercializzazione e coinvolge migliaia di persone, anche dopo la sua autorizzazione all'utilizzo, il nuovo vaccino viene tenuto sottocontrollo per rilevare gli effetti collaterali, per rilevare problemi che possono essere sfuggiti agli studi clinici precedenti perché si manifestano molto raramente o a lungo termine o solo in condizioni particolari. Dopo la commercializzazione del vaccino è possibile valutare la sua efficacia sul campo intesa come la capacità non solo di stimolare una buona risposta nel sistema immunitario ma quello di prevenire le malattie causate da questo microrganismo contro il quale il vaccino induce la risposta. L'iter per la costruzione, per la sperimentazione, l'immissione sul mercato e il monitoraggio di questo vaccino sono molto lunghi e complessi di qualsiasi altro farmaco. è uno sviluppo lunghissimo per la produzione, per il confezionamento, per la fornitura, il rilascio dei lotti e il controllo che c'è da parte delle autorità sanitarie, oltre che i controlli di qualità che rappresentano il 70% del tempo totale della produzione.

Il **Piano Nazionale Prevenzione Vaccinale 2017-2019** (PNPV), approvato in Conferenza Stato-Regioni il 19 gennaio 2017 e pubblicato in Gazzetta Ufficiale il 18 febbraio 2017, costituisce il documento di riferimento in cui si riconosce, come priorità di sanità pubblica, la riduzione o l'eliminazione del carico delle malattie infettive prevenibili da vaccino, attraverso l'individuazione di strategie efficaci e omogenee da implementare sull'intero territorio nazionale.

In seguito all'approvazione della Legge 31 luglio 2017 n. 119, frutto della conversione del decreto-legge 7 giugno 2017 n. 73 "Disposizioni urgenti in materia di prevenzione vaccinale", è in uso il Calendario vaccinale nazione 2017-2019 che comprende un elenco di vaccinazioni obbligatorie e gratuite e quelle a offerta gratuita e facoltative per i minori di età compresa tra zero e sedici anni e i minori stranieri non accompagnati.

CALENDARIO VACCINALE NAZIONALE 2017/2019 ADOTTATO DAL PIANO NAZIONALE PREVENZIONE (PNPV)

La differenza sostanziale con il calendario vaccinale precedente è rappresentata dall'aumento del numero delle vaccinazioni obbligatorie, passate da 4 a 10, somministrate ai minori di età compresa tra zero e sei anni. Le vaccinazioni obbligatorie sono un requisito fondamentale per l'ammissione all'asilo nido e alle altre scuole dell'infanzia. Nel caso di inadempimento delle vaccinazioni per i minori tra 6 i 16 anni, sono previste sanzioni pecuniarie. Sono esonerati dall'obbligo di vaccinazione i soggetti immunizzati natural-mente perché hanno già contratto la malattia e i soggetti che si trovano in specifiche condizioni cliniche documentate dal medico di medicina generale o dalla pediatra

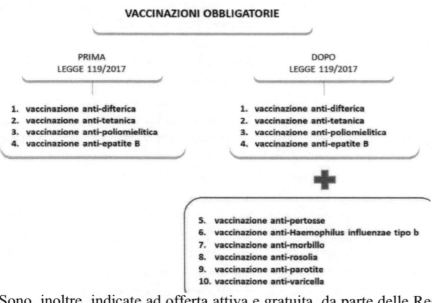

Il **Decreto legge 7 giugno 2017 , n. 73,** Disposizioni urgenti in materia di prevenzione vaccinale, modificato dalla Legge di conversione 31 luglio 2017, n. 119, **prevede infatti le vaccinazioni obbligatorie per i minori di età compresa tra zero e sedici anni e per i minori stranieri non accompagnati**

L'obbligatorietà per le vaccinazioni anti-morbillo, anti-rosolia, anti-parotite, anti-varicella è soggetta a revisione ogni tre anni **in base ai dati epidemiologici e delle coperture vaccinali raggiunte.**

Sono, inoltre, indicate ad offerta attiva e gratuita, da parte delle Regioni e Province autonome, ma senza obbligo vaccinale, le vaccinazioni:

- anti-meningococcica B
- anti-meningococcica C
- anti-pneumococcica
- anti-rotavirus

Le vaccinazioni obbligatorie sono **gratuite** e devono tutte essere somministrate ai nati dal 2017. Per i nati dal 2001 al 2016 devono essere somministrate le vaccinazioni contenute nel calendario vaccinale nazionale vigente nell'anno di nascita, quindi tutte tranne l'antivaricella.

VACCINAZIONI OBBLIGATORIE PER ANNO DI NASCITA

La Direzione Generale della Prevenzione Sanitaria, in collaborazione col Gruppo tecnico consultivo nazionale sulle vaccinazioni, istituito il 25 settembre 2017, ha predisposto, su richiesta dalle Regioni, la circolare 15 gennaio 2018, allo scopo di fornire agli operatori impegnati nell'applicazione del Decreto legge 7 giugno 2017 n. 73 uno schema di riferimento per il recupero dei soggetti inadempienti. Anche se i vaccini in uso sono in genere caratterizzati da una **buona tollerabilità**, non si può escludere in assoluto che la somministrazione dei vaccini in alcuni rari casi sia seguita da effetti indesiderati. Gli **effetti indesiderati** si possono manifestare a breve dalla introduzione (reazioni) del vaccino, oppure a distanza (complicanze)

In considerazione delle condizioni eccezionali provocate dalla pandemia di COVID-19, con deliberazione della Conferenza Stato-Regioni del 25 marzo 2021, la validità del PNPV è stata prorogata a tutto il 2021.

Le priorità del Piano:

-   mantenere lo stato Polio free;
-   perseguire gli obiettivi del Piano Nazionale di Eliminazione del Morbillo e della Rosolia congenita (PNEMoRc) e rafforzare le azioni per l'eliminazione;
-   garantire l'offerta attiva e gratuita delle vaccinazioni, l'accesso ai servizi e la disponibilità dei vaccini
-   prevedere azioni per i gruppi di popolazione difficilmente raggiungibili e con bassa copertura vaccinale (HtRGroups);
-   elaborare un Piano di comunicazione istituzionale sulle vaccinazioni garantire gli obiettivi specifici di copertura vaccinale per tutte le vaccinazioni inserite in Calendario.

TIPI DI REAZIONI AI VACCINI

L'Aifa definisce una **reazione avversa** da vaccino: normalmente una risposta non intenzionale, per la quale è possibile stabilire una relazione causale con il farmaco o la vaccinazione stessa, per distinguere se siamo di fronte ad un evento avverso o una reazione avversa, dobbiamo essere in grado di risalire alla causa vera legata al medicinale, non è sufficiente che l'evento avverso che si verifica sia a breve distanza dalla vaccinazione o dall'assunzione del farmaco.

-   **REAZIONI LOCALI**: dolore, tumefazione, indurimento nella sede di iniezione. Sono reazioni generalmente lievi, dovute a costituenti dell'agente vaccinante o a qualche componente aggiunto nella preparazione del vaccino
-   **REAZIONI GENERALI**: sono differenti da un vaccino all'altro e spesso diversamente associate. Sono febbre (reazione fisiologica normale), malessere, irritabilità, esantema. È eccezionale lo shock anafilattico

COMPLICANZE AI VACCINI

Sono spesso dovute non alle caratteristiche intrinseche del vaccino, ma a particolari situazioni di alterata reattività del soggetto vaccinato. Le più gravi riguardano il sistema nervoso e sono le convulsioni, le encefalopatie e le paralisi. L'insorgenza di manifestazioni cliniche dopo la vaccinazione non deve indurre alla conclusione affrettata che il vaccino sia stato la causa. il rapporto causa-effetto va valutato attentamente.

PRECAUZIONI E CONTROINDICAZIONI

Le controindicazioni alle vaccinazioni sono molto **limitate**. Possono essere **temporanee** o **permanenti.**

- **MALATTIE ACUTE FEBBRILI**: rimandare la vaccinazione almeno di due settimane in caso di malattie acute in atto. Nel caso di infezioni non febbrili e lievi delle vie aeree superiori come riniti, faringite, non esistono controindicazioni, ed il bambino può essere ugualmente sottoposto alla vaccinazione
- **IMMUNODEFICIT PRIMITIVI**: tutti i vaccini costituiti da virus vivi attenuati (vaccino antipolio orale, vaccino contro il morbillo, la rosolia, la parotite) sono controindicati se il bambino è affetto da malattie congenite delle difese immunitarie
- **MALATTIE NEUROPSICHIATRICHE**: i bambini con malattie neurologiche e psichiatriche possono essere sottoposti a vaccinazione. Non rappresenta controindicazione una anamnesi famigliare positiva per convulsioni o ritardo mentale.
- **IMMUNODEFICIT SECONDARI**: terapia immunosoppressiva: tutti i vaccini costituiti da virus vivi attenuati sono controindicati in caso di leucemie e linfomi (almeno durante il trattamento chemioterapico e radioterapico). il vaccino contro la varicella per l'elevato grado di morbosità dell'infezione nelle malattie onco-ematologiche può essere usato con molta cautela e dietro consiglio dello specialista pediatra
- **ALLERGIE**: unica controindicazione e una storia di anafilassi o di reazioni sistemiche importanti a precedenti dosi di vaccino
- **IMMUNODEFICIT SECONDARI**: infezione da HIV: nei bambini HIV positivi sia asintomatici che sintomatici vanno praticate le vaccinazioni con DTP, IPV, HBV, MRP, sono raccomandati il vaccino anti-pneumococcico dopo i 2 anni e l'antiinfluenzale ogni anno a partire da 6 mesi, è controindicato il vaccino antirtubercolare
- **IMMUNODEFICIT SECONDARI**: terapia cortisoniche: la terapia con cortisonici topici dermatologici o inalatori anche se di lunga durata non controindica la vaccinazione. la terapia con cortisone per via sistemica controindica la somministrazione di vaccini vivi in relazione alla dose di steroidi. È bene attende per qualche giorno prima di somministrare i vaccini
- **GRAVIDANZA** in gravidanza non devono essere somministrati vaccini costituiti da virus vivi attenuati (vaccino antipolio orale, vaccino contro il morbillo, la rosolia, la parotite) poiché i microrganismi che si replicano nell'organismo materno possono attraversare la placenta e raggiungere il feto.

La sorveglianza degli eventi avversi è una componente essenziale dei programmi di prevenzione vaccinale e un elemento fondamentale per il loro successo.

POSSIBILI CAUSE DI EVENTI/ REAZIONI AVVERSE ALLE VACCINAZIONI (SECONDO OMS)

- Da errore programmatico (errori nella somministrazione)
- Indotte da vaccino (dovuti alla preparazione vaccinale)
- Precipitate da vaccino (per fattori predisponenti)
- Da eventi coincidenti (semplice correlazione temporale)
- Sconosciute

VACCINOVIGILANZA: FARMACOVIGILANZA DEI VACCINI

È una scienza e attività correlate all'identificazione, valutazione, comprensione e la comunicazione degli eventi avversi che seguono la immunizzazione (adverse events following immunization AEFI) o di ogni altra problematica vaccino o immunizzazione correlata e alla prevenzione di effetti indesiderati del vaccino o immunizzazione.

Il report copre termini generali e definizioni per la sicurezza dei vaccini e discute l'applicazione di questi strumenti armonizzati per la sorveglianza della sicurezza dei vaccini e gli studi. Questo report sottolinea anche l'importanza della definizione di caso per gli eventi avversi tipicamente riportati per i vaccini.

La vaccinovigilanza e la farmacovigilanza insieme rappresentano un insieme complesso di tutte quelle attività che sono finalizzate a valutare in maniera continuativa nel tempo tutte le informazioni relative alla sicurezza dei prodotti medicinali e volte a garantire, accertare che il rapporto benefico-rischio si deve mantenere sempre costante nel corso del tempo, non deve variare. Rappresenta uno strumento utile per controllare l'utilizzo sicuro dei vaccini, in quanto permette anche dopo l'immissione in commercio del prodotto, di controllare costantemente l'efficacia e la tollerabilità. Un **evento avverso in seguito a immunizzazione** è un episodio medico che segue temporalmente l'immunizzazione e che non ha necessariamente una relazione causale con la somministrazione del vaccino stesso

AEFI: osservazioni cliniche di diversa natura che si manifesta nei vaccinati e possono essere a causa della vaccinazione o in coincidenza temporale con la vaccinazione. Gli AEFI si distinguono in cinque categorie:

1. reazioni correlate al prodotto, come per esempio la febbre, che mimano in forma attenuata il quadro clinico della malattia per la quale è stata somministrata la vaccinazione;
2. reazioni dovute a un difetto di qualità, per esempio l'incompleta inattivazione di un lotto;
3. reazioni dovute a un errore nell'immunizzazione (somministrazione, prescrizione, conservazione);
4. reazioni dovute all'ansia dell'immunizzazione, per esempio la **sincope vasovagale**;
5. eventi coincidenti.

LIVELLI DI ATTRIBUZIONE CAUSALE E CRITERI: ALGORITMO OMS PER I VACCINI

Per valutare la relazione causale di un AEFI si utilizza l'algoritmo dell'OMS, cioè in seguito a una valutazione, un'AEFI viene classificato in un evento avverso con associazione causale che può essere nel caso dei vaccini

Certa/Molto probabile	Un evento clinico con una relazione temporale plausibile con la somministrazione del vaccino e che non può essere spiegato da malattie e/o farmaci concomitanti.
Probabile	Un evento clinico con una relazione temporale ragionevole con la somministrazione del vaccino, che è improbabile che possa essere spiegato da malattie e/o farmaci concomitanti.
Possibile	Un evento clinico con una relazione temporale ragionevole con la somministrazione del vaccino, ma che potrebbe essere anche spiegato da malattie e/o farmaci concomitanti.
Improbabile	Un evento clinico per il quale la relazione temporale con la somministrazione del vaccino rende una connessione causale improbabile, e che potrebbe anche essere spiegato plausibilmente da malattie sottostanti o farmaci concomitanti.
Non correlato	Un evento clinico con una relazione temporale non compatibile con la somministrazione del vaccino, e che potrebbe anche essere spiegato da malattie sottostanti o farmaci concomitanti.
Non classificabile	Un evento clinico con informazioni insufficienti per la valutazione e l'identificazione della causa.

LE GOOD PHARMACOVIGILANCE PRACTICES (GVP)

L'attuale legislazione europea di Farmacovigilanza, oltre che su leggi e regolamenti, si fonda anche su una serie di misure elaborate per favorire le attività di farmacovigilanza: le Good Pharmacovigilance Practices (GVP). Le peculiarità dei vaccini hanno determinato l'elaborazione e la diffusione di una specifica GVP che integra quanto riportato nelle altre GVP, focalizzando l'attenzione su aspetti specifici dei vaccini e sulle modalità di realizzazione di una efficace attività di vaccinovigilanza. I titolari all'immissione in commercio dei vaccini sono sottopo-

> Le GVP prevedono che le aziende produttrici di vaccini e di farmaci elaborino nel corso della "vita" del prodotto:
>
> – il documento *Periodic Benefit Risk Evaluation Report* (PBRER) (da produrre con intervalli da 1 a 5 anni secondo il tipo di farmaco o vaccino), che racchiude la presentazione e la discussione dei dati relativi alla sicurezza (reazioni avverse, segnali e rischi) ed include la valutazione del beneficio basata sui dati di *efficacy* ed *effectiveness* [5];
> – il documento *Risk Management Plan* (RMP), che descrive il *risk management system* adottato dall'azienda, ossia l'insieme delle attività di farmacovigilanza ed interventi atti a identificare, caratterizzare, prevenire e minimizzare i rischi relativi al prodotto [6]. Il documento è obbligatorio per le aziende che chiedono l'autorizzazione all'immissione in commercio (AIC) dal 2012 e per tutte gli altri produttori, se l'autorità regolatoria ritiene che siano emersi problemi di sicurezza, tali da modificare il rapporto B/R del prodotto;
> – i *post-authorization safety studies* (PASS), studi interventistici o non-interventistici che hanno l'obiettivo di identificare, caratterizzare o quantificare un rischio di sicurezza, confermare il profilo di sicurezza o valutare l'efficacia delle misure di minimizzazione del rischio (*risk management measures* [7]) e che vengono condotti dalle aziende titolari dell'AIC, su base volontaria o per imposizione dell'autorità regolatoria.

sti agli stessi obblighi dei titolari dell'autorizzazione all'immissione in commercio dei farmaci, tra questi la raccolta delle segnalazioni, la trasmissione delle segnalazioni all'eudravigilanza, l'invio dei rapporti periodici di sicurezza. La mancanza di efficacia per un vaccino è considerata come una reazione avversa grave e che deve essere notificata entro 15 gg da calendario. Le segnalazioni spontanee anche nel caso dei vaccini rappresentano sempre una fonte per la raccolta di queste informazioni di sicurezza nella fase di post autorizzazione, nel rapporto alle segnalazioni rare o gravi.

GRUPPO DI LAVORO DI VACCINOVIGILANZA

Allo scopo di gestire in maniera ottimale questo insieme complesso di attività, l'AIFA ha istituito, con determina del 30 luglio 2014, un Gruppo di Lavoro per la Vaccinovigilanza, costituito da rappresentanti del Ministero della Salute, dell'Istituto Superiore di Sanità e dei Centri Regionali di Farmacovigilanza e di Prevenzione e con la partecipazione ad hoc di esperti nazionali. Oltre alla descrizione di questi casi che possono essere rilevati da un punto di vista clinico, questo rapporto esamina l'andamento delle sospette reazioni avverse per diversa tipologia di farmaco.

Gli **obiettivi** del gruppo sono la gestione e l'approfondimento di eventuali segnali provenienti dalle segnalazioni di sospetti AEFI inseriti nella RNF (rete nazionale di farmacovigilanza), l'approfondimento di argomenti rilevanti in ambito regolatorio o scientifico, la produzione e divulgazione di documenti utili per la gestione post-marketing dei vaccini (guide o linee di indirizzo). Nell'ambito di queste attività il Gruppo di Lavoro per la Vaccinovigilanza ha elaborato nel 2016 una Guida per la valutazione delle reazioni avverse osservabili dopo vaccinazione che si propone di:

− presentare le definizioni di caso per un elenco di eventi avversi, aggiornando ed integrando le definizioni riportate nel DM 12/12/2003, alla luce delle evidenze attualmente disponibili;

− fornire delle finestre temporali per tipo di reazione e di vaccino; − indicare quando possibile, il background di incidenza per la specifica reazione/evento.

Il Gruppo di Lavoro ha curato, inoltre, la traduzione e l'adattamento per l'Italia del metodo per la **valutazione del nesso di causalità (causality assessment)** proposto dall'OMS per gli AEFIs

LA VALUTAZIONE DEL NESSO DI CAUSALITA' (CAUSALITY ASSESSMENT)

3. LA VALUTAZIONE DEL NESSO DI CAUSALITÀ (CAUSALITY ASSESSMENT)

Il *causality assessment* è la valutazione della relazione causale tra un evento avverso ed un trattamento farmacologico. Nei sistemi della segnalazione spontanea la valutazione di *causality assessment* può essere effettuata sia a livello della singola segnalazione, sia analizzando gruppi di segnalazioni che riportano lo stesso evento.

Va innanzitutto ricordato che nella segnalazione spontanea, anche quando si analizzano molte segnalazioni, soprattutto nel caso di sospette reazioni avverse costituite da patologie complesse per molte condizioni/fattori predisponenti e/o concomitanti, è spesso impossibile stabilire con assoluta certezza la presenza o l'assenza di una relazione causale con il trattamento. In questi casi solo studi accurati di farmacoepidemiologia, condotti sulla popolazione possono arrivare non solo a provare o ad escludere la relazione causale, ma anche a quantificare, se presente, il rischio collegato al trattamento.

La valutazione di *causality assessment* considera molti elementi: alcuni sono riferiti al caso segnalato, come l'intervallo tra l'inizio del trattamento e l'insorgenza della reazione, la presenza di fattori predisponenti o concomitanti, la presenza di altri trattamenti potenzialmente responsabili dell'evento, la plausibilità biologica e le informazioni relative al *dechallenge* (cosa succede quando il trattamento viene sospeso) e *rechallenge* (cosa succede quando il farmaco viene risomministrato). Altri elementi sono derivati dalla letteratura e da quello che già si conosce su quel farmaco (ad esempio quello che è riportato sul foglietto illustrativo sulla base di trial clinici o studi epidemiologici).

La valutazione di *causality assessment* per i vaccini è in generale più complicata rispetto agli altri farmaci. I vaccini, infatti, vengono spesso somministrati una sola volta e, quindi, le informazioni su *dechallenge* e *rechallenge* sono carenti. Inoltre l'alta percentuale di bambini vaccinati rende difficile il confronto con chi non è stato vaccinato soprattutto per patologie che insorgono proprio nell'età della vaccinazione e che, di conseguenza possono essere identificate casualmente proprio nel periodo successivo alla vaccinazione.

▶ Nel corso degli anni sono stati sviluppati diversi algoritmi per l'attribuzione del *casuality assessment* che cercano di limitare la variabilità nell'interpretazione degli elementi sopra descritti.

Nel 2013 l'OMS ha pubblicato una guida alla valutazione del causality assessment degli AEFI ed è sulla base di questa guida che viene condotta l'analisi dei casi della Rete Nazionale di Farmacovigilanza. Il documento dell'OMS guida la valutazione ed arriva ad una classificazione di causality assessment in quattro principali categorie:

– **inclassificabile**: la valutazione non può essere fatta in quanto mancano informazioni essenziali. Questo avviene ad esempio quando la diagnosi descritta come evento non è chiaramente definita o quando mancano informazioni cliniche importanti alla valutazione dei fattori concomitanti e/o predisponenti alla reazione. È evidente che una buona valutazione del causality assessment deve basarsi su casi ben documentati;

– **correlabile**: la valutazione delle informazioni relative al caso segnalato e a quanto conosciuto nella letteratura porta a stabilire l'evento correlabile alla vaccinazione (per la certezza ricordare quanto detto in precedenza);

– **non correlabile**: la valutazione delle informazioni relative al caso segnalato e a quanto conosciuto nella letteratura porta a stabilire l'evento non correlabile alla vaccinazione (per la certezza ricordare quanto detto in precedenza);

– **indeterminato**: le informazioni riportate sulla segnalazione consentono una valutazione del caso ma la presenza di fattori confondenti e/o la mancanza di studi epidemiologici chiari non consentono di arrivare con sufficiente sicurezza a stabilire l'evento correlabile o non correlabile alla vaccinazione.

RAPPORTO SULLA SORVEGLIANZA POST-MARKETING IN ITALIA

Un ulteriore documento elaborato dal Gruppo di Lavoro è rappresentato dal Rapporto sulla sorveglianza postmarketing dei vaccini in Italia, la cui pubblicazione è iniziata nel 2009 su iniziativa diretta di AIFA in collaborazione con il Gruppo Vaccinovigilanza. Dopo una prima edizione relativa al biennio 2009-2010, il rapporto è stato pubblicato a cadenza annuale. Indipendentemente dalla classe di età, dalla gravità e dal nesso di causalità, nel 2019 sono state effettuate 22,3 segnalazioni ogni 100.000 dosi somministrate per tutti i vaccini (reazioni insorte 2019/dosi somministrate). Le segnalazioni che riportano reazioni gravi correlabili al vaccino sono state 2,9 per 100.000 dosi. Tutte le sospette reazioni avverse osservate nel 2019 non hanno evidenziato eventi che possano modificare la valutazione del rapporto fra benefici e rischi dei vaccini utilizzati.

SOSPETTE REAZIONI AVVERSE SEGNALATE PIU' DI FREQUENTE

Le reazioni più frequenti sono la febbre, reazioni locali (nel sito di inoculazione), reazioni cutanee generalizzate (rash cutaneo) rientrano nelle reazioni che normalmente sono descritte nelle caratteristiche del prodotto, sul foglio illustrativo. Più raramente con un'incidenza compresa tra 500 e 1000 sono iperipiressia (temperatura di 40 gradi), irritabilità, più raramente (sotto i 500 eventi complessivi) sono state osservate altre reazioni avverse note come nausea, vomito, orticaria, pianto, dolore, diarrea, iporeattività, cefalea, disturbi del sistema nervoso autonomo (reazioni vegetative come ipotensione, lipotimia, sudorazione, ecc.), edema, astenia e inappetenza. - Le altre reazioni avverse si collocano sotto il valore dei 200 eventi e rientrano fra gli eventi rari ma attesi, come per esempio le convulsioni febbrili. Alcune reazioni avverse sono state riportate con una frequenza rarissima (meno di 20 eventi).

Il 65% delle segnalazioni di eventi "gravi" è risultato a carattere transitorio con risoluzione completa dell'evento segnalato mentre il 16% riportava un miglioramento al momento della segnalazione. L'esito non è stato riportato nel 7% delle schede. Una risoluzione con postumi è stata riportata nel 2% delle segnalazioni, sebbene l'attribuzione di tale esito sia risultata frequentemente erronea. Nell'1,2% delle segnalazioni l'esito riportato è stato il decesso, ma nessuna di queste segnalazioni è risultata correlabile con la vaccinazione. Per quanto riguarda la gravità delle reazioni (osserva che 804 segnalazioni (62% di tutte quelle definite gravi) sono state classificate come "grave - altra condizione clinicamente rilevante" e 420 segnalazioni (32,2%) sono state invece definite come "grave - ospedalizzazione o prolungamento ospedalizzazione". La maggior parte di queste segnalazioni si riferisce a eventi avversi noti. In 19 segnalazioni (1,5%) è riportata la descrizione "grave - pericolo di vita" ma solo 3 si riferiscono a eventi realmente pericolosi per la vita del paziente, ovvero shock anafilattico e intussuscezione.

Rispetto al 2018, si osserva per tutti i vaccini una lieve flessione del tasso di segnalazione per dosi somministrate indipendente dal nesso di causalità, verosimilmente attribuibile sia alla chiusura di alcuni progetti di farmacovigilanza attiva, sia all'aumento del numero di dosi somministrate nell'anno.

È utile ricordare che un elevato tasso di segnalazione non è indicativo di un maggior rischio legato alle vaccinazioni ma di una maggiore attenzione alla sorveglianza dell'uso sicuro dei vaccini nel contesto reale. A tal proposito, si evidenzia che a livello nazionale e internazionale sono condotte periodicamente varie campagne di sensibilizzazione sull'importanza delle vaccinazioni e sulla necessità di segnalare eventuali sospette reazioni avverse. Queste iniziative contribuiscono a mantenere alto il trend di segnalazione da parte degli operatori sanitari e della popolazione. Il tema della sicurezza dei vaccini, e dei farmaci in genere, è inoltre parte centrale dei progetti di farmacovigilanza attiva, finanziati periodicamente da AIFA. Questa particolare attenzione alla vaccinovigilanza comporta che l'Italia sia tra i primi paesi a livello europeo e mondiale a contribuire alle attività globali di farmacovigilanza e vaccinovigilanza, per il numero di segnalazioni e per la completezza della documentazione clinica.

DISTRIBUZIONE DEL TASSO REGIONALE DI SEGNALAZIONI PER 100000 ABITANTI

L'elevato tasso di segnalazione osservato in Val d'Aosta, Puglia e Friuli Venezia Giulia è riconducibile a progetti di farmacovigilanza attiva, sebbene la variabilità regionale esistente metta in luce la necessità di aumentare gli sforzi di sensibilizzazione alla segnalazione soprattutto nei territori meno ricettivi, tramite attività capillari sul territorio (ISTAT 2019). In termini generali, il trend dell'andamento delle segnalazioni per fonte nel 2019 è in linea con quanto osservato nel 2018, confermando il ruolo prevalente degli operatori sanitari nella segnalazione di sospetta reazione avversa.

Negli adulti, la percentuale di segnalazioni per soggetti femminili è circa il doppio di quella per il sesso maschile. Questo dato, in linea con quanto osservato anche in altri paesi e con i dati raccolti negli anni passati, è in parte attribuibile alle vaccinazioni HPV e anti-influenzale, in maggior misura somministrate rispettivamente ad adolescenti e donne anziane e in parte alla maggiore attenzione delle donne al proprio stato di salute, che comporta anche una maggiore attitudine alla segnalazione (osservata anche per le reazioni avverse ai farmaci).

RAPPORTO SULLA SORVEGLIANZA DEI VACCINI COVID-19

L'AIFA aveva autorizzato 2 vaccini covid-19 a RNA messaggero e sono attualmente il **Comirnaty** prodotto da Pfizer e BioNTech E lo spikevax (**MODERNA**). Questi virus infettano il soggetto utilizzando una proteina di superficie che è stata denominata proteina spike che facilita l'accesso del virus all'interno della cellula dove si possono riprodurre. Quindi sono stati messi a punto per indurre nell'organismo una risposta che vada a bloccare la proteina spike e impedire l'infezione della cellula. Il vaccino mRNA BNT162b2 (Comirnaty) è basato sulla tecnologia a RNA messaggero (mRNA) dove si inocula la sequenza genetica per produrre l'antigene. L'antigene prodotto viene quindi espresso nelle cellule dell'individuo vaccinato. Il vaccino Comirnaty contiene l'RNA messaggero che codifica la proteina spike di SARS-CoV-2, presente sulla superficie esterna del virus, utilizzata per entrare nelle cellule e replicarsi. L'mRNA non entra nel nucleo delle cellule e quindi non interagisce né modifica il nostro DNA. Inoltre, l'mRNA si degrada naturalmente dopo pochi giorni una volta svolta la sua funzione. Nel vaccino, le molecole di mRNA sono inserite all'interno di una nanoparticella, che ha la funzione di proteggerle e che permette loro di entrare nelle cellule. Successivamente, l'mRNA contenuto nelle nanoparticelle entra nelle cellule e viene usato dai ribosomi i quali avviano la sintesi delle proteine spike. Queste vengono quindi visualizzate sulla superficie della cellula e identificate dal sistema immunitario, stimolandolo a produrre anticorpi specifici e ad attivare le cellule T, preparando così il sistema immunitario a rispondere a qualsiasi futura esposizione al virus SARS-CoV-2. Il vaccino così progettato (MODERNA) non introduce nella cellula il virus vero e proprio ma l'informazione genetica che serve per costruire le copie della proteina spike. Se la persona vaccinata in un secondo momento entra in contatto nuovamente con il virus il sistema immunitario riconoscerà il virus e sarà capace di combattere.

Gli altri due vaccini, **astrazeneca e johnson** la somministrazione è stata stoppata. Sono vaccini a vettore virale, utilizzano un adenovirus incompetente per la replicazione. La sequenza del codice genetico codifica per la proteina spike, la proteina può stimolare una risposta immunitaria specifica, sia anticorpale che cellulare. La tecnologia è la stessa alla base del primo vaccino approvato per Ebola alla fine del 2019, l'unico basato su un vettore virale ad oggi disponibile. Astrazeneca era stato approvato per soggetti con età superiore ai 18 anni. Non sono più utilizzati perché dopo una serie di allarmi di casi rarissimi, la cui correlazione è ancora da dimostrare di trombosi. Arriverà un nuovo vaccino, **NUVAXOVID** della novavax, rispetto a pfizer e moderna si differenzia per il meccanismo d'azione e sembra essere molto efficace. L'ente regolatorio ha approvato questo vaccino ed è arrivato anche la via libera dalla commissione europea dell'immissione in commercio. Lo hanno chiamato così come il vaccino dei no vax. Può essere somministrato a soggetti ad età superiore o uguale ai 18 anni, dovrebbe comportare la somministrazione di 2 dosi a distanza di tre-quattro settimane. Si basa su una tecnologia delle proteine ricombinanti usate per i vecchi vaccini. Contiene la proteina spike.

Alla data del 26/09/2021, sono state inserite complessivamente nella Rete Nazionale di Farmacovigilanza 101.110 segnalazioni di evento avverso successivo alla vaccinazione su un totale di 84.010.605 dosi di vaccino, con un tasso di segnalazione di 120 ogni 100.000 dosi somministrate. La distribuzione delle segnalazioni per tipologia di vaccino ricalca quella delle somministrazioni. L'età media delle persone che hanno avuto un sospetto evento avverso è 47,8 anni (età mediana di 48 anni). Come già riportato negli studi clinici pre-autorizzativi e nei precedenti Rapporti, il tasso di segnalazione è maggiore nelle fasce di età comprese tra i 20 e i 60 anni, per poi diminuire nelle fasce d'età più avanzate e nei giovanissimi, con un tasso di segnalazione inferiore dopo la 2^ dose. A fronte di una esposizione sovrapponibile fra i sessi (52% delle dosi somministrate nel sesso femminile e del 48% nel sesso maschile), il 71% delle segnalazioni riguarda le donne (166/100.000 dosi somministrate) e il 28% gli uomini (70/100.000 dosi somministrate), indipendentemente dal vaccino e dalla dose somministrata (il sesso non è riportato nell'1% delle segnalazioni). Tale andamento è osservabile anche negli altri Paesi europei. Questa differenza si mantiene pressoché costante nelle varie classi di età. Circa il 68% delle segnalazioni proviene da operatori sanitari, prevalentemente medici e farmacisti, mentre circa il 31,5% da paziente/cittadino, con un modesto incremento rispetto ai mesi precedenti. **Il 96% circa di queste segnalazioni è di tipo spontaneo**. indipendentemente dal vaccino, dalla dose e dalla tipologia di evento, la reazione si è verificata nella maggior parte dei casi (76% circa) nella stessa giornata della vaccinazione o il giorno successivo e solo più raramente l'evento si è verificato oltre le 48 ore successive. Il 70% circa delle segnalazioni non gravi riporta alla guarigione o miglioramento della reazione. Il maggior numero di segnalazioni proviene dai medici, mentre si mantengono stabili quelle da farmacista. Rispetto ai periodi precedenti risulta più marcato l'aumento delle segnalazioni da cittadino e diminuiscono quelle da medico. Il rapporto delle segnalazioni sesso femminile/maschile si mantiene costante.

> **Quando una segnalazione è considerata grave?**
>
> La gravità delle segnalazioni viene definita in base di criteri standardizzati che non sempre coincidono con la reale gravità clinica dell'evento. Un evento è sempre grave se causa ospedalizzazione, pronto soccorso, pericolo immediato di vita, invalidità, anomalie congenite, decesso, altra condizione clinicamente rilevante. Alcuni eventi avversi, inoltre, vengono considerati sempre gravi se presenti in una lista pubblicata e periodicamente aggiornata dall'Agenzia Europea dei Medicinali, sotto il nome di IME list (Important Medical Events, per es. febbre alta).

Ringraziamenti

Complimenti se sei arrivato fin qui! Non è da tutti completare i libri di studio.

Se credi in quello che facciamo e vuoi contribuire in questo progetto, sappi che accettiamo volentieri notifiche di errori di battitura e aggiunta/modifica di argomenti trattati durante il corso.

Inoltre, se hai degli appunti che vuoi condividere con noi, contattaci!

C'è una ricompensa per te!

In questo modo stai contribuendo al miglioramento di questo libro e aiutando anche tu tantissimi studenti.

Inoltre siamo aperti a qualsiasi consiglio e suggerimento per migliorare la qualità del servizio, contattaci se hai qualche idea!

Il nostro indirizzo mail: farmaciafacile@outlook.it

Profilo Instagram: @farmaciafacile

Sito web: farmaciafacile.net

Ricorda che da soli si va più veloce, ma insieme si va più lontano.

Grazie!

FRASI MOTIVANTI PER LO STUDIO

Non scambiare mai cosa vuoi ora con cosa vuoi di più

Non importa quanto vai lento,
l'importante è non fermarsi.

Arrendersi è facile, è quasi un sollievo, un riposo.
Mentre rialzarsi richiede di stringere i denti, di resistere al dolore, alla fatica,
alla disperazione. Richiede sforzo, coraggio, un animo impavido e
grande speranza.

Solo quando è abbastanza buio
Si possono vedere le stelle.

Ama i tuoi nemici,
perché essi tirano fuori il meglio di te.

il compito non è vedere quanto nessuno ha ancora visto,
ma pensare quello che nessuno ha ancora pensato
su ciò che tutti vedono.

A volte un vincitore è semplicemente un sognatore che non ha mai mollato.

Non ho fallito. Ho solo pagato per delle lezioni.

LIBERA IL TUO MASSIMO POTENZIALE

Come prevedere le domande d'esame come un veggente

Quello che di solito fanno gli studenti è aprire il libro e studiare tutto indistintamente, senza categorizzare gli argomenti più importanti, meno importanti e non chiesti.

Invece, fare una distinzione degli argomenti e, ancora meglio, delle domande d'esame, ci da un vantaggio assurdo che neanche immagini.

Lo abbiamo provato sulla nostra pelle, ci siamo concentrati sulle domande d'esame più frequenti escludendo gli argomenti poco chiesti e ci siamo resi conto di prendere voti più alti rispetto a quando studiavamo tutto il libro indifferentemente.

Perciò ora ti spiegherò delle tecniche per raccogliere le domande d'esame sulla quali baserai la tua preparazione.

Tecnica dell'appostamento
Assisti agli esami per i quali devi prepararti e segna tutte le domande d'esame. Se riesci ad entrare in aula ed ascoltare sarebbe meglio, se devi restare fuori, aspetti che gli studenti escano per chiedergli le domande d'esame, mi raccomando, chiedi solo a quelli che sono stati promossi e hanno preso bei voti, insomma solo a quelli che vedi contenti dopo l'esame.

Hot Words
Le Hot Words sono quelle parole che il professore pronuncia più spesso a lezione e alle quali da più importanza. Variano in base all'esame, ma segnale per poterle riusare durante l'esame, così che il professore possa capire che non solo hai seguito il corso, ma ti sei anche appassionato alla materia.

Segna anche tutti quegli argomenti che durante la lezione il professore sottolinea come importanti, essi vengono chiesti più spesso all'esame.

Gruppi Facebook
Entra nei gruppi Facebook e Whatsapp della tua università e inizia a contattare e persone che hanno già dato quell'esame e che possono darti una dritta sull'esame e in modo particolare sulle domande d'esame. Se non ci sono creali tu e inizia a condividerli tra gli studenti.

Stringi relazioni universitarie
Può sembrarti scontato, ma stringere relazioni all'università ti aiuta molto all'esame. Con un tuo collega puoi studiare insieme, scambiare le domande d'esame, ecc

Quaestiones.com
È un sito molto potente dove tutti gli studenti da tutte le università d'Italia condividono le proprie domande d'esame. Dacci uno sguardo

Fai una lista e classifica

Dopo questo processo di raccolta delle domande d'esame ti troverai una lista lunghissima di domande raccogli almeno 100 domande, falla perché è davvero importante e ti aiuta tantissimo per l'esame.

Se una domanda è già stata chiesta scrivi accanto il numero di volte che è stata chiesta, così riuscirai a fare una classifica delle domande più importanti.

La classifica è tra domande:
- Frequenti
- Normali
- Rare
- Mai

Il segreto è concentrarsi molto sulle domande FREQUENTI E NORMALI così da usare il 80% delle energie per gli argomenti e domande più chiesti all'esame.

Secondo il principio di Pareto 80-20, otteniamo l'80% del risultato dal 20% delle domande d'esame.

Pensaci, su un programma vastissimo, i professori si concentrano sempre sugli stessi argomenti e fanno sempre le stesse domande, perciò usa a tuo vantaggio questo principio.

Non sentirti in colpa a dedicare poco tempo alle domande rare, perché se il professore non le chiede spesso, vuol dire che anche per lui non sono importanti, perché dovrebbero esserlo per te?

Ora dacci dentro e spacca tutto all'esame!

Printed by Amazon Italia Logistica S.r.l.
Torrazza Piemonte (TO), Italy

60421558R00096